J. Odar (Hrsg.)

Techniken und Methoden der modernen Medizin

Ästhetische Gesichtschirurgie
Bildgebende Verfahren
Computer helfen operieren
Endoskopie
Gewebeklebung
Herztransplantation
Menschenverlängerung
Nierensteinentfernung
Schlaflabor

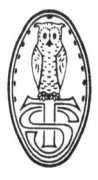 Steinkopff Verlag Darmstadt

Anschrift des Herausgebers:
Dr. J. Odar
Banatstraße 2a
6909 Walldorf

CIP-Titelaufnahme der Deutschen Bibliothek

Techniken und Methoden der modernen Medizin: ästhetische Gesichtschirurgie, bildgebende Verfahren, Computer helfen operieren, Endoskopie, Gewebeklebung, Herztransplantation, Menschenverlängerung, Nierensteinentfernung, Schlaflabor / J. Odar (Hrsg.). – Darmstadt: Steinkopff, 1990
ISBN-13:978-3-642-85387-6   e-ISBN-13:978-3-642-85386-9
DOI: 10.1007/978-3-642-85386-9
NE: Odar, Johann [Herg.]

Geleitwort

Vor der technischen Entwicklung stehen Bedarfserkennung und Lösungsidee, vor der methodischen Umsetzung die Vernunft und vor der Anwendung die Ethik.

Die Technik sichert der Naturwissenschaft die Normierung, der Medizin die dynamische Entwicklung und dem Kranken eine kalkulierbare Heilaussicht. Im komplementären Bezug von Technik und methodischer Forschung werden Diagnostik und Therapie heute annähernd berechenbar. Unbeschädigt bleibt davon die Gewichtung von Naturwissenschaft, Technik und Humanitas. Ihr Spannungsfeld bewahrt den Arzt in gleichem Maße vor Technikeuphorie wie vor Technikfeindlichkeit. Erst wenn die neue Technik mit ihrer methodischen Ausbeute übereinstimmt, ist ihre Anwendung berechtigt. Für den Kranken haben die neuen Verfahren ihre Unersetzlickeit unter Beweis gestellt.

Die in dem vorliegenden Band auf den ersten Blick zufällig erscheinende Zusammenstellung von Beiträgen aus den verschiedensten Gebieten der Medizin offenbart sich dem Leser sehr bald als die Präsentation einer fundierten, dem Buchtitel gerecht werdenden Gesamtkonzeption. Ihr Anliegen ist die Darstellung der neuen Techniken in ihrer Schrittmacherfunktion für die medizinische Methodik. Mit der Auswahl der die Medizin in den letzten Jahren verändernden Verfahrenstechniken und der Gewinnung von Autoren, die diese praktizieren, ist es dem Herausgeber gelungen, einen ebenso aktuellen wie kritischen Überblick über die uns alle zunehmend beschäftigenden Neuerungen zu geben. Man muß beeindruckt sein von der Fülle und Vielfalt der Innovationen, zumal wenn sie vor dem Hintergrund der herkömmlichen Methoden dargestellt und diskutiert werden. Dabei wird auch augenscheinlich, daß kaum ein Gebiet der Medizin von der technischen Entwicklung ausgespart wurde.

Bewertungsmaßstab des technisch-methodischen Fortschritts ist durchgehend in allen Beiträgen der erwiesene Nutzen für den Kranken. Dabei entbindet bereits die Offensichtlichkeit ihrer praktischen Nutzanwendung die Verfahren vom Verdacht des Selbstzwecks.

Die fachübergreifende Zusammenstellung der Mitteilungen dokumentiert, zu welchem fruchtbringenden interdisziplinären Ideenaustausch synoptische Publikationen bereits geführt haben und dank dieses Buches sicher erneut führen werden. Allein in dieser Funktion der gegenseitigen Befruchtung durch Austauschinformation müßte man den Wert des Buches sehen, wäre es nicht auch sein Verdienst, in seiner Gesamtschau die Anwendungsspektren der Verfahren verbreitern und die methodische Weiterentwicklung fördern zu helfen.

Ideenumsetzung setzt, will sie Bestand haben, in der Medizin die Kenntnis aller klinischen Gegebenheiten und Kausalbezüge voraus. Und es ist die Philosophie der Buchkonzeption, daß erst eine Querschnittsdarstellung Einsichten in die Vielschichtigkeit klinischer Erfordernisse und die Anwendungsprobleme ihrer Lösungsmöglichkeiten eröffnet.

Den bewährten technischen Fortschritt dem praktischen Gebrauch zu erschließen war für Herausgeber und Autoren ärztlicher Auftrag. Sie haben damit die in der Titelthematik enthaltene anspruchsvolle Aufgabe in optimaler Weise gelöst.

Daß die Mehrzahl der Verfasser die beschriebenen Verfahren selbst oder in Zusammenarbeit entwickelt, immer aber kritisch erprobt haben und an ihrer klinischen Einführung maßgeblich beteiligt waren, erhöht die Autenthizität der einzelnen Mitteilungen und macht damit den praktischen Wert des Buches für den Leser aus.

Niemand, der heute mit der Medizin zu tun hat, kann auf diese praxisnahe Fortschrittsinformation verzichten. Für Studenten, praktischen Arzt, Gebietsarzt sowie für Medizinpublizisten stellt das Buch eine leicht lesbare, reichhaltige Orientierung über Neues in der Medizintechnik und -methodik dar.

M. Reifferscheid, München

Vorwort

Vielfältig und beeindruckend sind die Fortschritte der modernen Medizin.
Operative Eingriffe werden überflüssig, wie z. B. bei der Nierensteinzertrümmerung durch Stoßwellen, oder sie werden durch schonendere, wie z. B. die endoskopischen Verfahren ersetzt. Neue Computertechniken und bildgebende Verfahren, wie die Kernspintomographie, ermöglichen gezieltere Eingriffe und exakte Diagnostik. Die Wundversorgung mit physiologischen Gewebeklebern eröffnet neue operative Möglichkeiten und fördert die Wundheilung auf natürliche Weise. Taube Patienten können nach Einpflanzen eines speziellen Gerätes, des Cochlear-Implants, wieder Höreindrücke erleben.
Das Bio-Facelifting erhält die persönlichen Züge der Menschen, abgerissene Ohren können rekonstruiert, die Körpergröße kleiner Menschen kann erhöht werden.
Die Versorgung schwerstverbrannter Patienten wird durch die „China-Methode" verbessert. Auch die Überlebenszeiten von herztransplantierten Patienten sind um Jahre gestiegen.
Eine Schmerzbehandlung ist heute auch in schwierigen Situationen möglich: modernste Geräte geben am Ort des Schmerzes gezielt und dauerhaft Medikamente ab. Wenn manche Patienten heute wieder ruhig bzw. sorglos schlafen können, so ist das ein Verdienst der modernen Schlafforschung. Neu entwickelte Geräte helfen tödliche Gefahren während des Schlafes zu erkennen und zu beherrschen.

Bei der Fülle der Entwicklungen in der modernen Medizin kann dieses Buch nur eine Auswahl wichtiger Themen treffen. Seine Ziele sind jedoch klar umrissen:

1. Über medizinischen Fortschritt sachlich, verständlich und übersichtlich informieren,
2. Freude am medizinischen Fortschritt vermitteln,
3. Chancen für Betroffene aufzeigen.

Diese Absicht und der täglich erlebte, häufig auch selbst mitgestaltete Nutzen des medizinischen Fortschritts waren für die Autoren dieses Buches Motivation, Techniken und Methoden der modernen Medizin und ihre Zukunftsperspektiven allgemein verständlich darzustellen und so zur Weiterentwicklung, Verbreitung und Vertiefung des Wissens über diese Möglichkeiten beizutragen.
Für dieses Engagement möchte ich den Autoren danken; mein Dank gilt darüberhinaus allen, die zu der Verwirklichung dieser Buchidee mit Rat und Unterstützung beigetragen haben.

Walldorf, November 1989   J. Odar

Inhaltsverzeichnis

Geleitwort V

Vorwort VII

Kann man einen Menschen verlängern?
Giebel, G. 1

Die gegenwärtigen Möglichkeiten und Grenzen der Herztransplantation
Haverich, A. 18

Jens bekommt ein neues Herz – Ein Fallbericht
Haverich, D. 30

Endoskopie heute und morgen
Groitl, H., J. Odar 33
Technische Grundlagen 33 · Anwendungsbereiche: Diagnostik 36, Operationsplanung 38,
Therapeutische Möglichkeiten 39, Nachsorge 50 · Neue und zukünftige Entwicklungen:
Videoendoskopie 51, Babyskop 51, Miniendoskop 52, Endosonographie 52, Darmdehnung
mit Magneten 52, Kombinierte Endoskopie-Inhalationsmasken 54, Endoskopische Fibrin-
klebung 55

**Nieren- und Harnleitersteine – Machen moderne Verfahren Operationen
überflüssig?**
Pfab, R., W. Kropp, R. Hartung 58
Entstehung, Diagnose und Beschwerdebild 58 · Konservative Therapie 62 · Moderne Maß-
nahmen: Extrakorporale Stoßwellenlithotripsie (ESWL) 64, Perkutane Nephrolitholapaxie
(PNL) 66, Ureterorenoskopie (URS) 70, Kombination von ESWL, PNL und URS 71,
Offene chirurgische Nierensteinentfernung 72

**Die physiologische Gewebeklebung mit Fibrin – Prinzip, Einsatzgebiete,
Klebetechniken, Kosten und Nutzen**
Odar, J. 75

**Moderne Bildgebende Verfahren in der Neurochirurgie – Funktionsweise,
Einsatzgebiete, Nutzen**
Knöringer, P. 85
Röntgenleerdiagnostik 86 · Ventrikulographie und Pneumenzephalographie 87 · Angiogra-
phie 89: Serienangiographie 89, digitale Subtraktionsangiographie (DSA) 90 · Myelographie
91 · Szintigraphie 93 · Computertomographie (CT) 94 · Kernspintomographie (KST) 101

Computer helfen operieren – das dreidimensionale Knochenmodell
Giebel, G. 108

IX

**Diagnostische und therapeutische Methoden der modernen
Hals-Nasen-Ohrenheilkunde**
Elies, W. 119
Diagnostische Methoden: Gehörprüfungen 120, Bildgebende Verfahren 121, Feinnadel-
punktion 122, Immunologische Untersuchungsverfahren 122; Mikrolaryngoskopie 123, ·
Nichtoperative Behandlungsverfahren: Antibiotika 123, Antivirale Therapie 123, Interferon
124, Kortikoide 124 · Operativ-technische Verfahren: Mikrochirurgie 124, Lasertechnik und
Fibrinklebung 127, Bioimplantate 128, Technische Hörhilfen 128

Ästhetische Gesichtschirurgie
Mang, W.-L. 130
Nasenkorrekturen 131 · Bioimplantate 134 · Biofacelifting 141 · Lidkorrekturen 147 ·
Dermabrasion und Chemabrasion 150 · Physiologische Wundversiegelung mit Fibrinkleber
153 · Ohrmuschelkorrekturen 154 · Haartransplantation 157 · Hämangiome 159

**Rekonstruktionen der Ohrmuschel nach Tumorresektion, Unfall und bei
Mißbildungen**
Weerda, H. 163

Drittgradige Verbrennungen – Die China-Methode und Weiterentwicklungen
Bäumer, F., H. A. Henrich, A. Bader 177

Die Entwicklung der Neurochirurgie und neue therapeutische Möglichkeiten
Knöringer, P. 191
Hirntumore 194 · Gefäßveränderungen 195 · Wasserkopf-Ventilimplantation 195 · Unfall-
verletzungen-Fibrinknochenmehlverbund/Kunststoffplastiken 196 · Schmerzsyndrome 200 ·
Wirbelsäulen- Rückenmarkschirurgie: Bandscheibenvorfälle 203, Wirbelsäulen- u. Rük-
kenmarkstumoren 205, Wirbelsäulen- und Rückenmarksverletzungen 206

**Das moderne Schlaflabor bei Diagnose und Therapie von nächtlichen
Atemstörungen**
Haidmayer, R. 209

Stichwortverzeichnis 229

X

Autorenverzeichnis

Augustinus Bader
Institut f. Exp. Chirurgie
Universität Würzburg
Josef-Schneider-Str. 2

8700 Würzburg

Priv. Doz.
Dr. F. Bäumer
Chirurgische Universitätsklinik
Luitpoldkrankenhaus
Josef-Schneider-Str. 2

8700 Würzburg

Priv. Doz.
Dr. W. Elies
Städt. Krankenanstalten
Bielefeld Mitte
Hals-,Nasen-,Ohrenklinik
Teutoburger Str. 50

4800 Bielefeld 1

Professor
Dr. G. Giebel
Unfallchirurgische Klinik
Universität des Saarlandes

6650 Homburg/Saar

Priv. Doz.
Dr. H. Groitl
Endoskopie
Chirurg. Univ. Klinik
Maximiliansplatz 10

8520 Erlangen

Univ.-Doz.
Dr. R. Haidmayer
Physiologisches Institut
Universität Graz
Harrachgasse 21/5

A-8010 Graz

Professor
Dr. R. Hartung
Urolog. Klinik und Poliklinik der
Technischen Universität
Klinikum rechts der Isar
Ismaninger Str. 22

8000 München 80

Priv. Doz.
Dr. A. Haverich
Abteilung für Herz-, Thorax- und
Gefäßchirurgie
Medizinische Hochschule
Karl-Wiechert-Allee 9

3000 Hannover

Dipl. Biol.
D. Haverich
Ermanweg 16

3000 Hannover 51

Prof. H. A. Henrich
Institut für Exp. Chirurgie
Universität Würzburg
Josef-Schneider-Str. 2

8700 Würzburg

Dr. P. Knöringer
Arzt für Neurochirurgie und
Neuroradiologie
Neurochirurgische Abteilung der
Universität Ulm
Bezirkskrankenhaus Günzburg
Reisensburger Str. 2

8870 Günzburg

Dr. W. Kropp
Urolog. Klinik und Poliklinik der
Technischen Universität
Klinikum rechts der Isar
Ismaninger Str. 22

8000 München 80

Professor
Dr. W. L. Mang
HNO-Klinik und Poliklinik der
Technischen Universität
Klinikum rechts der Isar
Ismaninger Str. 22

8000 München 80

Dr. J. Odar
Banatstraße 2a

6909 Walldorf

Priv. Doz.
Dr. Rudolf Pfab
Urolog. Klinik und Poliklinik der
Technischen Universität
Klinikum rechts der Isar
Ismaninger Str. 22

8000 München 80

Professor
Dr. M. Reifferscheid
Kemnatenstr. 60

8000 München 19

Professor
Dr. Dr. H. Weerda
Klinik für Hals-, Nasen-, Ohrenheil-
kunde
Medizinische Universität zu Lübeck

2400 Lübeck 1

Kann man einen Menschen verlängern?

G. Giebel

Unfallchirurgische Klinik der Universität des Saarlandes, Homburg/Saar

Peter ist 135 cm groß

Peter ist ein intelligenter, 15 Jahre alter Junge aus Hamburg. Er ist gesund, kommt in der Schule gut mit und versteht sich gut mit seinen Eltern und Geschwistern. Aber dennoch gibt es in seinem Leben ein Problem, das ihn sehr belastet: Er ist nur 135 cm groß.

Seine Gestalt wirkt disproportioniert. Der Rumpf hat eine normale Ausdehnung, aber die Arme und Beine sind viel zu kurz. Am liebsten würde er gar nicht aus dem Haus gehen. Es stören ihn die mitleidigen und neugierigen Blicke vieler Mitmenschen. Auch wenn sie ihn nicht direkt anstarren, so hat er doch bemerkt, daß sich viele nach ihm umdrehen. Oft hatte er sich schon vorgenommen, sich innerlich nicht aufzuregen. Es ist ihm jedoch jedesmal wieder äußerst unangenehm, wenn ein kleines Kind im Supermarkt, auf der Straße oder in der Bahn mit dem Finger auf ihn zeigt und laut sagt: „Mama guck mal, der kleine Mann" oder gar „Guck mal, der Zwerg!" Auch bei den Mädchen rechnet er sich nicht viel Interesse an einer Freundschaft mit ihm aus. An den Besuch der Tanzstunde zusammen mit seinen Klassenkameraden will er gar nicht denken. Diese Peinlichkeit möchte er sich lieber ersparen.

Er merkt, daß viele Dinge nur für größere Menschen geschaffen sind. Will er z. B. im Aufzug höher als bis zur zweiten Etage fahren, muß er einen Mitfahrer bitten, den Knopf zu drücken, weil er ihn auch auf Zehenspitzen nicht erreichen kann. Auch so mancher Klingelknopf ist einfach zu hoch. Das Fahrradfahren ist kaum möglich, und die Kleidung ist ein Problem.

Aufgrund dieser geschilderten Gesamtproblematik hat er den brennenden Wunsch, größer zu sein.

August Bier – Der Erfinder der Knochenverlängerung

Auch bei den Chirurgen besteht schon seit vielen Jahren der Wunsch, kleingewachsenen Menschen helfen zu können und sie „in die Länge zu ziehen". Die Weichteile wie z. B. Muskel und Haut zu verlängern, erscheint infolge ihrer Dehnbarkeit nicht das Hauptproblem zu sein.

Die Schwierigkeit liegt in der Verlängerung des Knochens. Zieht man an einem intakten Knochen, so wird er hierdurch nicht länger.

Den zündenden Einfall, wie man den Knochen trotzdem verlängern kann, hatte schon 1923 der berühmte deutsche Chirurg und Universitätsprofessor August Bier. Er wurde 1861 geboren, war unter anderem praktischer Arzt und Schiffsarzt, bevor er den Lehrstuhl für Chirurgie in Greifswald bekam, 1903 nach Bonn und 1907 nach Berlin berufen wurde. Er befaßte sich mit der Durchblutung des menschlichen Organismus und mit der Amputationschirurgie. Von ihm wurde auch die Lumbalanästhesie, ein noch heute gängiges Verfahren, erfunden. Das Betäubungsmittel wird hierbei am Rücken in der Nähe des Rückenmarkes injiziert und führt zu einer Gefühllosigkeit der Beine, so daß im Bereich der unteren Körperhälfte ohne Allgemeinnarkose operiert werden kann. Als mutiger Wissenschaftler hat er sich selbst von einem Mitarbeiter Cocain Lösung subdural, d. h. unter die äußere Hülle des Rückenmarkes spritzen lassen.

Außerdem beschäftigte er sich auch mit Transplantationsfragen. Auf seine Veranlassung hin wurde der Stahlhelm geschaffen. Ein weiteres Forschungsgebiet war die Knochenregeneration und -kallusbildung.

Zunächst hat Bier auf verschiedene Weisen versucht, Knochen zu verlängern und Knochendefekte auszufüllen. Er schickte von einem jungen Hund Schien- und Wadenbein-Knochen durch eine Knochenmühle und pflanzte dann die feinen Knochenspäne einem Menschen ein. Er mußte jedoch hinnehmen, daß sich keine Knochenneubildung zeigte. Bei einem weiteren Versuch hatte er dann eine lange Lücke des menschlichen Wadenbeines mit Leichenknochen überbrückt. Aber auch hier war die Knochenneubildung schlecht.

Eine erfolgreiche Knochenverlängerung konnte Bier erst dadurch erzielen, daß er den Knochen durchtrennte und ihn dann im Streckverband auseinanderzog. Vor dem Auseinanderziehen der Knochenenden stellte Bier sie erst 3–5 Tage aufeinander. Die erreichten Verlängerungen lagen zwischen 3 und 7 cm.

In der Originalpublikation von 1923 beschreibt Bier den in der dortigen Abbildung aufgeführten Fall:

„Am 15. 2. 1922 durchtrennte ich einem 16jährigen weiblichen Zwerge beide Oberschenkel in der Mitte. Nach 5 Tagen wurden die Bruchenden mit schnell steigenden Gewichten auseinandergezogen. Das Röntgenbild vom 11. 3. 1922 zeigt die beiden weiten Lücken. Die Abbildung vom 23. 3. 1922 zeigt den Kallus schärfer ausgeprägt. Die Abbildung vom 13. 9. 1922 zeigt das Regenerat leicht spindelförmig. Die Zwergin wurde um 4,5 cm verlängert.

Eine weitere Abbildung zeigt das Ausheilungsergebnis mit stabilen knöchernen Verhältnissen.

Bier konnte auf seinen Erfolg, Menschen zu verlängern, mit Recht stolz sein. Allerdings hatte er nicht allzu selten auch Mißerfolge. Es kam zu Heilungsstörungen oder zur Ausbildung von Pseudarthrosen (Falschgelenken). Das sind nicht verheilte Knochenbrüche, die teilweise beweglich sind. Der Hauptgrund hierfür lag darin, daß es mit den damaligen Mitteln nicht möglich war, die Knochenenden kontrolliert und kontinuierlich, langsam über Tage und Wochen auseinanderzuziehen. Bei Anlegung der Extensionsgewichte wurden sie häufig mit einem „Ruck" um mehrere Zentimeter auseinandergezogen. Zwischen den so „auseinandergerissenen" Knochenenden konnte sich manchmal nicht genügend neuer Knochen bilden.

Der Ilizarov-Ringfixateur

Ein kontrolliertes Auseinanderziehen der Knochenfragmente zur Verlängerung gelang erst Anfang der fünfziger Jahre dem russischen Professor Ilizarov (Abb. 1).

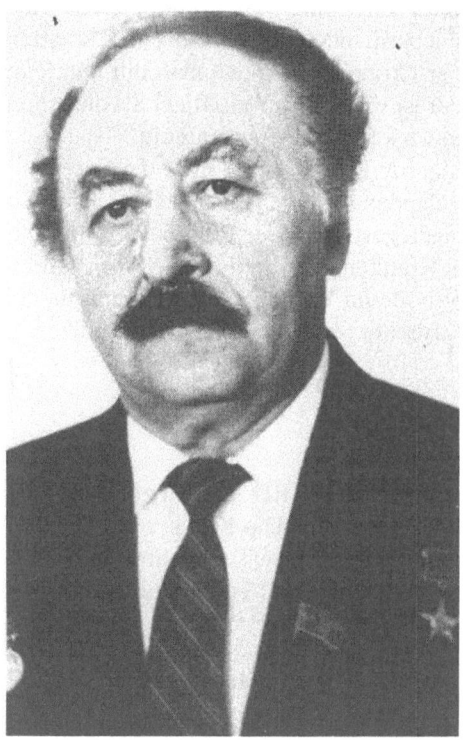

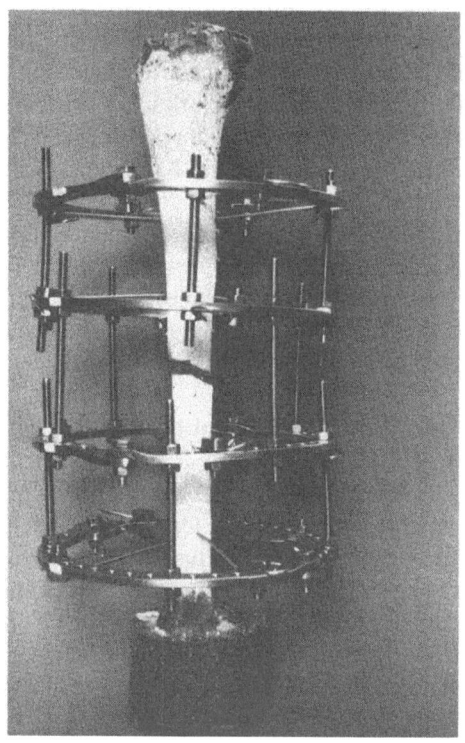

Abb. 1. Der russische Professor Ilizarov verlängert seit Beginn der 50er Jahre mit seinem Ringfixateur Menschen mit großer Routine.

Abb. 2. Ringfixateur nach Ilizarov bei einer Unterschenkelfraktur.

Er verwendete dafür einen „Ringfixateur", ein Gerät zum Fixieren von Knochenteilen (Abb. 2). Es liegen ihm etwa 30 verschiedene Elemente zugrunde. Mit dem Apparat wird gewissermaßen ein „Außenskelett" aufgebaut, das einen Großteil der Kräfte von dem durchtrennten Knochen fernhält. Zunächst einmal handelt es sich um Ringe oder Halbringe, die um die Extremität, z. B. das Bein, gelegt werden. Sie enthalten Öffnungen für Schrauben und Gewindestäbe. Dieser „Metallkäfig" erhält seine Stabilität durch die Gewindestangen, welche in die Öffnungen der Ringe gesteckt und mit Muttern befestigt werden. Mit dem Knochen ist dieses System durch quer in den Ringen verlaufende Bohrdrähte verbunden. Es handelt sich hierbei um sehr steife, stiftartige Drähte, die eine Bohrspitze besitzen. Diese von dem deutschen Chirurg Kirschner vor Jahrzehnten erfundenen Drähte kann man nun in einen Bohrer einspannen und durch den Knochen bohren. Sie werden auch verwendet, um bei Streckverbänden den Zug direkt am Knochen angreifen zu lassen. Diese Drähte werden nun zur Stabilisierung des Systems in dem Ring verspannt. Man gibt ihnen eine Vorspannung von 80 kp und mehr. Bei den meisten Operationen werden 2–4 Ringe verwendet. Besteht ein knöcherner Defekt, so hängen die beiden Knochenenden gewissermaßen elastisch in dem Metallkäfig.

Je nachdem, in welche Richtung man diese Muttern dreht, kann man die Bruchenden unter Kompression setzen oder auch definiert auseinanderziehen. Es liegt nun der große

Verdienst von Professor Ilizarov darin, daß er im Laufe vieler Jahre durch eine umfassende Grundlagenforschung und durch die permanente Anwendung am Patienten das Verfahren der Knochenverlängerung so perfektioniert hat, daß man mit ihm jetzt Menschen sicher verlängern kann. Sein Fixateur ist wesentlich vielseitiger als die schon früher von Hempel im Jahre 1929 und anderen verwendeten Ringfixateure.

Die oben beschriebene Konstruktion des Ilizarov-Ringfixateurs stellt die Basiskonstruktion dar. Insgesamt gibt es etwa 30 verschiedene Elemente. Der Fixateur ist so variabel, daß er über 700 verschiedene Montagen gestattet. Der Ringfixateur und das Verfahren nach Ilizarov werden in den meisten Krankenhäusern der UdSSR seit Jahren verwendet. Dennoch ist diese Behandlungsmethode im Westen kaum bekannt, da die etwa 600 Veröffentlichungen fast alle nur in russischer Sprache geschrieben sind.

Ilizarov und das Kniiekot-Institut

Der Autor hatte als erster deutscher Chirurg aus der BRD die Möglichkeit, die „Ilizarov-Methode" am Ort ihrer Entstehung zu studieren. Die Klinik von Professor Ilizarov, das Kniiekot-Institut (Abkürzung für: Kurganer wissenschaftliches Forschungsinstitut für experimentelle und klinische Orthopädie und Traumatologie) liegt in Kurgan (Abb. 3).

Dies ist eine Stadt in Sibirien mit 350 000 Einwohnern. Ilizarovs Klinik ist mit 1000 Betten und einer umfangreichen Poliklinik wahrscheinlich die größte unfallchirurgisch-

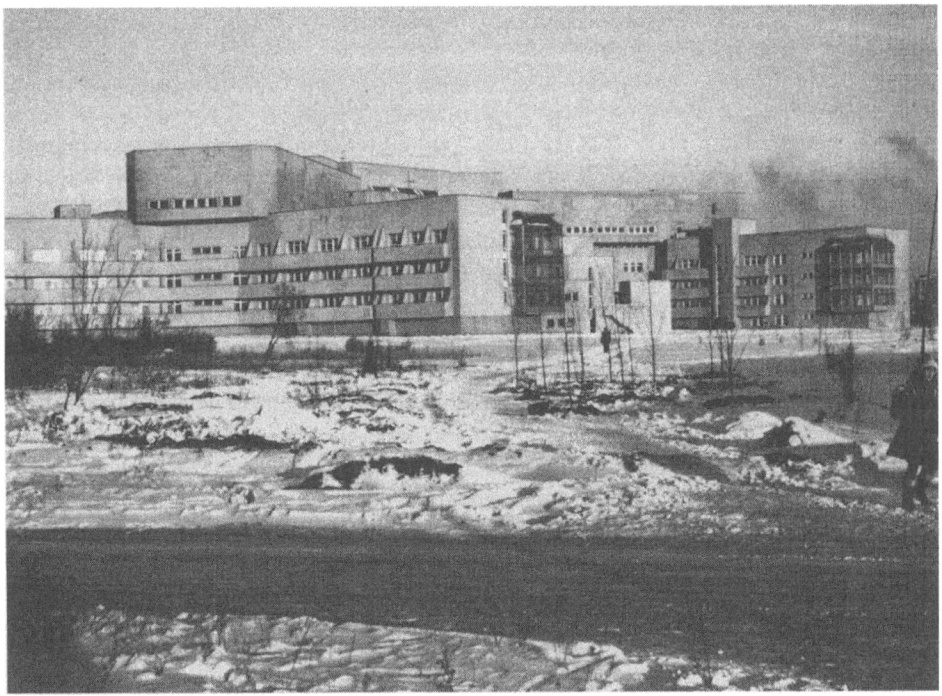

Abb. 3. Das Kniiekot-Institut in Kurgan (Sibirien).

orthopädische Klinik überhaupt. Seine Patienten kommen aus der ganzen Welt. Die überwiegende Zahl stammt aus dem Ostblock. Die Patienten werden von 120 Ärzten behandelt. Zu der Klinik gehört auch eine wissenschaftliche Abteilung mit 115 Ärzten. Diese ist untergliedert in Abteilungen für Biochemie, Histologie, funktionelle Anatomie, Nuklearmedizin, Elektronenmikroskopie und tierexperimentelle Abteilung. Hier sind ständig 500 Hunde und 2000 Kleintiere untergebracht. Experimentell werden wissenschaftliche Fragestellungen, welche die Verlängerungen betreffen, untersucht.

Bei seinen Untersuchungen fand Ilizarov das Gesetz der Zugspannung. Es besagt, daß Zugspannungen auf die meisten Gewebe einen stimulierenden Wachstumsreiz darstellen. Dies gilt nicht nur für den Knochen, sondern auch für Gefäße, Muskeln, Haut und Nerven. Es gelang Ilizarov, dieses schon vor Jahren durch licht- und elektronenmikroskopische Untersuchungen nachzuweisen.

Die jetzt in der plastischen Chirurgie verwendeten Gewebeexpander beruhen auf dem gleichen Phänomen. Es handelt sich hier um Kunststoffballons, die unter die Haut eingeführt und über Tage und Wochen aufgeblasen werden. Hierbei kommt es zu einer Vermehrung durch Dehnung und Wachstumsstimulation der Haut, die im Überschuß vorhanden ist und nun dazu dienen kann, benachbarte Hautdefekte zu bedecken.

Aufgrund seiner Leistungen wird Professor Ilizarov in der UdSSR sehr geehrt. Es existieren Theaterstücke über ihn, beispielsweise mit dem Titel „Das Glück ist wieder zu Hause". Es handelt von einem durch ihn geheilten Patienten. Im örtlichen Kunstmuseum steht seine Büste, und in der UdSSR kennt ihn aufgrund von Fernsehauftritten fast jeder. Er hat zahlreiche Ehrungen erhalten: Verdienter Arzt und verdienter Erfinder der UdSSR, Leninpreisträger, Ritter der drei Leninorden, des polnischen Ordens des Lächelns, des italienischen Ordens des Komanders, der Held der sozialistischen Arbeit und Abgeordneter des Obersten Sowjets. Den „Orden des Lächelns" überreichten ihm 1978 polnische Kinder in Moskau, weil er Kinder der ganzen Welt behandle und glücklich mache.

Peter reist nach Kurgan

In einem Illustrierten-Artikel waren Peters Eltern in Hamburg auf Professor Ilizarov aufmerksam geworden. Der Bericht wurde von ihnen mit großer Spannung und Erregung aufgenommen. Er handelte von der erfolgreichen Verlängerung deutscher Patienten in Kurgan, welche das gleiche Los wie Peter hatten. Zwanzig, dreißig und mehr Zentimeter wurden sie verlängert! – Doch gleich fing die Familie, die schon viele Enttäuschungen in dieser Beziehung erlitten hatte, an, die Glaubwürdigkeit des Berichtes anzuzweifeln.

Man fragte sich, wieso gerade ein russischer Arzt, ausgerechnet in Sibirien, etwas können sollte, was unseren Medizinern hier nicht möglich war.

Ohne allzuviel Hoffnung auf Erfolg einigte man sich im Familienrat auch in diesem Fall, wie bisher, jeder Möglichkeit, die auch nur eine winzige Hoffnung auf die Verbesserung von Peters Situation bot, nachzugehen. Über die Redakteure der Illustrierten kam es zu einem Kontakt mit den operierten deutschen Patienten. Sie bestätigten den Zeitungsbericht.

Zum ersten Mal in seinem Leben hatte Peter eine wirklich große Hoffnung, daß ein Arzt seinen Zustand nachhaltig verbessern könne.

Unter Aufwendung großer Geduld, Beharrlichkeit und Einschaltung der Deutschen Botschaft in der UdSSR war es nach vielen Monaten endlich soweit, daß er die Reise nach Sibirien antreten konnte.

Man kann sich vorstellen, wieviele interessante und persönliche Eindrücke bei dem ganzen Unternehmen auf Peter einstürmten.

Zu der Zeit, als Peter im Kurganer Krankenhaus aufgenommen wurde, befand sich Professor Ilizarov gerade auf einem Kongreß im Ausland. Man sagte ihm, er würde in zwei Wochen kommen und ihn dann selbst operieren. Peter und seine Eltern waren zwar zunächst etwas enttäuscht, daß sie noch zwei Wochen warten mußten. Andererseits aber freuten sie sich darüber, daß der Professor selbst operieren wollte, und letztlich spielte ja die Zeit bei einer so langen Vorgeschichte auch nicht die größte Rolle. Peter, der sich immer schon für Biologie in der Schule interessiert hatte, nutzte die Zeit, um sich bei anderen Patienten und den behandelnden Ärzten nach Einzelheiten der Behandlungsmethode zu erkundigen. Das war ihm möglich, da ihm stundenweise eine Dolmetscherin zur Verfügung gestellt wurde. Sie hieß Larissa, sprach ausgezeichnet akzentfrei deutsch und half ihm auch nach Dienstschluß viel.

Nachdem Peter die ersten Patienten mit dem Ringfixateur gesehen hatte, erschrak er zunächst einmal gewaltig (siehe auch Abb. 7–10). Der Anblick war schlimmer, als er es nach den gesehenen Abbildungen erwartet hatte. Er konnte es sich nicht vorstellen, daß später auch aus seinem Körper solche Stahlstifte herausragen sollten, die ein Metall-Monstrum halten, mit dem er dann monatelang Tag und Nacht leben sollte.

Die meisten Patienten schienen ohne wesentliche Schmerzen damit herumzulaufen. Allerdings gab es auch welche, die über Schmerzen klagten. Peter staunte darüber, was die Metallkonstruktion aushielt. Fast alle Patienten belasteten das operierte Bein mit dem vollen Körpergewicht, wenngleich sie meist ein oder zwei Gehstützen dabei hatten.

Peter hatte großes Interesse an der Behandlungsmethode gewonnen. Er bat über seine Dolmetscherin den Stationsarzt Dimichow, ihm zu erklären, wie so eine Operation durchgeführt würde und worauf dabei zu achten wäre.

Das Prinzip der Verlängerung

Zunächst wird nach dem Hautschnitt der Knochen freigelegt. Hierauf erfolgt die schonende Durchtrennung des Knochens. Unter Kontakt werden die beiden Knochenenden in dem beschriebenen Ringfixateur nach Ilizarov fixiert. Man wartet nun zunächst 5–7 Tage ab. In dieser Zeit bilden sich in dem Bluterguß um die Knochenenden herum Zellverbände, welche die beiden Knochenenden verbinden. Es handelt sich um ein sogenanntes „Regenerat", eine Kallus-Vorstufe. Nach diesen 5–7 Tagen, in denen sich das Regenerat gebildet hat, beginnt man, die Knochenenden sehr langsam mit dem Ringfixateur auseinanderzuziehen (Abb. 4). Hierdurch wirken auf das Regenerat Zugspannungen ein. Das Gewebe reagiert mit der Bildung von Osteoblasten. Dies sind Zellen, die Knochengewebe erzeugen. Eine Reihe von Tierexperimenten ergab, daß ein Auseinanderziehen der Knochenenden mit einer Geschwindigkeit von 1 mm/Tag zur besten Knochenneubildung führt. Auf Röntgenbildern kann man den aufgrund von stimulierenden Zugspannungen neugebildeten Knochen an seiner streifenartigen Struktur erkennen (s. Abb. 5).

6

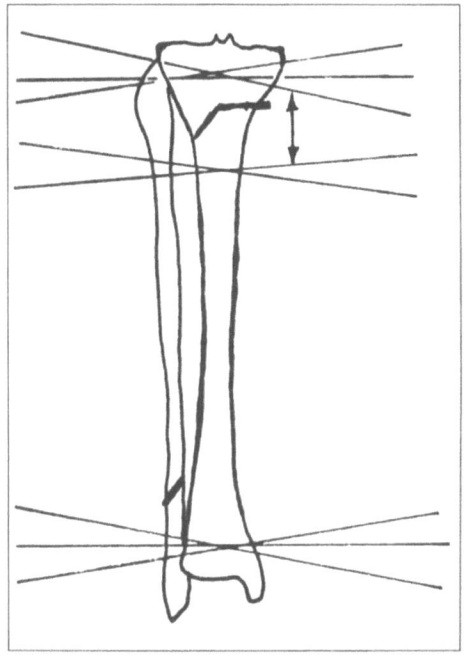 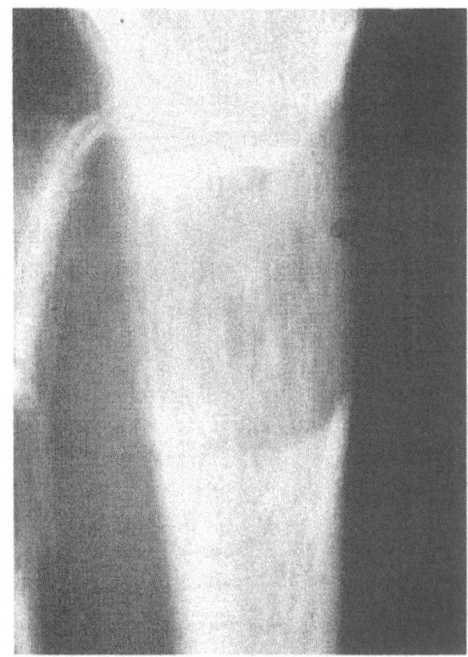

Abb. 4. Prinzip der Knochenverlängerung am Unterschenkel. Der Knochen wird gelenknah winkelig durchtrennt. Nach 5–7 Tagen werden die Knochenenden täglich um einen Millimeter auseinandergezogen.

Abb. 5. Nach dem Auseinanderziehen der Knochenenden hat sich in der Lücke neuer Knochen gebildet. Er besitzt eine streifenartige Struktur.

Behandlungsmöglichkeiten der Ilizarov-Methode

Verlängerung von zu kurzen Extremitäten (ein Bein oder beide Beine oder Arme sind zu kurz)

Bei der Verlängerung wird ein zu kurz geratener, intakter Knochen verlängert. Hierunter fällt beispielsweise die Verlängerung von Patienten mit Zwergwuchs. Es besteht natürlich auch die Möglichkeit, nur einseitige Beinverkürzungen zu behandeln. Diese können angeboren sein. Auch bei bestimmten Erkrankungen wie Kinderlähmung kann das Wachstum eines Beines zurückbleiben. Eine weitere Möglichkeit besteht darin, daß die Wachstumsfugen des Knochens bei einem Unfall oder durch eine Entzündung geschädigt wurden und das Bein zu kurz gewachsen ist. Bei der Verlängerung des zu kurzen Knochens wird nur im Bereich der durchtrennten Stelle distrahiert.

Wiederherstellung von intakten Knochen

Knochendefekte können zum Beispiel dadurch entstehen, daß bei einem offenen Bruch ein Teil des Knochens am Unfallort verblieben ist oder bei einem Trümmerbruch einzelne Knochenfragmente abgestorben sind und keine Heilungstendenz aufweisen, so daß sie entfernt werden müssen und hiernach ein Defekt besteht. Auch Knocheneiterungen können Defekte bewirken.

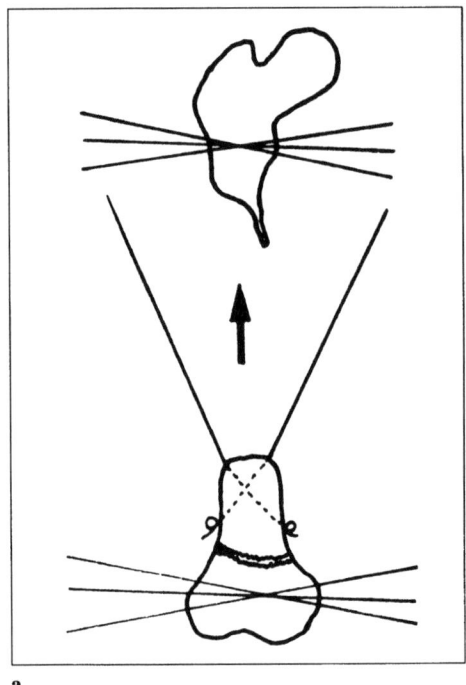 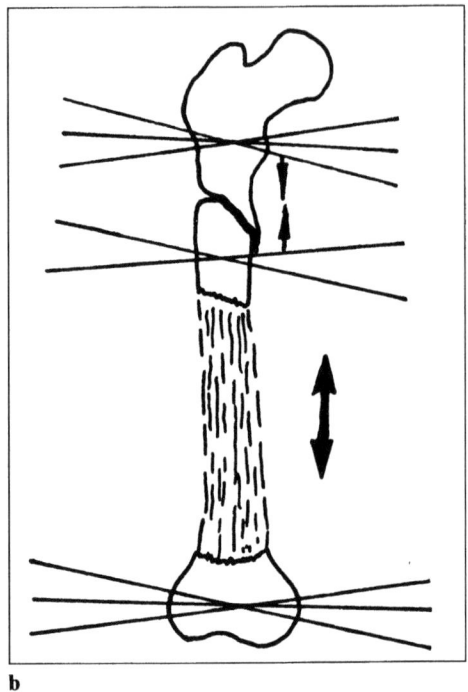

a   b

Abb. 6. Am Oberschenkel besteht ein größerer knöcherner Defekt. Gelenknah wird nun am unteren Ende des Knochens durchtrennt (a). Man verschiebt nun das mittlere Knochensegment durch die beiden Zugdrähte nach oben (b). Wenn das mittlere Segment an das obere stößt, erhält es statt der Zugdrähte einen Ring. Dann bewegt man diese beiden Ringe weiter aufeinander zu, so daß die beiden Segmente gegeneinander gepreßt werden. Dadurch, daß die Kompression über einige Wochen aufrecht erhalten wird, kann der Knochen hier verheilen. In der durch die Verschiebung entstandenen Knochenlücke hat sich inzwischen neuer Knochen gebildet.

Liegt eine solche Knochenlücke vor, so wird zunächst der eine Teil des Knochens gelenknah durchtrennt (Abb. 6a). Mit Hilfe von Zugdrähten bzw. Ringen wird das entstandene Fragment langsam an den anderen Knochenteil herangezogen, so daß die Lücke immer kleiner wird. In dem Zwischenraum, wo die Durchtrennung erfolgte, bildet sich während des langsamen Auseinanderziehens neuer Knochen. Wenn die Lücke geschlossen ist und die Knochenfragmente im Bereich der ursprünglichen Defektstelle Kontakt haben, so werden sie fest komprimiert, damit sie hier verheilen können (Abb. 6b). Auf diese Weise wird ein Knochendefekt ausgefüllt.

Beseitigung von Falschgelenken (nicht verheilende Knochenbrüche)

Falschgelenke können nach Stabilisierung mit dem Fixateur ausheilen.

Korrektur von Deformitäten (X-Beine, O-Beine u. v. a. m.).

Fehlstellungen, Deformitäten von Armen und Beinen lassen sich ebenfalls mit dem Ringfixateur korrigieren.

8

Operationstechnik

Grundsätzlich kann der Knochen nach Durchtrennung an jeder Stelle regenerieren. Es hat sich jedoch in vielen Tierversuchen gezeigt, daß die günstigste Stelle dort liegt, wo der Knochen in Gelenknähe wieder schlanker wird. Diese Stelle liegt am Unterschenkel etwa 4–5 cm oberhalb des Fußgelenkes. Hier ist eine gute Knochenneubildung zu erwarten. Prinzipiell ist diese auch noch gelenknäher vorhanden, hier wird es jedoch schwierig, das kurze Gelenkfragment mit dem Ringfixateur zu stabilisieren. Kniegelenksnah ist die Knochenregeneration sogar noch etwas besser als fußgelenksnah. Um das Verlängerungstempo des Beines zu beschleunigen, ist Ilizarov dazu übergegangen, in vielen Fällen den Knochen an zwei Stellen, beispielsweise sprunggelenks- und kniegelenksnah zu durchtrennen.

Nun kann der neue Knochen an zwei Stellen wachsen, und das Wachstumstempo verdoppelt sich.

Die Durchtrennung des Knochens

Die sogenannte Kortikotomie ist die schonende Durchtrennung des Knochens. Dieser wird zunächst durch einen Weichteilschnitt freigelegt. Es wird nun ein kleines „Weichteilfenster" bis zum Knochen angelegt, um die von außen kommende Durchblutung des Knochens möglichst wenig zu stören. Es wird zunächst nur der zugewandte Teil des Knochenrohres mit einem Meißel durchtrennt. Der rückwärtige Teil des Knochenrohres bricht nun dadurch, daß man die Fixateur-Ringe gegeneinander rotiert. Durch eine spezielle Führung des Meißels wird der Bruch vom Gelenk weggeleitet. Anderenfalls besteht die Gefahr, einen Bruch zu erzeugen, der in das Gelenk geht. Dieses kann für die Gelenkfunktion und die Behandlung schwerwiegende Folgen haben.

Neben der Durchtrennung des Knochens besteht eine andere Möglichkeit der Verlängerung darin, nach einem bestimmten Verfahren mit dem Ringfixateur die Wachstumsfugen langsam durch Distraktion auseinanderzureißen. Es bildet sich auch hier mit großer Regelmäßigkeit Knochen in dem entstehenden Defekt. Die Stabilisierung des Knochens ist bei diesem Verfahren jedoch nicht so sicher, da die Verankerung des Apparates hier wesentlich schwieriger ist. Die Drähte liegen sehr nahe am Gelenk und können, ähnlich wie bei einem Käseschneider, unter der Distraktion durch den Knochen wandern und in das Gelenk einbrechen. Das Verfahren ist außerdem relativ schmerzhaft für die Kinder in dem Augenblick, in dem es zum Auseinanderreißen der Wachstumsfugen kommt. Auch ist es möglich, daß die Wachstumsfuge geschädigt wird und im späteren Verlauf ein vermindertes Längenwachstum bewirkt.

Das Anbringen von Kirschnerdrähten und Ringfixateur

Zunächst muß angemerkt werden, daß die Kirschnerdrähte nicht willkürlich in die Extremität gebohrt werden dürfen. Es können hierbei zu leicht wichtige anatomische Strukturen wie Schlagadern, Venen und Nerven beschädigt werden. Die Folge wären Lähmungen und Durchblutungsstörungen, die im schlimmsten Fall zu einem Absterben der gesamten Extremität führen können.

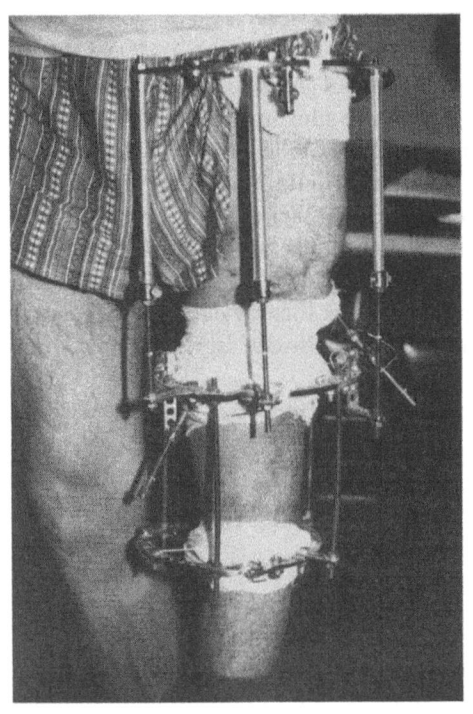
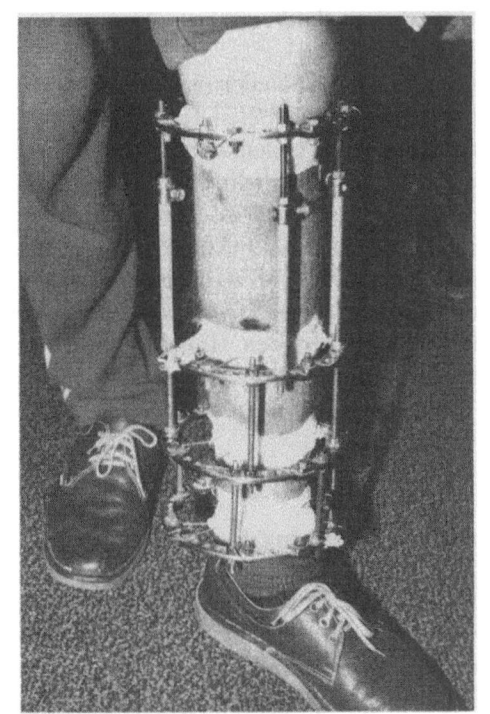

7a

7b

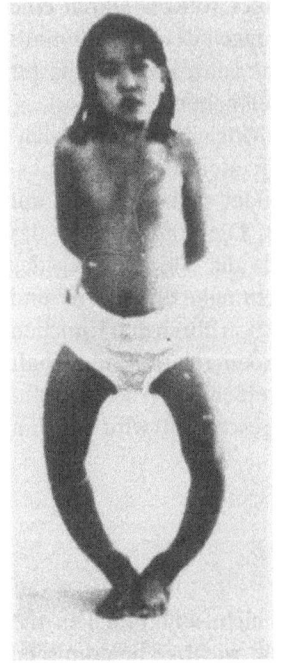
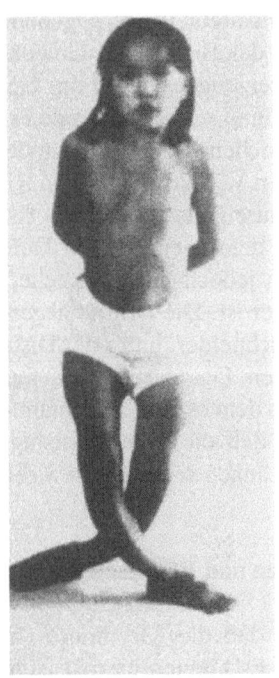
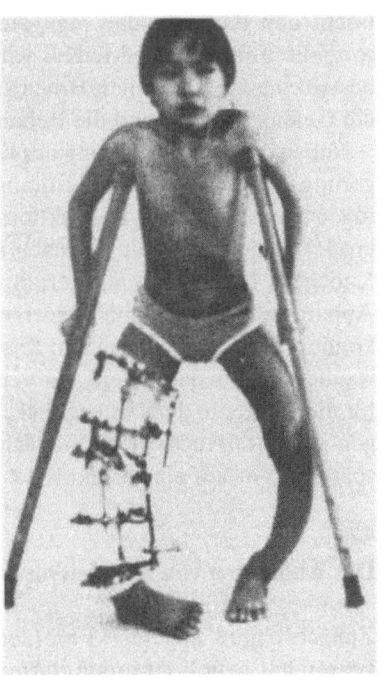

7c

10

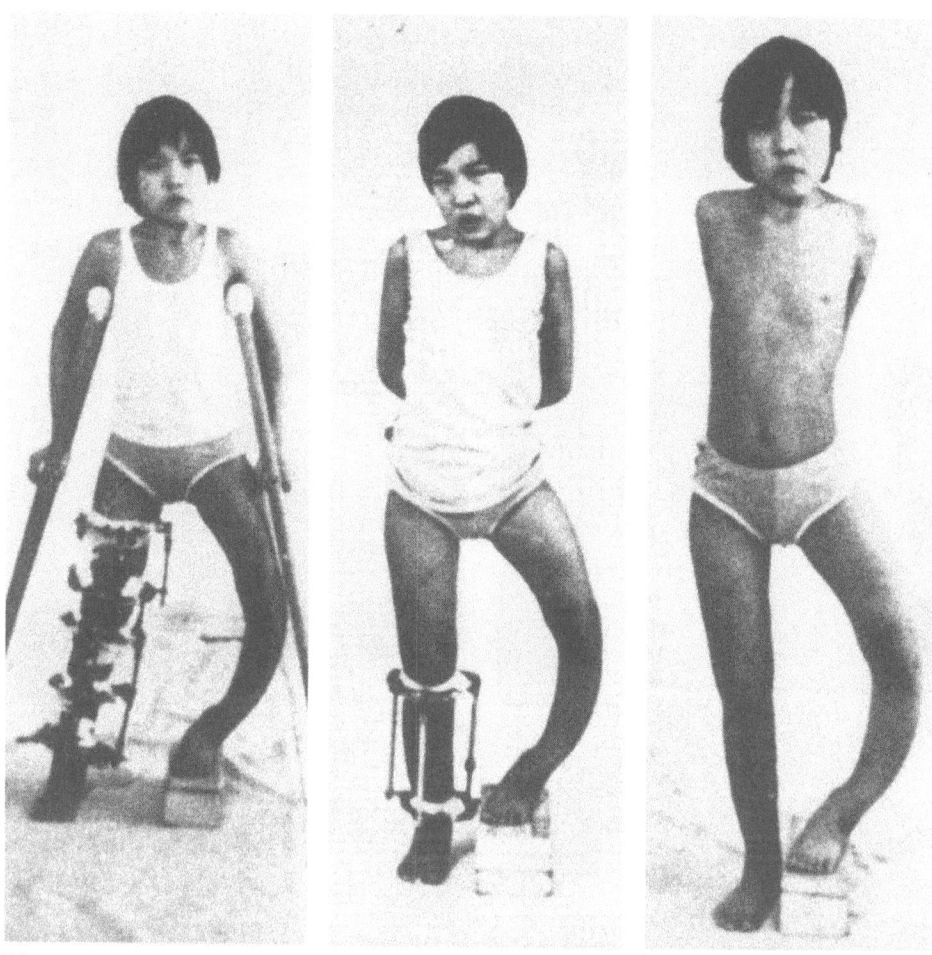

7d

Abb. 7. a. Montage des Ringfixateurs bei der Oberschenkelverlängerung. b. Unterschenkelverlängerung. c, d. Infolge Rachitis ist es bei diesem russischen Mädchen zu einer ausgeprägten O-Bein-Bildung mit Innenrotations-Fehlstellung rechts gekommen. Das rechte Bein ist korrigiert, das Kind wurde jetzt zur Korrektur des linken Beines stationär aufgenommen.

Bevor nun der Arzt seinen ersten Kirschnerdraht für einen Ilizarov-Ringfixateur in das Fleisch bohrt, muß er eine sehr genaue Vorstellung über die verschiedenen, differenzierten, anatomischen Gebilde haben, die sich unter der Haut verbergen. Nun verlaufen die Nerven und Blutgefäße des Körpers nicht immer exakt an den gleichen Stellen. Gewisse anatomische Schwankungen müssen gewußt und miteinkalkuliert werden. Ist ein Draht gesetzt, wird er zunächst mit einer Schraube am Ring fixiert und gespannt und dann die zweite Schraube auf der gegenüberliegenden Ringseite befestigt.

Die Gewindestäbe haben eine Gewindesteigung von einem Millimeter. Die volle Umdrehung aller Muttern an einem Ring bewirkt demnach, daß sich die Knochenenden 1 mm aufeinander zu- oder wegbewegen.

Zu dem Ringfixateur gehören auch Scharnierstücke, sogenannte „Balken", sowie Teleskopstangen und Ringergänzungen. Man kann nun mit diesen Zusatzteilen Achsen-

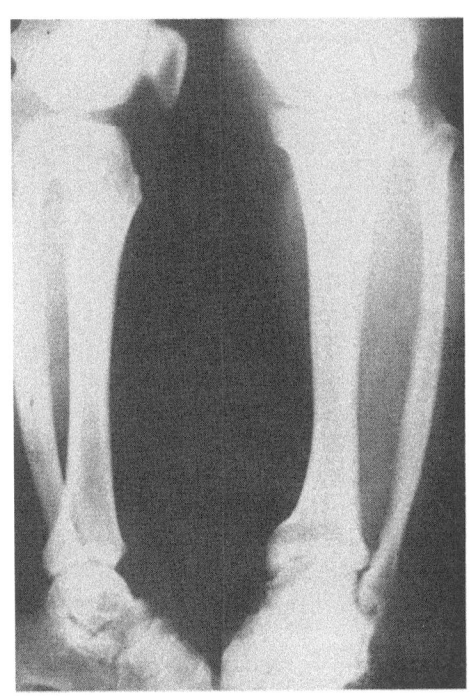

8a

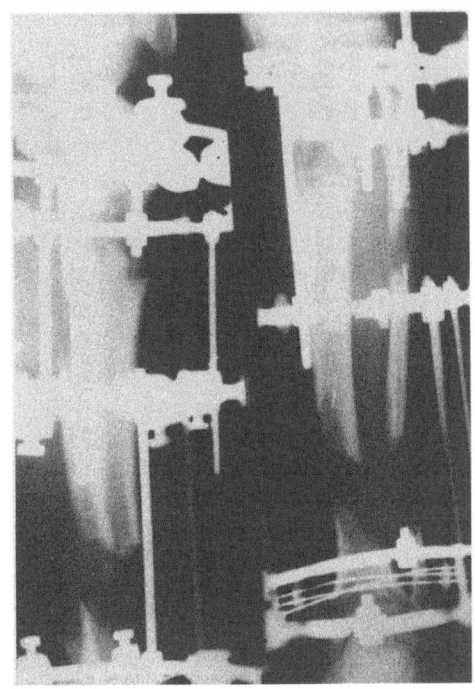

8b

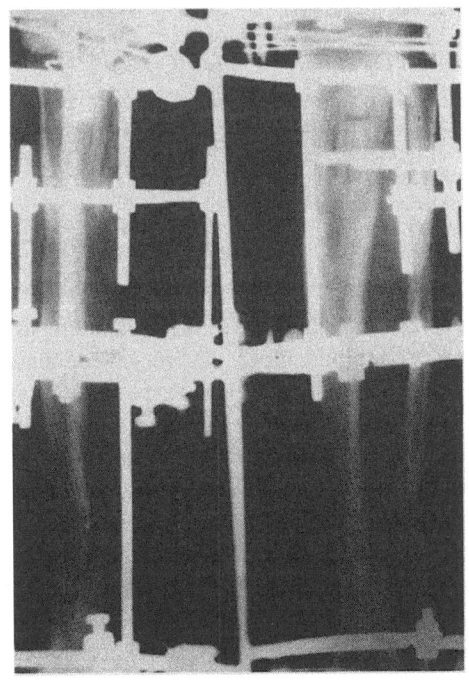

8c

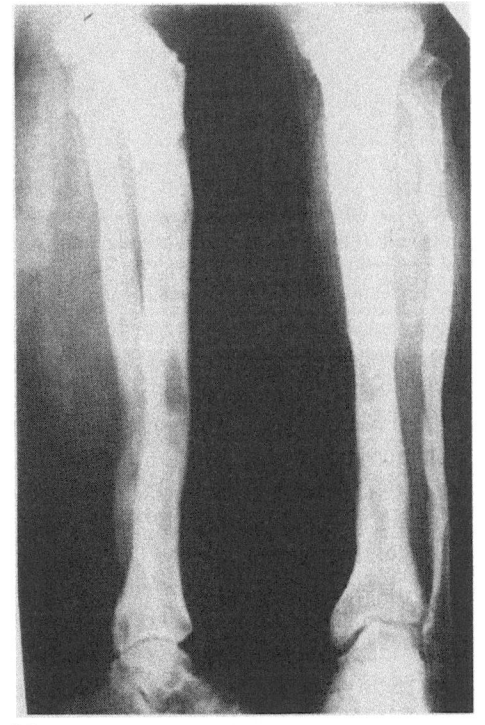

8d

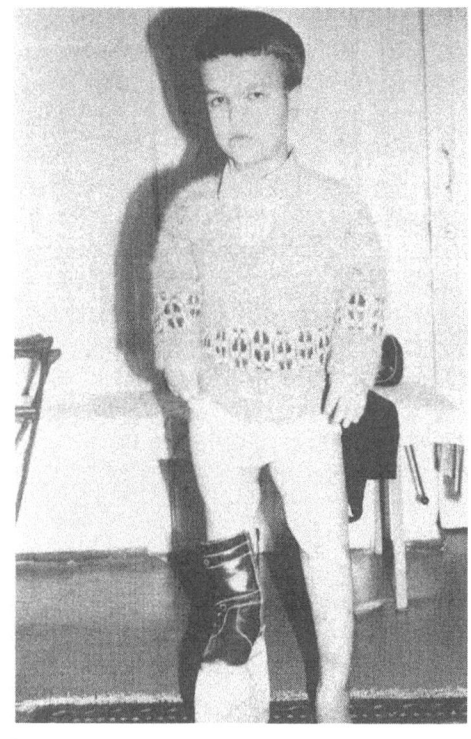

Abb. 8.a. Unterschenkel vor Verlängerung. b. Unterschenkel durchtrennt und distrahiert. Kallus ist noch nicht sichtbar. c. Zunehmende Kallusbildung im Defekt. d. Belastungsfähiger, verlängerter Unterschenkel. e. Ein Bein ist verlängert, das andere noch nicht.

e

fehlstellungen, Rotationsfehlstellungen und Seitverschiebungen des Knochens korrigieren. Es läßt sich daher jeder beliebige denkbare Abweichung des Knochens von der Normalstellung mit dem Ringfixateur korrigieren, da über 700 verschiedene Montageformen möglich sind. Am Ende der Operation findet eine Röntgenkontrolle statt.

Wieviel kann man einen Menschen verlängern?

Die größte Verlängerung am Institut wurde von Professor Ilizarov an einem Mädchen aus Tallin erreicht. Sie hatte eine angeborene Verrenkung des Hüftgelenkes, es fehlte das Schienbein, und der Fuß war verkrüppelt. 7 Jahre verbrachte sie in verschiedenen Kliniken, schließlich wollte man ihr das Bein amputieren, damit sie wenigstens mit einer Prothese gehen könne. Das Mädchen und die Eltern waren gegen eine Amputation. Am Institut wurde das Bein um 52 cm verlängert. Jetzt sind beide Beine gleich lang, und sie kann laufen. Professor Ilizarov meinte, die obere Grenze läge bei mindestens 60 cm. Die Abbildungen 7–10 zeigen Patienten, die nach der Ilizarov-Methode behandelt wurden.

Peter wird operiert

Endlich war der entscheidende Tag für Peter gekommen, und er wurde in den Operationsraum gefahren. Er und seine Eltern hatten zuvor mit Professor Ilizarov gesprochen.

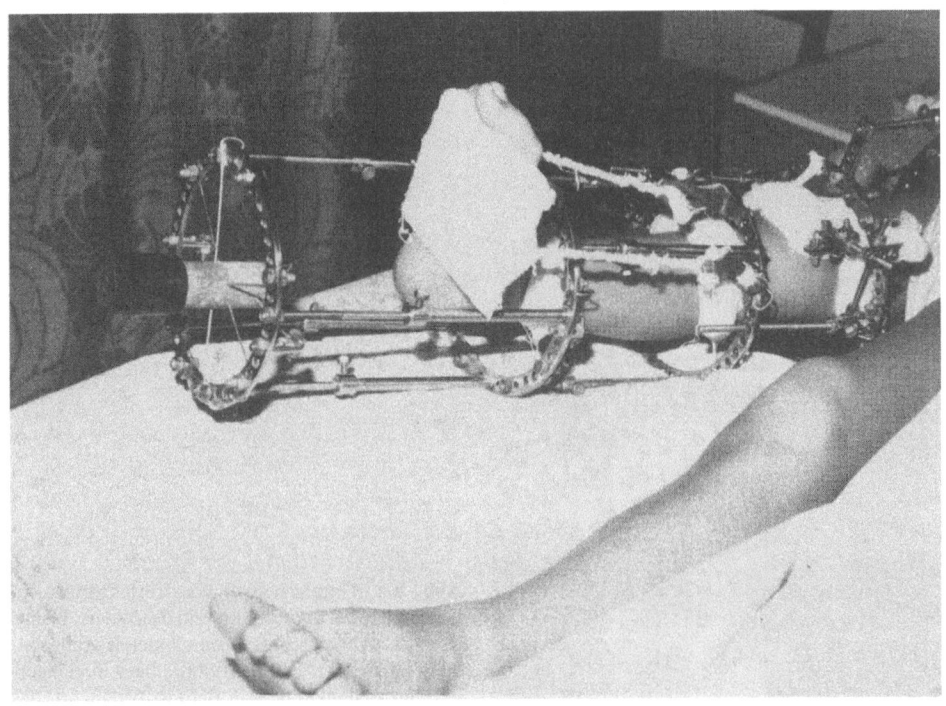

Abb. 9. An den Fixateur des rechten Beines wird ein Gehstöckel montiert, damit der Patient trotz der großen Längenunterschiede laufen kann.

Die Narkoseärztin injiziert ein Betäubungsmittel nahe seinem Rückenmark.

Peter merkt, wie seine Beine zunehmend gefühllos werden. Er kann sie auch nicht mehr aus eigener Kraft anheben. Vor Beginn der Operation wird er mit Tüchern abgedeckt. Er hört die elektrische Bohrmaschine und merkt, daß man an ihm arbeitet, denn er wird hin und her bewegt. Schließlich wirkt die zuvor erhaltene Beruhigungsspritze, und er schläft ein.

Nach der Operation ist Peter erschöpft. Als er in sein Zimmer kommt, nimmt er seine Eltern kaum wahr und schläft bald erneut wieder ein. Nach einigen Stunden läßt die Betäubung der Beine nach und es treten stärkere Schmerzen im Bereich beider operierter Unterschenkel auf. An beiden hat man knie- und sprunggelenksnah das Schienbein und auch an anderer Stelle das Wadenbein durchtrennt.

Am 1. Tag nach der Operation kann er aufstehen und die operierten Beine auch schon etwas belasten. Nach 5 Tagen beginnen die russischen Ärzte mit dem Auseinanderziehen der aufeinandergestellten Knochenenden mit einer Geschwindigkeit von 1 mm pro Tag. Peter wird angewiesen, 4mal über den Tag verteilt die entsprechenden Muttern der Gewindestäbe um jedesmal 90° zu drehen. Bei jeder dieser Aktionen bewegen sich die Knochenenden um 0,25 mm auseinander, er wächst 4mal am Tag!

Zehn Tage nach der Operation erfolgt eine Röntgenkontrolle. Hier kann man schon einen kleinen Spalt sehen. Er läßt sich die Bilder zeigen und ist beunruhigt darüber, daß man ihm noch keinen neugebildeten Knochen zeigen kann.

14

Die russischen Ärzte beruhigen ihn jedoch und sagen, daß nach dieser kurzen Zeit noch kein Kallus zu erwarten sei und daß er mit Sicherheit noch kommen werde.

Für den seltenen Fall, daß das Tempo der Knochenneubildung zu langsam wäre oder sie gar ausbliebe, würden sie das Distraktionstempo halbieren oder im extremen Fall auch einmal für 1–2 Wochen die Distraktion stoppen.

Wenige Tage nach der Operation kann Peter die Belastung steigern und auf die Belastung mit dem ganzen Körpergewicht übergehen. Man versichert ihm, daß der Fixateur so stabil wäre, daß man ihn voll belasten könne. Ja, im Gegenteil, Peter wird dazu angehalten, voll zu belasten, weil durch diesen Belastungsreiz die Knochenbildung stimuliert würde. Er hatte die Zeit genutzt und kann sich inzwischen schon auf russisch verständlich machen. Er trifft einen Patienten, der ihm erzählt, daß nach einer Verlängerung von 7 cm plötzlich Kribbelgefühle im Fuß aufgetreten seien und er den Fuß auch schlechter habe bewegen können. Die Ärzte hätten ihm erklärt, daß die Ursache darin läge, daß in seinem Fall die Nerven durch das Auseinanderziehen des Beines um 7 cm irritiert worden wären und entsprechend reagiert hätten. Bei ihm sei daraufhin ebenfalls das Distraktionstempo vermindert und die Krankengymnastik intensiviert worden.

Außerdem habe man die Muskeln durch kleine elektrische Stromstöße von außen gereizt und spezielle Medikamente gegeben. Daraufhin haben sich die Beschwerden gelegt.

Nachdem Peter nun 170 Tage auseinandergezogen und damit um ganze 17 cm gewachsen ist, beginnt die Fixationsphase. D. h. es wird nun der Knochen nicht mehr auseinandergezogen, sondern der Apparat in diesem Zustand belassen und Peter weiterhin aufgefordert, die Beine intensiv zu belasten, damit sich ein solider tragfähiger Knochen bilden kann.

Nach über einem Jahr ist es soweit, daß der Apparat entfernt werden kann. Dazu werden die Kirschnerdrähte durchgeknipst, die Ringe aufgeklappt, entfernt und die Drähte aus dem Knochen gezogen. Die Schmerzen sind längst nicht so stark, wie er befürchtet hat. Es ist ein merkwürdiges Gefühl, ohne den Fixateur zu laufen.

Peter freut sich sehr darüber, daß er nun 17 cm größer ist, nicht mehr den Apparat tragen muß und wieder vernünftige Hosen anziehen kann. Die vorher bestehenden O-Beine sind gleichzeitig korrigiert worden.

In der Schule, bei seinen Freunden und Bekannten gab es ein gewaltiges Staunen, als nicht der 133 cm große Peter, sondern sein 150 cm großes Ebenbild wieder nach Hause kam. Er mußte zwar ein Jahr in der Schule wiederholen, aber die Vorteile wogen das bei weitem auf.

Nach dem Abitur ließ er sich beide Oberschenkel um je 15 cm und beide Oberarme verlängern, so daß er „stattliche" 165 cm erreichte.

Was bringt nun die Ilizarov-Methode, und wie ist sie zusammenfassend zu bewerten?

Mit der geschilderten Methode hat Professor Ilizarov ein grundlegendes chirurgisches Verfahren geschaffen. Mit ihm können zuverlässig Menschen 30 cm und mehr verlängert und knöcherne Defekte ausgefüllt werden. Ilizarov hat in vielen Publikationen nachgewiesen, daß die meisten Gewebe unter der Einwirkung von Zug mit einer Gewebeneubildung reagieren. Dies gilt für den Knochen ebenso wie für Gefäße, Muskeln, Haut und auch Nerven.

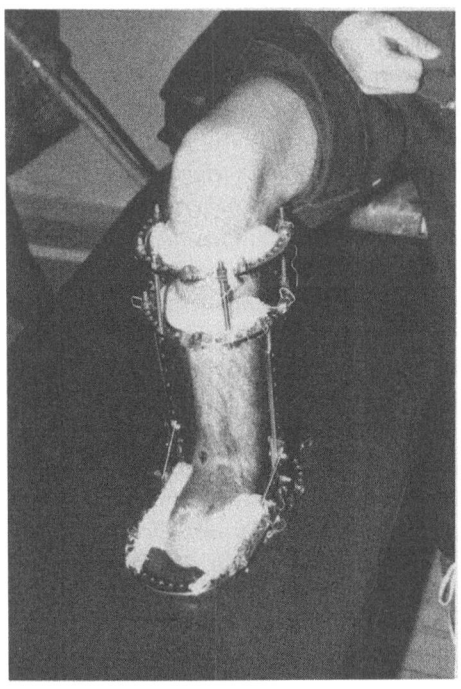

Abb. 10. Bei diesem Mann mußten nach einem Verkehrsunfall Fuß und Teile des Unterschenkels amputiert werden. Nach Verlängerung des restlichen Unterschenkels „um das Eck" entstand ein Ersatzfuß. Seine Prothese kann er weglassen.

Um nach Knochendurchtrennung eine Verlängerung durch Auseinanderziehen der Knochenenden zu erreichen, muß mit der Distraktion 5–7 Tage gewartet werden, damit sich in dieser Zeit ein „Regenerat" aus neugebildeten Bindegewebszellen zwischen den Knochenenden bilden kann. Diese Zellnetze werden durch die anschließende Distraktion auseinandergezogen und zur Knochenneubildung stimuliert. Um mit diesem Verfahren Erfolg zu haben, muß man es in allen Einzelheiten beherrschen. Ist nach der Phase des langsamen Auseinanderziehens die gewünschte Länge der Extremität erreicht, beginnt die Phase der Fixation.

Es wird nun weiterhin voll belastet, bis sich ein tragfähiger Knochen neu gebildet hat. Interessanterweise entsteht der neugebildete Knochen zunächst als massive Säule, die sich unter der Belastung so umstrukturiert, daß sogar eine Markhöhle entsteht.

Es handelt sich um ein leistungsfähiges und sehr wertvolles therapeutisches Verfahren, das wesentlich unkomplizierter und sicherer ist, als die noch fast ausschließlich verwendete Methode der Knochentransplantation. Hierbei müssen besonders bei größeren Defekten vielfache Operationen mit Knochentransplantationen aus dem Becken durchgeführt werden. Die häufigen Narkosen und auch die psychischen Belastungen sind für die Patienten hierdurch wesentlich größer. Es zeigt sich, daß der Methode der Knochenverlängerung nach Professor Ilizarov zunehmend bei uns Aufmerksamkeit geschenkt wird und man an immer mehr Kliniken damit begonnen hat.

Die Patienten danken es.

16

Literatur

1. Bier A (1923) Über Knochenregeneration und über Pseudarthrosen. Archiv für klinische Chirurgie 127: 1
2. Giebel G (1987) Extremitätenverlängerung und die Behandlung von Segment-Defekten durch Kallus-Distraktion. Chirurg 58:601
3. Gladschewa L (1982) Kavalier des Lächelordens, Tscheljabinsker Süd-Ural-Bücherverlag (russisch)
4. Ilizarov GA (1971) Prinzipien der transossären Kompressions-Distraktions-Osteosynthese (russisch). Orthop Traumatol Proetz 32: 7
5. Ilizarov GA, Soibelman A (1969) Klinische und experimentelle Daten der unblutigen Verlängerung der unteren Extremitäten (russisch). Exp Khir Anest 14: 27
6. Killian H (1980) Meister der Chirurgie. Thieme, Stuttgart 2. Aufl.

Anschrift des Verfassers:
Prof. Dr. Gerfried Giebel
Unfallchirurgische Klinik
Universität des Saarlandes
6650 Homburg/Saar

Die gegenwärtigen Möglichkeiten und Grenzen der Herztransplantation

A. Haverich

Abteilung für Herz-, Thorax- und Gefäßchirurgie, Medizinische Hochschule Hannover

Einleitung

Die Herztransplantation ist zu Beginn des Jahrhunderts erstmals in den Bannkreis der Chirurgie getreten. Es war Alexis Carell, der vor dem Ersten Weltkrieg erste tierexperimentelle Herzverpflanzungen vornahm, die dann in den 30er Jahren von Demichkof in allen Variationen erprobt wurden. Erst die Verfügbarkeit der Herz-Lungen-Maschine ab 1953 ließ die *klinische* Herzverpflanzung greifbar werden. Bereits 1960 begannen Shumway (Abb. 1) und Lower mit großangelegten Tierversuchen zur Herztransplantation, die 1967 soweit fortgeschritten waren, daß eine Verpflanzung am Menschen unmittelbar bevorstand. Christian Barnard in Capstadt kam Shumway jedoch zuvor und führte am 2. Dezember 1967 die erste erfolgreiche Herztransplantation bei dem legendären Patienten Washkansky durch.

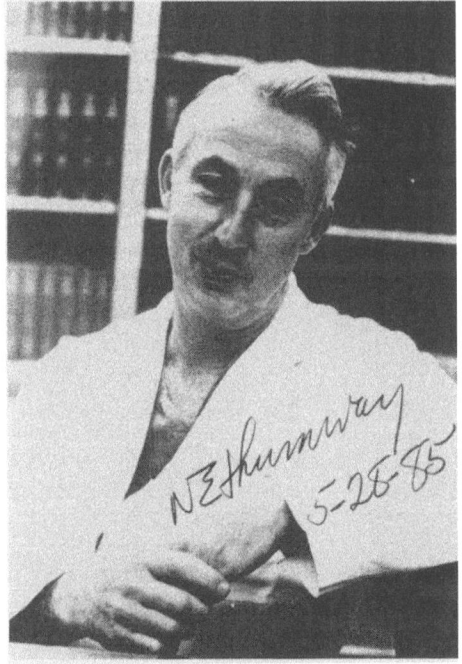

Abb. 1. Shumway, einer der Begründer der Herztransplantation. Bereits 1960 führte er zusammen mit Lower die ersten Tierversuche durch. Ihm und C. Barnard ist es zu verdanken, daß nach unbefriedigenden Ergebnissen wegen fehlender immunologischer Erfahrung die Herztransplantation heute auch zu guten Langzeitresultaten führt.

18

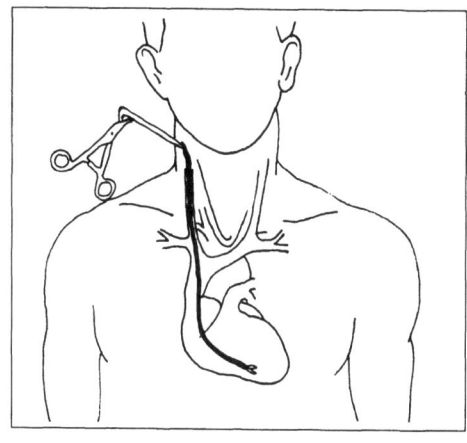

Abb. 2. Mit Hilfe eines Bioptoms, das über die Halsvene bis zur rechten Herzkammer vorgeschoben wird, können Gewebeproben aus der Herzscheidewand gewonnen werden. Diese Gewebeproben, die nach der Transplantation regelmäßig durchgeführt werden, erlauben wichtige Aufschlüsse zur Abstoßungssituation.

Dieser Durchbruch war eine Herausforderung sondergleichen, nicht nur für die Initiatoren der Herzverpflanzung, sondern für Herzchirurgen überall auf dem Globus. In den darauffolgenden zwei Jahren führte der weltweite Enthusiasmus zur Durchführung von 150 Transplantationen an 60 Instituten in 22 Ländern. Aufgrund fehlender immunologischer Erfahrung waren insgesamt jedoch nur deprimierende Ergebnisse zu erzielen, die in einer weitläufigen Enttäuschung mit diesem neuartigen Therapieverfahren mündete. Mit Ausnahme einiger weniger Zentren wurde die Herztransplantation in den 70er Jahren klinisch aufgegeben. Vor allem den Initiatoren Shumway und Barnard ist der dann doch eingetretene klinische Fortschritt zu verdanken. So wurde die Operationstechnik bei der orthotopen Herztransplantation (das Spenderorgan wird an

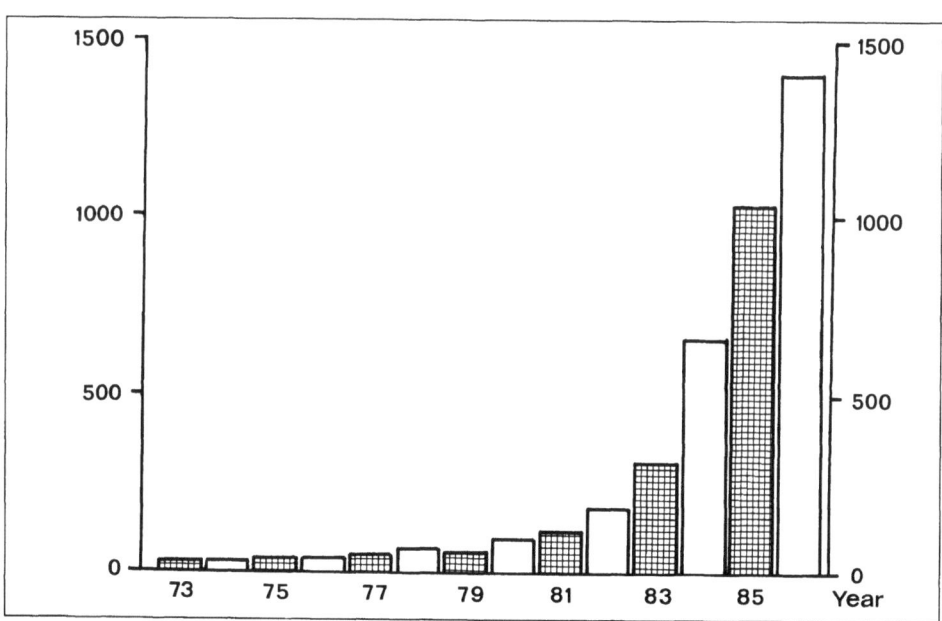

Abb. 3. Anzahl der Herztransplantationen von 1973–1986. Mit der besseren Beherrschung von Abstoßungsreaktionen stieg die Zahl der Transplantationen rasch an.

der Stelle des entnommenen Herzens eingepflanzt) perfektioniert. Die heterotope Herzverpflanzung („Huckepack-Herz", Barnard) sowie die Transplantation des Herz-Lungenblockes (Reitz und Shumway) kamen hinzu. Weit wesentlicher jedoch als die technischen Aspekte war die Standardisierung der Immunsuppression (Unterdrückung und Abschwächung der Immunreaktion) einschließlich der Erprobung von Cyclosporin A sowie das Abstoßungsmonitoring mit Hilfe der perkutanen Herzbiopsie (Abb. 2) (Überwachen von Abstoßungserscheinungen durch Herzgewebeproben) (Caves und Billingham 1974). Erst danach war es möglich, eine Abstoßung des Herzens unmittelbar zu erkennen und frühzeitig zu therapieren. Die sich ständig verbessernden Kurz- und Langzeitresultate ermutigten dann ab 1980 eine Reihe von Herzchirurgen in verschiedenen Ländern, die Transplantationen wieder aufzugreifen, so daß heute über 4000 Verpflanzungen durchgeführt worden sind (Abb. 3). Mit den ersten beiden 1981 im Münchener Universitätsklinikum Großhadern vorgenommenen Operationen begann die rasche Entwicklung der Herztransplantation auch in der Bundesrepublik.

Der Herzempfänger

Nicht jedem kritisch Herzkranken kann durch eine Organverpflanzung geholfen werden. Die in der Frühphase angesammelte Erfahrung in der Behandlung herztransplantierter Patienten führte, insbesondere durch Analysen an der Stanford Universität, zur Entwicklung von Empfängerkriterien, deren Berücksichtigung eine verbesserte Überlebenschance gewährleistet. Die in Tabelle 1 aufgeführten Gesichtspunkte sind als grober Umriß weltweit anerkannt. Dabei ist die Indikation zur Transplantation mit dem Vorliegen einer nicht heilbaren Herzerkrankung im Endstadium (irreversible terminale Herzerkrankung) und einer geschätzten Lebenserwartung von weniger als einem Jahr

Tabelle 1. Kriterien zur Empfängerauswahl

Indikation
medikamentös ausbehandelte, nicht heilbare Herzmuskelschwäche (irreversible myokardiale Insuffizienz) mit einer geschätzten Lebenserwartung von weniger als einem Jahr
Alter 10 bis 55 Jahre

Medizinische Kontraindikation
1 Systemische Begleiterkrankung mit zu erwartender Beeinträchtigung der Lebenserwartung, z. B. Malignom (Krebs)
2 Diabetes mellitus (Zuckerkrankheit)
3 Magengeschwür
4 schwere arterielle Verschlußkrankheit, insbesondere wenn das Gehirn betroffen ist
5 irreversibler Leber- oder Nierenschaden
6 aktive Infektionen (z. B. der Lunge)
7 Lungeninfarkt (Embolie vor weniger als 6 Wochen)
8 pathologisch fixierter erhöhter Lungengefäßwiderstand

Psychosoziale Kontraindikationen
1 Psychische Erkrankungen
2 Alkohol- oder Drogenmißbrauch
3 inadäquates psychosoziales Umfeld

---

rasch definiert. Schon die Altersgrenze von 10 bis 55 Jahren ist jedoch häufig unter- bzw. überschritten worden. So sind von Jacoub in England auch Über-60jährige transplantiert worden, neuerdings wurde auch eine Reihe von Herztransplantationen bei Babys und Kleinkindern durchgeführt. Das begrenzte Potential an Organspendern in der Bundesrepublik läßt nach Ansicht der Autoren eine Organverpflanzung abweichend von den gesetzten Altersgrenzen derzeit jedoch nur in Ausnahmefällen zu. Die Altersgrenze ist in den vergangenen Jahren von ursprünglich 50 bereits auf 55 Jahre heraufgesetzt worden, nachdem sich zeigte, daß Patienten auch in dieser Altersgruppe keine schlechtere Heilungsaussicht (Prognose) nach Herztransplantationen aufweisen (Tabelle 2). In Hannover haben wir in den vergangenen 3 Jahren 18 Patienten im Alter von 50 bis 56 Jahren operiert und dieser Tendenz Rechnung getragen. Über Herzverpflanzungen im Kindesalter liegen derzeit noch zu wenig Ergebnisse vor. Sie können zur Zeit nicht als standardmäßiger Eingriff angesehen werden. Insgesamt wurden weltweit von 1967 bis 1985 nur 28 Operationen bei Unter-10jährigen durchgeführt.

Als Ursache des Herzmuskelversagens (myokardiales Versagen), das schlußendlich zur Transplantation führt, werden weltweit mit etwa gleicher Verteilung Herzmuskelschwächen, die ohne erkennbare Ursache entstanden sind (idiopathische Kardiomyopathie), und Herzmuskelschäden (ischämische Kardiomyopathie) angegeben. Während letztere naturgemäß im höheren Lebensalter durch Herzinfarkte auftreten, sind von der idiopathischen Kardiomyopathie in der Regel jüngere Patienten im Durchschnitt mit etwa 35 Jahren betroffen. In der Statistik des World Transplant Registry bis 1985 wurden 40 % aller orthotopen Transplantationen bei medikamentös und chirurgisch ausbehandelter Herzkranzgefäßerkrankung durchgeführt und 57 % bei idiopathischer Kardiomyopathie. In selteneren Fällen können auch Herzmuskelschäden, die durch Vergrößerung von Herzmuskelzellen entstanden sind (hypertrophe Kardiomyopathien) sowie Zustände nach Klappenersatz bzw. angeborene Herzerkrankungen die Indikation zum Organersatz darstellen. An der Medizinischen Hochschule Hannover wurden 33 Patienten wegen koronarer Herzerkrankung transplantiert. Bei 86 Patienten lag eine idiopathische Kardiomyopathie vor. Zwei Patienten kamen wegen einer unbehandelbaren Verdickung der innersten Herzwandschicht (therapierefraktäre Endokardfibrose), ein weiterer mit einer Kombination aus mangeldurchblutungsbedingtem Herzmuskelversagen und bösartigen (malignen) Rhythmusstörungen zur Operation.

Tabelle 2. Weltweit durchgeführte Herztransplantationen 1967–1986

| Alter (in Jahren) | Anzahl | Überlebensrate | |
		30 Tage	Ein Jahr
0–10	28	72,9 %	49,3 %
11–20	181	79,1 %	64,3 %
21–30	321	86,2 %	76,3 %
31–40	581	85,8 %	73,1 %
41–50	910	88,6 %	71,5 %
51–55	367	84,7 %	67,0 %
über 55	117	92,1 %	80,1 %
	2505		

Voruntersuchungen zur Herztransplantation

Bevor die Indikation zur Transplantation gestellt wird, muß eine genaue Herzuntersuchung mit Hilfe eines Katheters durchgeführt werden.

Hierbei werden die Herzleistung (Blutfluß in l/Min.) sowie die Drucke in den vier verschiedenen Herzkammern bestimmt. Bei Unterschreiten gewisser Grenzwerte (Herzzeitvolumen unter 3 l/Min.) muß eine Herzverpflanzung erwogen werden.

Bei Patienten mit bekannten Verschlüssen der Herzkranzgefäße wird mittels dieser Untersuchung aber auch festgestellt, ob nicht eine herkömmliche Art chirurgischer Therapie, z.B. das Anlegen von Bypassen, ebenso zum Erfolg führen kann.

Darüber hinaus wird anläßlich dieser Untersuchung ermittelt, ob die medikamentöse Therapie wirklich vollständig ausgeschöpft ist. In vielen Fällen kann jedoch durch zusätzliche Verabreichung von herzstärkenden Medikamenten eine Herztransplantation umgangen oder zumindest hinausgezögert werden.

Medizinische Gegenanzeigen zur Herztransplantation

Während die Indikation zur Transplantation relativ scharf umrissen werden kann, müssen im Prinzip anerkannte Gegenanzeigen (Kontraindikationen), wie sie in Tabelle 1 aufgeführt sind, von Fall zu Fall bewertet werden. Aktive Systemerkrankungen oder bösartige Geschwülste, die von sich aus eine Einschränkung der Lebenserwartung mit sich bringen, dürfen nicht vorliegen. Weiterhin gelten nach wie vor der insulinpflichtige Diabetes mellitus sowie aktive Magengeschwüre in aller Regel als Kontraindikation, da die postoperative Steroidtherapie (z.B. Kortison) eine Verschlechterung des Krankheitsgeschehens hervorrufen kann. Desgleichen gilt eine irreversible Nieren- bzw. Leberschädigung als Kontraindikation, weil auch diese Organe durch die postoperative Immunsuppression zusätzlich in Mitleidenschaft gezogen würden. Schwere Formen von arteriellen Gefäßverschlüssen, insbesondere mit Ausfallerscheinungen des Gehirns, würden das operative Risiko erhöhen und stellen ebenfalls eine Kontraindikation dar. Aktive Infektionen wie Lungeninfiltrate, Entzündungen der Nasennebenhöhlen bzw. der ableitenden Harnwege bedürfen einer Behandlung, bevor der Patient als Kandidat zur Transplantation akzeptiert werden kann. Dasselbe trifft zu für Lungeninfarkte, die insbesondere bei Patienten mit Kardiomyopathie aufgrund von Lungenembolien häufig auftreten und postoperativ gehäuft zu Infiltrationen (Einlagerung von Entzündungszellen oder Flüssigkeiten) führen. Als einziges hämodynamisches Ausschlußkriterium den Blutfluß betreffend muß der Lungengefäßwiderstand Erwähnung finden. In allen Serien ist es bei Patienten mit einem fixiert erhöhten, d.h. nicht auf gefäßerweiternde Substanzen reagierenden, Lungenwiderstand zu einem Rechtsherzversagen des Spenderorgans während oder früh nach der Operation gekommen. Es haben sich hier Grenzwerte herauskristallisiert, oberhalb derer eine orthotope Transplantation mit einem deutlich erhöhten Risiko behaftet ist.

Psychosoziale Gegenanzeigen zur Herztransplantation

Neben den medizinischen Kontraindikationen bestehen jedoch auch psychosoziale Gegenanzeigen. So scheiden zum Beispiel Alkoholiker und Drogenabhängige als Transplantationskandidaten aus. Dasselbe trifft für schwere psychische Erkrankungen zu, die nicht im Zusammenhang mit der Herzerkrankung aufgetreten sind. Zuletzt, aber nichtsdestoweniger dringlich, sei auf die Notwendigkeit eines stabilen psychosozialen Umfeldes, insbesondere der Familie hingewiesen. Sowohl früh postoperativ als auch im Langzeitverlauf muß mit schweren medizinischen und auch psychischen Komplikationen gerechnet werden, so daß ein konstruktives Umfeld des Patienten für den gesamten Verlauf von ganz entscheidender Bedeutung wird. Jeder einzelne der hier aufgeführten Punkte muß jedoch für jeden zur Transplantation anstehenden Patienten individuell beurteilt werden. Gerade beim Vorliegen einer schwersten intensivpflichtigen Herzinsuffizienz muß oft von einer vollständigen Erfassung aller Daten abgesehen werden, um den lebenserhaltenden Eingriff nicht hinauszuzögern.

Der Organspender

Deutsche Transplantationszentren sind zusammen mit den meisten anderen westeuropäischen Ländern in der glücklichen Lage, auf eine gemeinsame Organisation für die Koordinierung von Organspendern und Empfängern zurückgreifen zu können. Die Eurotransplantzentrale mit Sitz in Leiden (Holland) verfügt, aufgeschlüsselt nach Dringlichkeitsstufen, über aktuelle Listen aller auf eine Transplantation wartenden potentiellen Empfänger. Auflaufende Spenderangebote können damit bezüglich Blutgruppe, Körpergröße und Dringlichkeit den entsprechenden Zentren angeboten werden. Dieser Service gilt nicht nur für die Herztransplantation, sondern auch für andere Arten der Organverpflanzung.

Es kommen jedoch nicht alle Organspender für eine Herzentnahme in Frage. Der hirntote Patient sollte jünger als 35 Jahre alt sein, wobei mit Eurotransplant eine Abmachung getroffen wurde, für absolute dringliche Empfänger auch Organspender bis 50 Jahre anzubieten. In solchen Fällen sollte vor einer Organentnahme möglichst eine röntgenologische Darstellung der Herzkranzgefäße (Koronarangiographie) zum Ausschluß von Verengungen oder Verschlüssen erfolgen. Weitere Voraussetzungen beim Organspender sind stabile Kreislaufverhältnisse. Neben einer einwandfreien Herz-Anamnese sollte kein Herzstillstand im Zusammenhang mit dem Trauma bzw. dem Eintreten des Hirntodes aufgetreten sein. Die neurologische Hirntoddiagnostik muß nach festgelegten Kriterien abgeschlossen sein. Ein Trauma des Brustkorbs schließt eine Herzentnahme nicht unbedingt aus (Inspektion des Herzens zum Zeitpunkt der Organentnahme), wohl aber bösartige Geschwülste (Ausnahme: Primärtumoren des Gehirns, da diese nicht zu Fernmetastasen führen).

Wegen der Verträglichkeit zwischen Spender und Empfänger muß eine annähernde Gewichtsgleichheit (+/− 15 %) sowie eine Übereinstimmung der Blutgruppen vorliegen. Eine direkte Kreuzprobe (Empfängerserum gegen Spenderlymphozyten) ist nur bei Vorliegen positiver zellschädigender Antikörper beim Empfänger (s. unten) notwendig. Die Übereinstimmung von Spender- und Empfängergewicht ist notwendig, da ein zu kleines Organ postoperativ den Kreislauf eines deutlich größeren Empfängers

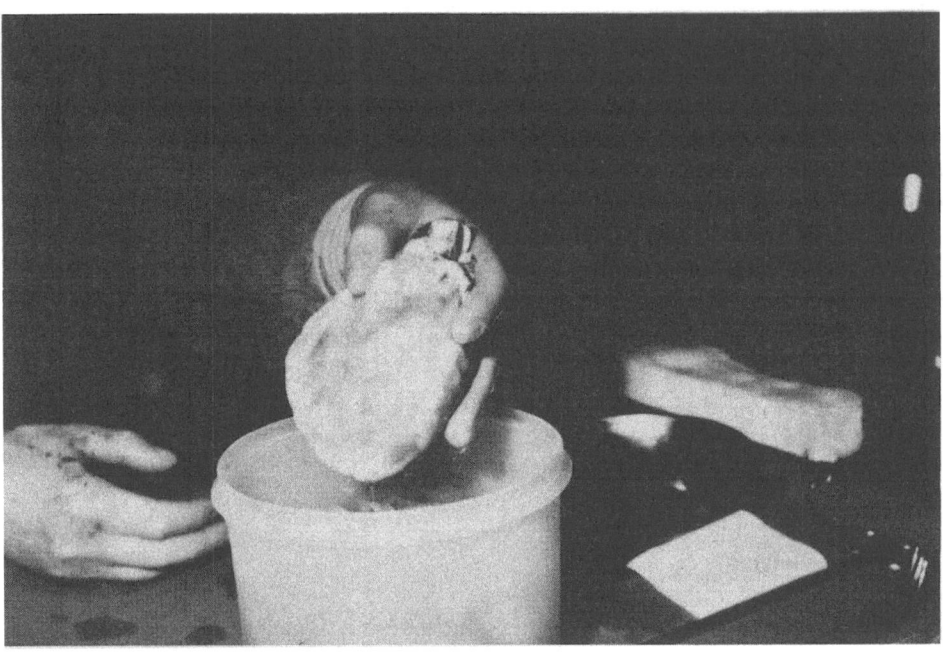

Abb. 4. Das Spenderherz ist mit 4 °C-kalter Lösung gespült worden und wird jetzt, bereits vorgekühlt, für den Transport ins Heimatkrankenhaus steril verpackt.

nicht voll tragen kann. Dies gilt insbesondere, wenn beim Empfänger ein erhöhter Lungengefäßwiderstand vorliegt. Übereinstimmungen von Gewebeverträglichkeitsmerkmalen im HLA-System haben bei der Herztransplantation bislang keine statistisch signifikanten Ergebnisse zu Anzahl und Schwere von Abstoßungsreaktionen ergeben.

Die ortsfremde Organentnahme, 1977 durch die Stanford-Gruppe eingeführt, ist heute die Regel. Ein juristisch und moralisch anfechtbarer Transport des Organspenders wird damit überflüssig. Wenn das Herz nicht länger als 3 Stunden, gerechnet vom Herzstillstand, beim Spender bis zur Wiederdurchblutung der Herzkranzgefäße im Empfänger nicht durchblutet wurde, kann das Spenderherz generell adäquate Kreislaufverhältnisse schaffen. Der Schutz des Herzmuskels (Myokard) während der Zeit ohne Durchblutung (Ischämiezeit) erfolgt wie bei jeder offenen Herzoperation durch eine Durchspülung des Herzkranzgefäßsystems (Koronarsystems) zum Zeitpunkt der Organentnahme mittels kalter, den Herzstillstand bewirkender (kardioplegischer) Lösung. Anschließend wird das Organ für den Transport bei etwa 4 °C gelagert (Abb. 4). Durch die Möglichkeit einer ortsfremden Organentnahme mit häufig grenzüberschreitenden Transporten konnte die weltweite Zunahme von Herztransplantationen unterstützt werden. So wurden an der Medizinischen Hochschule Hannover von den insgesamt 160 Spenderherzen 122 über Entfernungen von bis zu 1000 km transportiert. Nur wenige Organe rekrutieren sich aus Entnahmen vor Ort. Die durchschnittliche Zeit ohne Durchblutung (Ischämiezeit) betrug 155 Minuten.

24

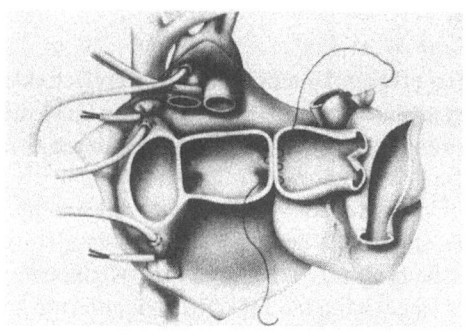 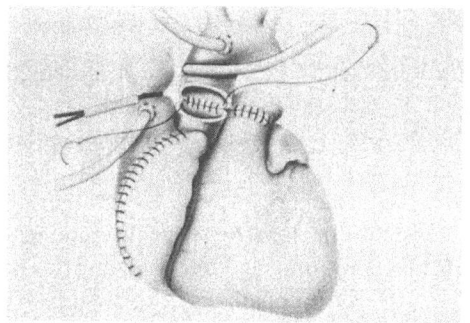

Abb. 5a. Der Herzempfänger ist durch Schläuche in der unteren und oberen Hohlvene sowie in der Aorta an die Herz-Lungen-Maschine angeschlossen. In dieser Abbildung ist die Entnahme des kranken Empfängerherzens bereits erfolgt. Man blickt (Bildmitte) auf den eröffneten linken Vorhof mit den dort einmündenden vier Lungenvenen. Links davon der eröffnete rechte Vorhof des Empfängers. Auf der rechten Bildseite das für die Implantation vorbereitete Spenderherz. Die Einpflanzung beginnt mit der Naht des linken Vorhofes, der hier von hinten geöffnet gezeichnet ist. Im Anschluß daran wird der ganz rechts im Bild ebenfalls von hinten eröffnete Vorhof des Spenderherzens mit dem rechten Vorhof des Empfängers verbunden.

Abb. 5b. In dieser Abbildung sind linker und rechter Vorhof bereits vernäht, auch die Lungenschlagader (rechts im Bild) ist zwischen Spender und Empfänger bereits vereinigt worden. Als letztes erfolgt die End-zu-End-Vereinigung beider Aortenstümpfe (halbfertige Nahtreihe).

Die Operation

Die Herztransplantation wird wie jede offene Herzoperation mit Hilfe der Herz-Lungen-Maschine durchgeführt. Das in der Regel erheblich vergrößerte Empfängerherz wird am Übergang zwischen beiden Vorhöfen und den Kammern abgesetzt, die Durchtrennung von der Lungenarterie (Arteria pulmonalis) und Aorta erfolgt oberhalb der Klappenebene. Genau genommen erfolgt damit lediglich eine Entnahme beider Kammern. Es werden dann der linke Vorhof, der rechte Vorhof, die Lungenarterie und die Aorta in der angegebenen Reihenfolge mittels fortlaufender Nähte End zu End anastomosiert (Abb. 5a, b). Zur Blutstillung und Versiegelung hat sich dabei ein physiologischer Fibrinkleber, der aus Plasma hergestellt wird, bewährt. Mit Beginn der Wiederdurchblutung nimmt das Spenderherz in aller Regel einen spontanen Eigenrhythmus auf und trägt nach Abschalten der Herz-Lungen-Maschine problemlos den Kreislauf des Empfängers. Die Operationszeiten schwanken zwischen 2,5 und 5 Stunden. Heterotope Herzverpflanzungen, das sogenannte Huckepack-Herz, wurden an unserer Klinik bisher nicht durchgeführt. Diese hilfsweise Herzverpflanzung scheint nach wie vor in allen Fällen mit möglicher Erholungsfähigkeit des Empfängerherzens (akute Entzündung des Herzmuskels) und bei dringendster Operationsindikation, wenn lediglich ein zu kleines Spenderherz zur Verfügung steht, ihre Daseinsberechtigung zu haben. Die weltweit erzielten Ergebnisse sind nach heterotoper Herztransplantation mit einer Einjahres-Überlebensrate von unter 53 % jedoch erheblich schlechter als nach orthotoper Verpflanzung.

Die Nachbehandlung

Im Vergleich zu Patienten mit routinemäßigen offenen Herzoperationen unterscheidet sich die Situation nach der Operation der Transplantierten in 2 wesentlichen Gesichtspunkten: die immunsuppressive Behandlung und die dadurch notwendige Isolierung der Patienten mit Aufenthalt in Einzel-, höchstens Doppelzimmer für die ersten 1 bis 2 Wochen. Im übrigen gibt es nur geringe Unterschiede bezüglich der allgemeinen intensiv therapeutischen Nachbetreuung, die eine 6–12stündige Nachbeatmung sowie eventuell notwendige Unterstützung des Kreislaufs mittels herzstärkenden Medikamenten, z. B. Katecholaminen, einschließt. In der Regel kann bei Frischtransplantierten am ersten Tag nach der Operation mit der zusätzlichen Beatmung aufgehört werden und sie können erstmals das Bett verlassen. Der gesamte weitere postoperative Verlauf ist gekennzeichnet durch die lebenslang notwendige Immunsuppression zur Verhinderung von Abstoßungsreaktionen sowie der damit verbundenen Infektgefährdung der Patienten.

Die sogenannte konventionelle Immunsuppression der 70er Jahre, die aus der Gabe von Azathioprin und Prednison in relativ hohen Dosen bestand, hat sich mit der Einführung von Cyclosporin A in die Herztransplantation grundlegend gewandelt. Die als notwendig erachtete Steroidmenge konnte deutlich reduziert werden, was zu einer erheblichen Verbesserung von postoperativer Erkrankungshäufigkeit (Morbidität) und Sterblichkeit (Mortalität) geführt hat. In den vergangenen Jahren sind jedoch mehr und mehr Berichte über schwere Nebenwirkungen von Cyclosporin A, insbesondere die Nieren betreffend, bekannt geworden, so daß nochmals eine weltweite gedankliche Erneuerung zur Immunsuppression stattfand.

Zur Vermeidung von cyclosporinbedingten Nebenwirkungen sind die meisten Transplantationszentren zwischenzeitlich auf eine Dreifachtherapie, bestehend aus niedriger dosiertem Cyclosporin, niedrig dosierten Steroiden und Azathioprin, übergegangen. Wenngleich langfristig kontrollierte Studien über die verbesserte Wirksamkeit sowie verringerte Raten von Nebenwirkungen unter Verwendung dieses Regimes nicht bekannt sind, wird es derzeit generell als überlegenes Schema der Immunsuppression in der Herztransplantation angesehen.

Trotz dieser massiven Unterstützung des Immunsystems treten bei praktisch allen Patienten Abstoßungsreaktionen auf. Während der ersten 5 Jahre klinischer Herzverpflanzungen war die Diagnose einer Transplantatabstoßung im wesentlichen anhand der Klinik zu stellen. Mittlerweile ist bekannt, daß subjektive Beschwerden und klinische Symptome weit hinter den morphologischen Merkmalen einer Abstoßung zurückbleiben.

Mit Einführung von Gewebeentnahmen aus der innersten Herzwandschicht (endomyokardialen Biopsie) durch Caves und Billingham im Jahre 1974 hat sich die Situation bezüglich Abstoßungsdiagnostik in entscheidendem Umfang verändert. Routinemäßig und weitestgehend gefahrlos durchgeführte Untersuchungen dieser Art gestatten ein fortlaufendes Überwachen des Transplantates am mikroskopischen Präparat. So gehört es zur klinischen Routine, daß während der ersten 2 Monate wöchentlich eine Biopsie entnommen wird (siehe Abb. 2). Hierbei wird über ein Einführungsbesteck die Vene jugularis interna auf der rechten Seite durch die Haut punktiert, ein Bioptom (Gerät zur Entnahme der Gewebeprobe) in den rechten Ventrikel eingeführt und von hieraus am Ventrikelseptum bioptisches Material gewonnen. Anhand von 4 bis 6 solcher kleiner

Muskelproben läßt sich mit hoher Wahrscheinlichkeit eine sichere Diagnose bezüglich der Abstoßungssituation stellen. Im weiteren Verlauf nach der Operation werden dann diese Untersuchungen seltener. Nach Ablauf eines Jahres müssen noch etwa alle 4 bis 6 Wochen Biopsien durchgeführt werden.

Das bioptische Material wird im wesentlichen anhand des Ausmaßes des Einstroms von Entzündungszellen (lymphozytären Infiltration) des Herzmuskels (milde Abstoßung) bzw. einzelner (mäßiggradige Abstoßung) oder zahlreicher Zellfasernekrosen (schwere Abstoßung) beurteilt. Eine mäßiggradige Abstoßungsreaktion erfordert nach heutigem Wissensstand bereits eine zusätzliche immunsuppressive Therapie, die in der Regel mit intravenös verabreichten Steroiden (Methylprednisolon 1 gr/Tag über 3 Tage) vorgenommen wird. Der Verlauf wird anhand nachfolgender Biopsien beurteilt. In Fällen, in denen kein Nachlassen der Abstoßung zu beobachten ist, kann eine Umkehr des Vorganges durch erneute Gabe von Antithymozytenglobulin (100 mg/Tag über 3 Tage) erzielt werden. Unter der genannten vorbeugenden Immunsuppression, dem Monitoring mittels endomyokardialer Biopsie und entsprechender Behandlung von Abstoßungsepisoden sind tödliche Abstoßungen heute zu seltenen Ereignissen geworden. Alternative Verfahren zur endomyokardialen Biopsie unter Zuhilfenahme von serologischen oder funktionellen Parametern des Herzens, die ohne Eingriff gemessen werden, sind vielfach untersucht, können aber die Biopsie derzeit nicht ersetzen.

Während frühzeitig erkannte Abstoßungsepisoden in aller Regel erfolgreich behandelt werden können, stellen Infektionen nach wie vor ein dominantes Problem in der Nachsorge herztransplantierter Patienten dar. Etwa jeder vierte Patient macht im Verlauf des ersten postoperativen Jahres eine schwere Infektion durch, wobei sich die Häufigkeit derartiger Komplikationen auch durch Einführung von Cyclosporin A nicht geändert hat. Bei mit Cyclosporin behandelten Transplantatempfängern ist die Behandlung von Infektionen jedoch in aller Regel erfolgreicher als unter konventioneller Immunsuppression. Ob dies ein Effekt des Cyclosporins per se ist oder auf die niedrigere Steroiddosierung zurückzuführen ist, kann derzeit nicht zweifelsfrei entschieden werden.

Bakterielle und virale Infektionen stellen das Gros infektiöser Komplikationen nach einer Organtransplantation dar. Beide Formen lassen sich durch Gabe von Antibiotika bzw. Hyperimmunseren meistens gut behandeln. Pilzinfektionen, die sehr viel seltener auftreten, verlaufen in mehr als der Hälfte der Fälle jedoch tödlich, nachdem primär Infektionsherde der Lunge unter Immunsuppression rasch zu einer generalisierten Pilzsepsis führen.

Ergebnisse

Die einzig verfügbare Analyse von Überlebensraten Transplantierter während der 70er Jahre ist anhand der Daten der Stanford Universität nachzuvollziehen (Abb. 6). Der signifikante Anstieg der Lebenserwartung ist im wesentlichen auf zwei Ursachen zurückzuführen. Zum einen ist natürlich die klinische Erfahrung mit der verbesserten Spender- und Empfängerauswahl der verfeinerten Operationstechnik sowie den insgesamt erfolgreicheren intensivmedizinischen Bemühungen zu verdanken. Andererseits wird die gesteigerte Lebenserwartung auf die Einführung von Cyclosporin zurückgeführt.

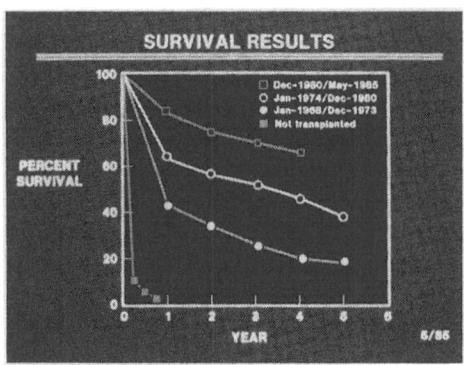

Abb. 6. Überlebensrate nach Herztransplantation. Während der ersten 5 Jahre der klinischen Erfahrung (1968–73) lag die Ein-Jahres-Überlebensrate bei etwa 40 %. Von 1974 bis 1980 konnte die Ein-Jahres-Überlebensrate auf 60 % verbessert werden, die Fünf-Jahres-Überlebensrate lag bei etwa 40 %. Der entscheidende Fortschritt konnte in den Jahren 1980 bis 1983 erzielt werden. In diesem Kollektiv betrug die Ein-Jahres-Überlebensrate 81 %, die Fünf-Jahres-Überlebensrate wurde inzwischen mit 58 % kalkuliert. Die Überlebenszeit zur Transplantation akzeptierter, jedoch nicht transplantierter Patienten betrug weit unter einem Jahr.

In der neuesten Statistik des World Transplant Registry ist weltweit von einer Ein-Jahres-Überlebensrate von etwa 80 %, einer Fünf-Jahres-Überlebensrate von etwa 60 % auszugehen. Hierbei ergeben sich keinerlei Unterschiede bezüglich Altersgruppierung, Geschlecht des Organempfängers und der Art der Grunderkrankung. Diese Ergebnisse geben entscheidenden Einblick in die Auswahl möglicher Organempfänger und zeigen insgesamt, daß die Herztransplantation aus dem Stadium der klinischen Erprobung der 70er Jahre zu einem therapeutischen Verfahren mit definierbarem Risiko für den Patienten geworden ist.

Die Ergebnisse bei den 157 an der Medizinischen Hochschule transplantierten Patienten sind durchweg vergleichbar mit der weltweiten Erfahrung. So beträgt in dem Gesamtkollektiv die Ein-Jahres-Überlebensrate 80,8 %, bei der noch auf 3 Jahre begrenzten Erfahrung liegt die Überlebensrate zu diesem Zeitpunkt bei 77 %. Von den überlebenden Patienten im Alter von 9 bis 55 Jahre hat die Mehrzahl ihre vor der Operation durchgeführte Beschäftigung (Schule, Hausfrau, Beruf) wieder aufgenommen. Die übrigen führen einen aktiven Ruhestand aus. Die Lebensqualität der Transplantatempfänger bezüglich körperlicher Leistungsfähigkeit und sozialer Reintegration steht in keinem Vergleich zu der Situation vor der Operation mit längerfristigen Krankenhausaufenthalten und minimaler, wenn gar abwesender körperlicher Belastungsfähigkeit.

Die ungleich bessere Prognose sorgfältig ausgewählter potentieller Kandidaten für die Transplantation geht aus den Zahlen von Stanford hervor, wo für die Operation akzeptierte Kandidaten eine mittlere Überlebenszeit von 45 Tagen aufwiesen und der am längsten akzeptierte, jedoch nicht transplantierte Patient 7 Monate überlebte. Wenn man berücksichtigt, daß das Durchschnittsalter der Transplantatempfänger bei etwa 42 Jahren liegt, läßt sich ermessen, welcher Vorteil diesen meist jugendlichen Patienten durch die Herzverpflanzung zuteil wird.

Resümee und Ausblick

Die aufgeführten Erfolgsraten der Transplantation sowie deren Entwicklung über die Jahre spiegeln die hohe Effizienz dieses Verfahrens wider. Derzeit ist von künstlichen Blutpumpen als dauerhaften Herzersatz nicht annähernd Vergleichbares zu erwarten.

28

Neben der hohen Komplikationsrate implantierbarer Kunstherzen (Schlaganfälle, Infektionen) muß jedoch vor allem die psychosoziale Einengung des Patienten zu einer weitgehenden Einschränkung in der Anwendung solcher Systeme führen. Die derzeit noch hohe Einschränkung der Beweglichkeit des Patienten durch das nur schwer transportable Antriebs- und Steuersystem sowie die Abhängigkeit von einer äußeren permanenten Energiequelle ist nach Auffassung des Verfassers im Sinne einer breiten klinischen Anwendung nicht vertretbar. Bewährt haben sich jedoch derartige pneumatische oder elektrisch getriebene Blutpumpen als Interimslösung bis zu einer geplanten Herztransplantation. Dieses sogenannte „bridging" ist weltweit bei mehr als 50 Kranken und überwiegend erfolgreich durchgeführt worden. Mit den derzeit verfügbaren Systemen sollte deren Einsatz jedoch auf passagere Anwendungen beschränkt werden. Ein permanenter Totalersatz des menschlichen Herzens ist zwar technisch möglich, ethisch jedoch nicht vertretbar.

Anschrift des Verfassers:
PD Dr. A. Haverich
Abteilung für Herz-, Thorax- und Gefäßchirurgie
Medizinische Hochschule
Karl-Wiechert-Allee 9
3000 Hannover

Jens bekommt ein neues Herz – Ein Fallbericht

D. Haverich

Hannover

Kurz nach Weihnachten 1985 spürt Jens (Name von der Redaktion geändert), ein 14jähriger dänischer Junge, zum ersten Mal, daß irgend etwas mit ihm nicht in Ordnung ist. In seiner Heimatstadt ist er als ausgezeichneter Fußballer bekannt, er merkt jetzt jedoch, daß er nicht mehr so schnell laufen kann wie früher. Ende Januar 1986 fühlt er sich richtig krank, bekommt auch Luftnot beim Steigen von Treppen. Im Februar desselben Jahres muß er in stationäre Behandlung in sein Heimatkrankenhaus. Noch am selben Tag stellen die Ärzte fest, daß er eine schwere Herzkrankheit hat. Um welche Krankheit es sich genau handelt, können sie zunächst nicht feststellen. Er bleibt für einige Zeit im Krankenhaus, wird dann jedoch mit einer Vielzahl von Medikamenten und der Auflage zur körperlichen Schonung nach Hause entlassen. Jetzt geht es Jens etwa eine Woche lang recht gut, bald schon fühlt er sich jedoch wieder schlechter. Er wird bettlägerig und muß sich häufig übergeben. Schmerzen hat er keine, abgesehen von leichten Stichen in der Herzgegend. Er muß erneut ins Krankenhaus, wird jetzt allerdings zu Spezialuntersuchungen nach Kopenhagen verlegt. Dort wird auch ein Stückchen Herzmuskel entnommen und untersucht. Der behandelnde Arzt erwähnt im Gespräch mit den Eltern und dem Patienten eine möglicherweise notwendig werdende Herztransplantation. Zwar wird Jens nochmals nach Hause entlassen, aber schon haben die Ärzte aus Kopenhagen Kontakt mit der Medizinischen Hochschule in Hannover aufgenommen. Wenige Tage später reist die Familie nach Hannover, wo er in der Kinderklinik aufgenommen wird. Einige Untersuchungen werden noch gemacht, bereits eine Woche später wird jedoch schon die Operation vorgenommen. Jens leidet unter einer sogenannten Kardiomyopathie, einer medikamentös nicht zu behandelnden Herzmuskelschwäche, die in seinem Alter rasch tödlich verläuft. Die einzige Möglichkeit besteht in einer Herztransplantation.

Während der gesamten Zeit ist seine Mutter bei ihm und hilft ihm durch die doch schwierige Phase nach der Operation. Glücklicherweise treten keine Komplikationen auf, so daß Jens bereits 2 Wochen nach dem Eingriff aus der stationären Behandlung entlassen werden kann. Eine weitere Woche später kann er seine Heimreise nach Dänemark antreten.

Seither ist er zunächst wöchentlich, später zweiwöchentlich und in den letzten 4 Monaten noch alle 4 Wochen einmal zu Nachuntersuchungen nach Hannover gekommen. Knapp ein Jahr nach der Operation haben wir Gelegenheit, den jungen Patienten und seine Eltern nach ihren Erfahrungen vor und nach einer solchen Operation zu befragen.

Da sitzt der athletische 14jährige Junge, der mit seinen blauen Augen und seinen blonden Haaren seine nordische Herkunft nicht verschweigen kann. Er besucht in seinem Heimatort wieder die Schule und geht seinen Hobbys Fußball und Badminton nach (Abb. 1). Auf die Frage, mit welchen Gefühlen er damals nach Hannover gefahren sei, berichtet er, daß er weniger vor der Operation als vor der Zeit danach Angst gehabt habe. Er habe gehört, daß es sehr schmerzhaft sein solle, wenn man aus der Narkose aufwache. Dies sei dann tatsächlich so gewesen, aber die Ärzte und Schwestern hätten ihm genügend schmerzlindernde Medikamente verabreicht. Ob es ein besonderes Gefühl gewesen sei, mit dem Herzen einer fremden Person aufzuwachen? Dies bestätigt Jens, aber er habe sich nicht zuviel Gedanken darüber gemacht. Dazu ergänzt die Mutter, daß sie schon darüber nachgedacht haben, was für ein Herz es wohl sei, z. B. aus welchem Land es kommt und ob es ein gutes Herz sei. Sie lacht und meint, daß es ein gutes Herz sei, denn ihr Sohn sei schließlich ein guter Typ. Die Mutter berichtet weiter, daß sie als Eltern anfänglich sehr viel ängstlicher gewesen seien als ihr kranker Sohn. Sie hätten jedoch gewußt, daß die Herzverpflanzung die einzige Möglichkeit für ihr Kind gewesen sei. Auf die Frage, wie Verwandte und Freunde auf dieses Ereignis reagiert haben, entgegnen die Eltern, daß sie darüber nichts erzählt haben, sondern die Fahrt nach Hannover mit dem Zweck spezieller Untersuchungen begründet haben. Erst bei ihrer Rückkehr haben sie dann über die Ereignisse erzählt und allenthalben Staunen und Bewunderung erzeugt. Befragt nach der ersten Zeit nach seiner Rückkehr in die Heimat, antwortet Jens, daß er in den ersten 4 Wochen durch Hauslehrer unterrichtet worden sei und er danach wieder regelmäßig in die Schule gegangen sei. Schulische Probleme seien nicht aufgetreten. Die häufigen Fahrten nach Hannover zu Nachunter-suchungen seien umständlich und lästig, aber Jens gibt zu, daß es auch positive Aspekte habe, da er Freunde unter den anderen transplantierten Patienten hat und sie sich anläßlich der Besuche viel zu erzählen haben.

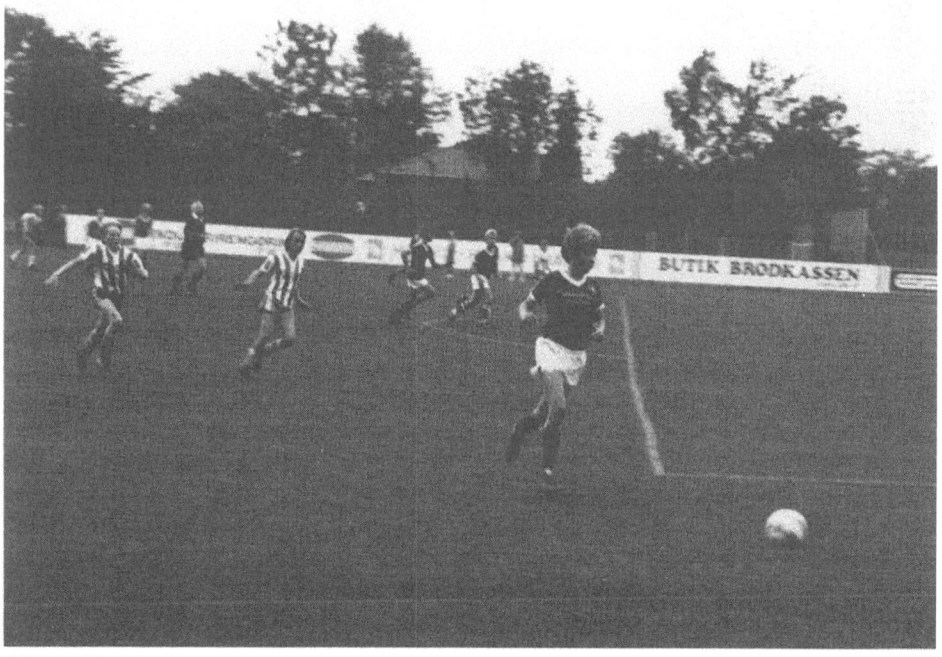

Abb. 1. Ein Jahr nach der Herztransplantation spielt der 14jährige Jens wieder Fußball.

Auf die Frage, wie die Familie die jetzige Situation und die Zukunftsaussichten beurteilen, antworten die Eltern, daß sich der Junge momentan ausgesprochen wohl fühle, wieder Sport betreibe und daß alle mit guter Zuversicht in die Zukunft blicken. Jens fügt einschränkend hinzu, daß die Frage eines möglichen späteren Berufes noch mit Unsicherheiten behaftet sei. Viele Berufe werden für ihn ausgeschlossen sein, denkt er. Außerdem gibt es derzeit noch manches, worauf er verzichten müsse, obgleich er ein nahezu normales Leben führe. Dies treffe auch für die Eltern zu, die weiter voll ihren Berufen nachgehen und inzwischen so gut wie keine Umstellung ihrer Lebensweise mehr empfinden. Auf die Einschränkungen befragt, antwortet Jens, daß er insbesondere Vorsichtsmaßnahmen hygienischer Art treffe, daß er sich z.B. gründlich wasche und vor möglichen Keimherden vorsehe. Wenn beispielsweise seine Freunde zu einer Feier gehen, gehe er oft nicht mit. Wahrscheinlich könne er es, aber er wolle es nicht. Dies können seine Freunde gelegentlich nicht verstehen. Seine Medikamente nehme er regelmäßig ein und verspüre keine nachteiligen Wirkungen. Bezüglich der Ernährung achte er darauf, daß er wenig Schokolade und andere Süßigkeiten esse, um nicht außer Form zu geraten und fit zu bleiben. Alles in allem machen Familie und Patient einen glücklichen und zufriedenen Eindruck angesichts des Ausgangs dieses so unerwartet und plötzlich über sie hereingebrochenen Schicksalsschlages.

Anschrift des Verfassers:
D. Haverich
Ermanweg 16
3000 Hannover 51

Endoskopie heute und morgen

H. Groitl, J. Odar

Chirurgische Universitätsklinik Erlangen

A. Technische Grundlagen der Endoskopie

Endoskopie ist die Sichtbarmachung oder Spiegelung von inneren Hohlorganen des menschlichen Körpers mit Hilfe von Instrumenten (Endoskopen). Dies kann z.B. das Luftröhrensystem (Bronchoskopie), die Speiseröhre (Ösophagoskopie), der Magen (Gastroskopie), der Zwölffingerdarm, die Gallengänge (Choledochoskopie), der Dickdarm (Koloskopie) oder auch der Enddarm (Rektoskopie) sein. Auch die Brusthöhle (Thorakoskopie), die Bauchhöhle (Laparoskopie) und das Nierenbecken (Nephroskopie), der Harnleiter (Ureterskopie), die Blase (Zystoskopie) und Gelenke (Arthroskopie) kann man spiegeln. In jüngster Zeit werden auch Gefäße, Stirnhöhlen und auch das Gehirn endoskopiert.

Früher wurde die Endoskopie nur mit starren Instrumenten durchgeführt. So führte Kussmaul aus Freiburg 1868 bei einem Schwertschlucker die erste Magenspiegelung (Gastroskopie) mit einem Eisenrohr durch. Er versuchte mit einer Kerze den Magen auszuleuchten, was allerdings nur schlecht gelang. Erst viel später wurden die in der Technik schon lange bekannten Lichtübertragungsmöglichkeiten durch Glasfasern auch in halbflexiblen (1932 Schindler aus München) und flexiblen Endoskopen (1957 Hirschowitz, USA: Glasfibergastroskop) verwendet. Die ersten endoskopischen Bilder machten 1950 Uji und Takemoto (Japan) mit einer „Gastrokamera". Dabei wurde ein Schlauch, an dessen Spitze sich eine Kamera befand, in den Magen eingeführt.

Der Magen wurde aufgeblasen, ausgeleuchtet und aus allen Richtungen fotografiert. Die Fotos wurden anschließend ausgewertet. Eine entscheidende Weiterentwicklung war das flexible Glasfiberendoskop mit Intrumentierkanal. Damit waren estmals Biopsien und die Entfernung von Polypen bzw. Fremdkörpern möglich.

Die jüngsten wichtigen Entwicklungen sind voll desinfektionsfähige Fiberskope und die Videoendoskopie.

Die Vorteile der flexiblen Endoskopie

Starre Endoskope werden heute nurmehr bei relativ leicht zugänglichen Hohlorganen z.B. dem Enddarmbereich oder bei Gelenken, Brust- und Bauchhöhle, der Blase und in der Hals-, Nasen-, Ohrenheilkunde eingesetzt. Der entscheidende Vorteil bei flexiblen Endoskopen liegt in der Beweglichkeit, so daß das Gerät gezielt – den anatomischen Verhältnissen entsprechend – durch das Hohlorgan geführt werden kann (Abb. 1). Daraus ergibt sich nicht nur ein wesentlich größerer Organbereich, der endoskopiert werden kann, sondern auch eine wesentlich geringere Verletzungsgefahr.

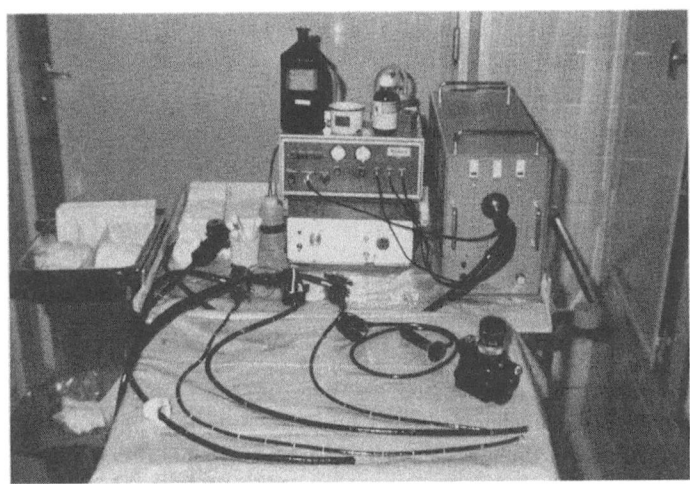

Abb. 1. Verschiedene flexible Endoskope und Zubehör (Lichtquelle, Absaugvorrichtung, Vorbereitungskamera, Mundstücke, Lokalanästhetikum u.a.)

Abbildung 2 zeigt, wie der gesamte Dickdarm mit dem ca. 2 m langen Endoskop (Koloskop) untersucht wird. Dies ist besonders wichtig, da sich ein hoher Prozentsatz der pathologischen Befunde beim Übergang vom Dünndarm in den Dickdarm und im ersten Teil des Dickdarms befindet, bei dem auch radiologische Untersuchungen schwierig durchzuführen und wenig aussagefähig sind. Bei bedenklichen radiologischen

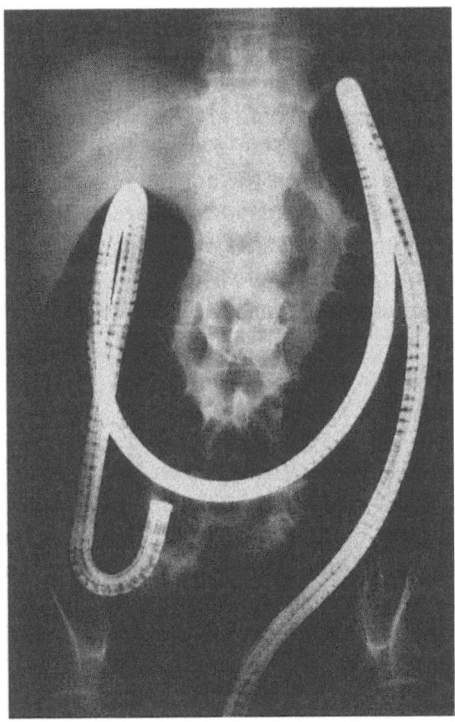

Abb. 2. Endoskopie des Dickdarms. Der gesamte Dickdarm wird hier mit einem 2 m langen Koloskop untersucht.

34

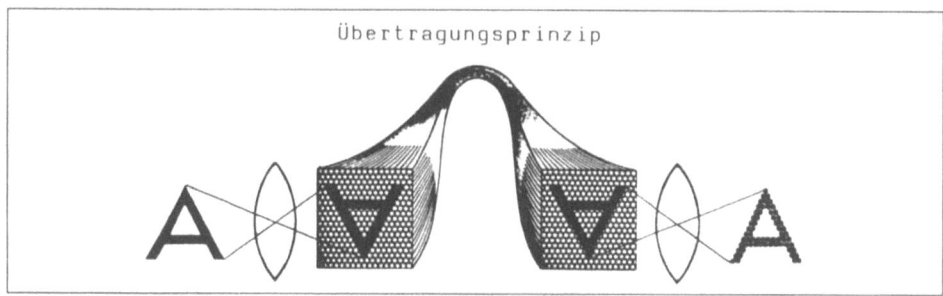

Abb. 3. Das Prinzip der Licht und Bildübertragung bei flexiblen Endoskopen. Die Strahlen werden in einzelnen Glasfasern, die einen Durchmesser von 8 Tausendstel Millimeter haben, weitergeleitet. Ca. 7.000 bis 40.000 Glasfasern übertragen in modernen Fiberskopen das Bild. Um im Okular ein seitenrichtiges und brillantes Bild zu empfangen, werden die einzelnen Fasern mit modernster Technik präzise geordnet und am Ende korrekt gefaßt. (Abb. Fa. Olympus)

Befunden muß der Patient ohnehin endoskopiert werden. Diese totale Koloskopie erfordert allerdings wegen der schwierigen technischen Durchführung Erfahrung. Schwierige endoskopische Untersuchungen werden daher im allgemeinen zunächst am Modell geübt.

Der erheblich erweiterte Sichtbereich von flexiblen Bronchoskopen ermöglicht auch die Früherkennung von Karzinomen in weit peripher gelegenen Lungenbereichen, die mit dem starren Bronchoskop nicht erreichbar wären.

Die flexible Endoskopie kann zudem wesentlich schonender durchgeführt werden, so daß diese Untersuchung – im Gegensatz zur starren Endoskopie – in der Regel ambulant und ohne Vollnarkose erfolgen kann.

Obwohl die Anschaffungskosten von flexiblen Endoskopen zunächst höher als bei starren sind, ergibt sich doch langfristig durch die Einsparung von stationären Liegezeiten und besseren diagnostischen und therapeutischen Möglichkeiten ein positives Kosten-Nutzen- Verhältnis.

Die Bild- und Lichtübertragung bei flexiblen Endoskopen

Licht und Bilder werden bei flexiblen Endoskopen mittels Glasfiberfasern (Abb. 3) übertragen.

Das Endoskop enthält zwei Glasfasersysteme, das eine für die Bildübertragung (= Bildbündel), das andere für die Lichtübertragung (= Lichtleitbündel).

In den meisten Fiberskopen verlaufen zwei Lichtleitbündel getrennt zum Bildleitbündel. Die Glasfaserbündel bestehen aus haarfeinen und hochflexiblen Einzelfasern.

Trotz Glaskern und Glasmantel hat jede einzelne Glasfaser lediglich einen Durchmesser von 8 Tausendstel Millimeter. Je nach Gerätetyp besteht das Bildleitbündel moderner Fiberskope aus 7.000 bis 40.000 Glasfasern. Um im Okular ein seitenrichtiges und zugleich brillantes Bild zu empfangen, ist es erforderlich, die einzelnen Fasern im Bildbündel mit modernster Technik präzise zu ordnen und am Ende korrekt zu fassen.

Zubehör und Zusatzgeräte

Die meisten flexiblen Endoskope verfügen über einen Arbeitskanal (2,8 mm Durchmesser), durch den man Zusatzgeräte, die vor Ort zur Diagnose oder Therapie benötigt werden, einführen kann. Dazu gehören z.B. Greifer zur Fremdkörperentfernung, Schlingen zum Abtragen von Polypen, Nadeln zum Injizieren und Zangen in verschiedenen Formen.

Um Endoskopien auch auf Stationen oder in der Intensivstation durchführen zu können, werden Endoskope, Zusatzgeräte und andere für die Endoskopie benötigte Zubehörteile wie Lichtquelle, Absaugvorrichtung, Mundstücke und Lokalanästhetikum in einer fahrbaren „Endoskopie-Einheit" untergebracht.

Nach jeder Endoskopie werden die verwendeten Instrumente durch Desinfektionsmittel sterilisiert. Gröbere Verschmutzungen werden vorher mit Ultraschall, Druckluft oder Wasserstrahlpistole entfernt.

B. Endoskopische Anwendungsbereiche

Grundsätzlich wird die Endoskopie heute zur *Diagnose*, zur *Operationsplanung*, zur *Therapie*, zur *Nachsorge* und zur *Therapiekontrolle* eingesetzt.

Bei den einzelnen Organen gibt es unterschiedliche Schwerpunkte, spezielle Anwendungsmöglichkeiten und unterschiedliche Anforderungen an apparative Ausrüstung und persönlicher Erfahrung.

Aus der Fülle der Anwendungsmöglichkeiten werden hier nur einige Beispiele aus der flexiblen Endoskopie des Bronchialsystems und Gastrointenstinaltraktes näher erklärt und durch Falldarstellungen ergänzt.

Diagnostische Möglichkeiten

Der wesentliche Vorteil gegenüber einer noch so exakten klinischen Untersuchung und herkömmlichen bildgebenden Verfahren liegt darin, daß die Endoskopie bei Erkrankungen an zugänglichen Hohlorganen eine direkte Sicht auf pathologische Veränderungen erlaubt. So kann zum einen sehr zuverlässig zwischen funktionellen Störungen und Gewebsveränderungen differenziert werden. Bei letztgenannten ist die genaue Bestimmung der Ausdehnung im Bereich der Schleimhaut und zusätzlich gezielte Gewebsentnahme zur histologischen Sicherung möglich.

Durch diese Kombination von endoskopischer Lokalisationsdiagnostik und der Feststellung des Gewebetyps ist bereits vor der Operation eine differenzierte Therapieplanung bei gut- und bösartigen Tumoren möglich.

Die Früherkennung von Karzinomen

Eine der besonderen Chancen der diagnostischen Endoskopie liegt in der Früherkennung von Karzinomen. Während nur durch erfahrende Radiologen etwas Pathologisches zu erkennen wäre, kann der Endoskopiker Gewebeveränderungen beobachten und bei Verdacht die vermutete Diagnose durch endoskopisch entnommene Gewebeproben überprüfen lassen. Wenn Karzinome im Frühstadium erkannt werden, können sie mit hohen Heilungsaussichten operiert werden. Die Heilungschancen erhöhen sich für den Patienten um ein Vielfaches (z.B. 90 % 5Jahres-Überlebensrate beim Magenfrühkarzinom).

Patienten, die aus ungeklärter Ursache längere Zeit husten oder heiser sind bzw. Blut aushusten sowie starke Raucher über 40 Jahre sollten unbedingt bronchoskopiert werden. Während der Bronchoskopie können dann gegebenenfalls mit einer Biopsiezange auch aus einem weit in der Peripherie der Lunge gelegenem Tumor Gewebeproben entnommen werden. Dem Tumortyp entsprechend wird dann entschieden, ob er vorbestrahlt, operiert oder nachbestrahlt, eine Chemotherapie oder eine Kombinationstherapie zum Einsatz kommen sollte.

Diagnostik des Bronchialsystems

Mit dem flexiblen Bronchoskop kann bei Patienten nach Verkehrsunfällen das Ausmaß der Verletzungen des Bronchialsystems, z.B. ein Bronchusriß, beurteilt und abgeschätzt werden, ob eine Operation notwendig ist. Wenn aggressive Flüssigkeiten wie z.B. Galle oder Kontrastmittel eingeatmet wurden, so kann das Ausmaß der Schleimhautschädigung (Rötung, Schwellung, entzündliche Veränderung) beobachtet und gezielte therapeutische Schritte unternommen werden.

Bei der Bronchoskopie kann Kontrastmittel durch einen durch das Bronchoskop geschobenen Katheder gezielt in peripher gelegene Bronchialbezirke eingebracht werden. Nach der Diagnose (z.B. Abszesse, Verschlüsse, Verlagerungen) wird das Kontrastmittel wieder vollständig abgesaugt. Dies war früher nicht möglich, es kam daher häufig zu Abszessen und anderen Komplikationen, die oft nur mehr operativ beseitigt werden konnten.

Diagnostik der Gallen- und Bauchspeicheldrüsengänge

Durch gezielte endoskopische Kanülierung lassen sich einerseits der Gallengang, zum anderen das Bauchspeicheldrüsengangsystem mit Röntgenkontrastmittel füllen, wodurch die Diffentialdiagnose zwischen gut- und bösartigen Gallengangserkrankungen bzw. Tumoren oder entzündlichen Veränderungen der Bauchspeicheldrüse möglich wird. Diese Untersuchungen, an deren Entwicklung der Erlanger Medizinischen Klinik maßgebliche Verdienste zukommen, ist heute gerade bei pankreaschirurgischen Eingriffen unverzichtbar.

Verätzungen

Verätzungen der Speiseröhre durch Lauge oder Säure kommen bei Kindern und unfallbedingt vor. Hier kann der Endoskopiker das Ausmaß und den Schweregrad der Verätzung erkennen und entscheiden, ob eine Operation notwendig ist und welche Operationsmethode eingesetzt werden muß.

Die endoskopische Operationsplanung

Die Treffsicherheit der flexiblen Endoskopie bei der Tumorsuche und der Festlegung des Therapiekonzeptes wird von keiner anderen Untersuchungsmethode erreicht. So beruht z.B. die Entscheidungshilfe der Endoskopie bei den präoperativen Therapieplanungen des Magenkarzinoms im wesentlichen auf zwei Erkenntnissen. Zum einen vollzieht sich die Tumorausbreitung in den Lymphspalten der Magenwand vorzugsweise nach oben und kann mehrere Zentimeter weit auf die Speiseröhre übergreifen. Zum anderen hängt das OP-Ausmaß der Resektion von dem makroskopischen Tumorrand im Bereich der Schleimhaut, der histologisch nachweisbaren Ausbreitung und vom Karzinomtyp ab.

Auf Grund der histologischen Untersuchung von Resektionspräparaten und früheren Ergebnissen der Tumornachsorge läßt sich erkennen, daß Karzinome vom Intestinalzelltyp mit ca. 4 cm, Tumoren vom diffusen Typ mit mindestens 8 cm Abstand im gesunden Gewebe entfernt werden müssen. Aufgabe des Endoskopikers ist es nun, die Tumorausdehnung und die Lage genau zu beschreiben.

Nach Kenntnis des Tumortyps kann dann entschieden werden, ob der Magen nur teilweise oder ganz und ob noch zusätzliche Anteile der Speiseröhre entfernt werden müssen. Danach entscheidet sich, welche Variante der Schnittführung genommen werden muß.

Auch bei Morbus Crohn mit seinem segmentalen Darmbefall lassen sich die erkrankten Kolonabschnitte präoperativ klären, so daß eine gezieltere Operationsplanung möglich wird. Bei der Colitis ulcerosa, bei der in Abhängigkeit von der entzündlichen Aktivität nach langjährigem Verlauf ein deutlich erhöhtes Karzinomrisiko besteht, entscheidet u.a. der endoskopisch-bioptische Befund über die Notwendigkeit einer prophylaktischen Dickdarmentfernung.

Wie beim Magenkarzinom hängt die stadiengerechte operative Behandlung des Lungenkrebses vom endoskopischen Befund ab. Für den Chirurgen ist es wichtig, ob ein Tumor des Hauptbronchus bei genügendem Abstand von dessen Abgang noch eine Lappenresektion zuläßt oder ob die Entfernung eines ganzen Lungenflügels notwendig ist.

Endoskopie als Intubations- und Operationshilfe

Bei schwerstverletzten Patienten und bei Patienten, die HNO- oder kieferchirurgischen Eingriffen unterzogen werden, ist es häufig schwierig, vor der Operation einen Tubus zur Beatmung oder Narkose in die Luftröhre einzuführen.

In solchen Fällen kann man zunächst mit einem dünnen Bronchoskop den Weg in die Luftröhre sondieren. Dann benutzt man dieses Endoskop als Schiene für den Tubus, der so kunstgerecht plaziert werden kann.

Am Beispiel des Karzinoms im Dick- und Enddarmbereich sei ein Gesichtspunkt erwähnt, der in gleicher Weise auch für die Speiseröhre, den Magen oder das Bronchialsystem gilt. Gerade bei kleinen Tumoren und dadurch guter Prognose kann der Operateur während des Eingriffs den zuvor histologisch gesicherten Befund von der Darmaußenseite häufig nicht mehr tasten. Hier bietet die nochmalige intraoperative Endoskopie während der Operation die Möglichkeit, den erkrankten Bezirk exakt

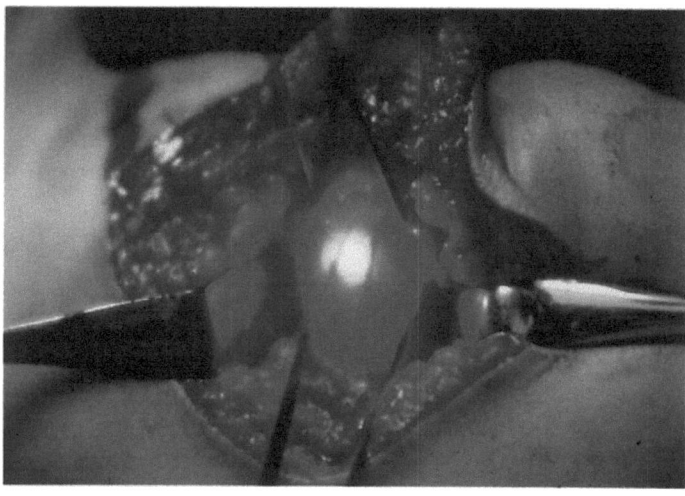

Abb. 4. Endoskopie als Operationshilfe. Bisweilen kann der Operateur kleine, endoskopisch gesicherte Tumoren während der Operation von der Darmaußenseite her nicht lokalisieren. Hier kann mit dem Endoskop der erkankte Bezirk während der Operation exakt dargestellt werden, so daß die Resektionsgrenzen festgesetzt werden können.

einzustellen und stellt somit eine Entscheidungshilfe für exakte Bestimmung der Resektionsgrenzen dar (Abb. 4).

Auch die endoskopische Markierung mit Farbstoff, z.B. mit Methylenblau, ist eine gebräuchliche Operationshilfe.

Therapeutische Möglichkeiten

Die Endoskopie erhöht nicht nur die diagnostische Sicherheit und die Sicherheit der Operationsplanung, sie kann auch in vielen Fällen therapeutisch eingesetzt werden. Dazu gehört
- die Entfernung von Sekreten, Konkrementen (z.B. Gallensteinen), Tumoren und Fremdkörpern;
- die Erweiterung von Stenosen (Engstellen) und Kontrakturen (Einziehungen z.B. durch Narbengewebe);
- die Implantation von Sonden und Drainagen und
- Blutstillungsmaßnahmen.

Durch die Entwicklung endoskopischer Therapieverfahren können Operationen ver-' mieden werden. In vielen Fällen ist überhaupt erst eine Therapiemöglichkeit eröffnet worden. Aus der Fülle der Anwendungen sollen im Folgenden einige ausgewählte Beispiele den therapeutischen Einsatz der Endoskopie veranschaulichen.

Die endoskopische Bronchialtoilette

Bronchialtoilette bedeutet die Reinigung des Luftröhren- und Bronchialsystems mit dem flexiblen Bronchoskop. Sie wird heute bei schwerkranken Patienten auf der

Intensivstation häufig durchgeführt, da diese Patienten aufgrund von Schmerzen oder Beruhigungstabletten oft schlecht husten können. Dadurch kommt es zu einem Sekret- und Eiterstau mit möglicher Infektion und darauf folgender Atemschwäche.

Das herkömmliche ungezielte Absaugen durch blind eingeführte Katheter ist nahezu ineffektiv. Meist wird nur die Luftröhre und allenfalls der Abgang des rechten Bron-chialsystems erreicht, zusätzlich wird das Bronchialepithel verletzt und somit ein zusätz-

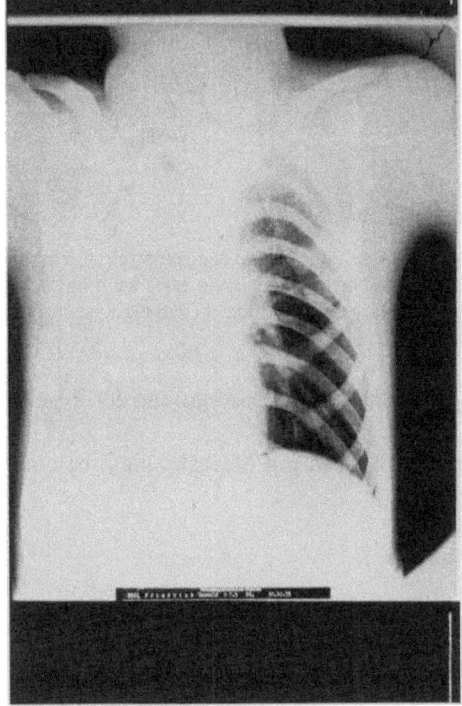

5a

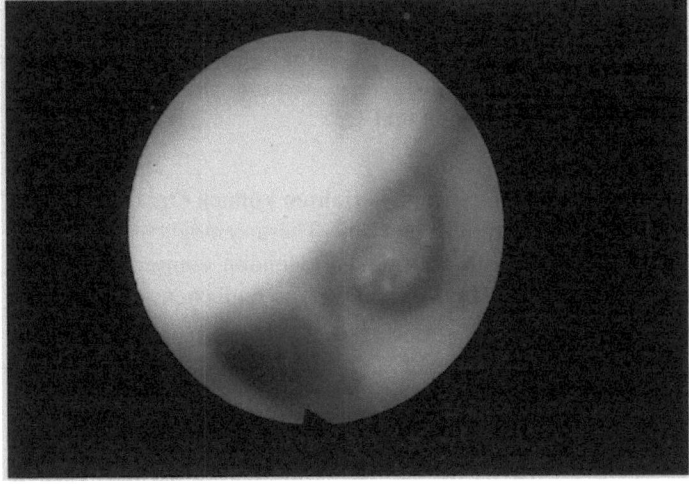

5b

licher Schaden gesetzt. Die Effizienz einer gezielten, bis weit in die Peripherie reichen-
den endoskopischen Absaugung ist hingegen beeindruckend.

Eindrucksvoll ist auch folgendes Fallbeispiel. Die Abbildung 5a zeigt das Röntgenbild
eines Mannes nach einem Motorradunfall. Die rechte Lunge ist funktionsunfähig. Es
wird ein Bronchusabriß vermutet. Der Patienten ist bewußtlos und muß beatmet
werden. Bei der Bronchoskopie (Abb. 5b) zeigt sich, daß der rechte Bronchusarm nach
der Abzweigung von der Luftröhre mit eingeatmeten Gras und Schmutz verstopft ist
(Abb. 5c). Nach endoskopischer Fremdkörperentfernung kann der Patient sofort
normal atmen (Abb. 5d).

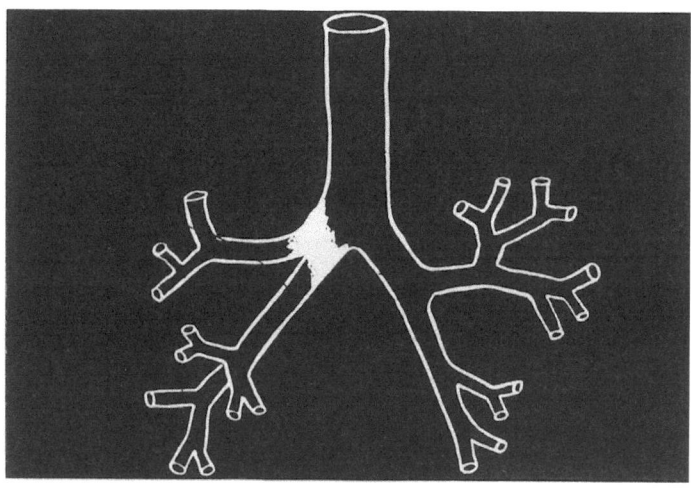

5c

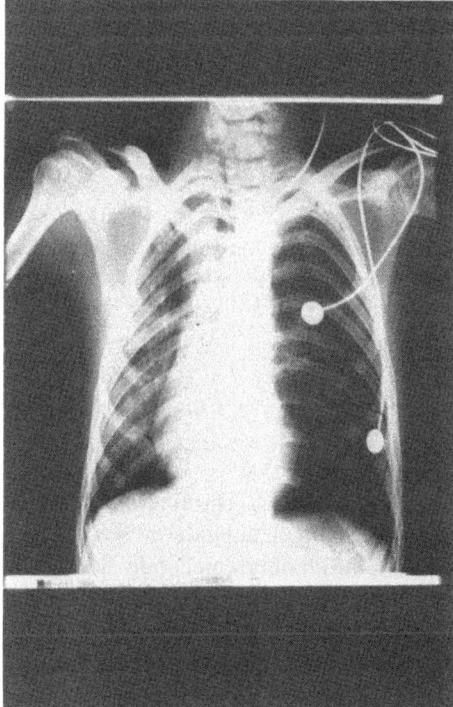

Abb. 5. Endoskopische Reinigung des Luftröh-
rensystems. Nach einem Motorradunfall ist die
rechte Lunge eines Mannes vollkommen funktion-
suntüchtig (Abb. 5a). Es wird daher ein Bronchusabriß vermutet. Bei der Bronchoskopie (Abb. 5b)
zeigt sich, daß der rechte Bronchusarm mit Gras
und Schmutz verstopft ist (Schema: Abb. 5c).
Nach endoskopischer Entfernung kann der Patient sofort normal atmen (Abb. 5d).

5d

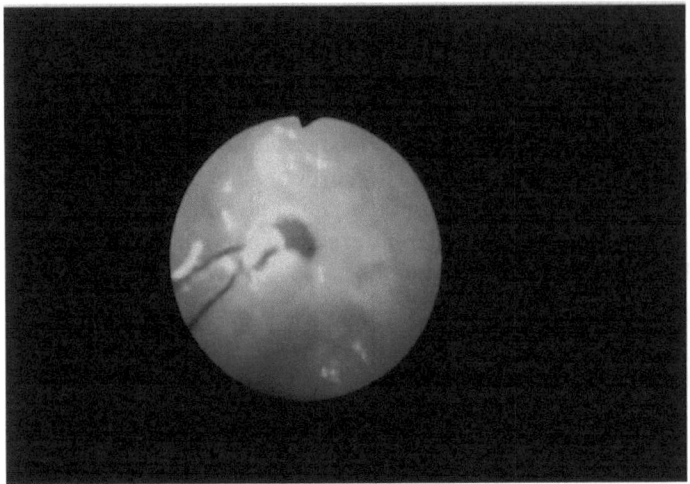

6a

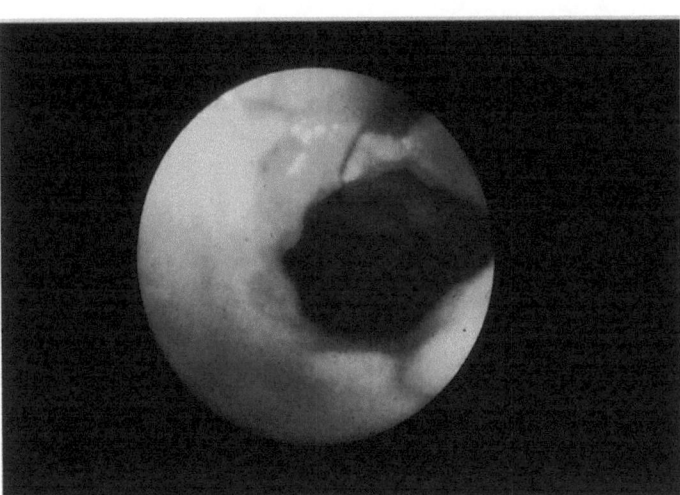

6b

Abb. 6. Endoskopische Erweiterung von Engstellen in der Speiseröhre. Mit Hilfe einer Diathermie-schlinge wird überschüssiges Narbengewebe, das die Engstelle verursacht, endoskopisch abgetragen. So konnte der Durchmesser hier von 1 mm (Abb. 6a) schrittweise auf 1,5 cm (Abb. 6b) erweitert werden. Dadurch ist wieder eine normale Speisebreipassage möglich.

Die Beseitigung von Stenosen und Tubusimplantation

Engstellen im Luftröhrensystem oder im Speiseröhren-Magen- Darmbereich können die Atmung bzw. den Transport des Speisebreis erheblich behindern. Sie können angeboren sein oder auch durch Langzeitintubation, durch überschießende Narbenbil-dung bei Anastomosen und durch Tumorwachstum entstehen. Abgesehen von einer notwendigen Operation zur Tumorentfernung können solche Engstellen heute endosko-pisch erweitert werden. Das Gewebe wird dabei entweder mit einer Diathermieschlinge (Abb. 6) oder durch einen Laserstrahl (Abb. 7) abgetragen.

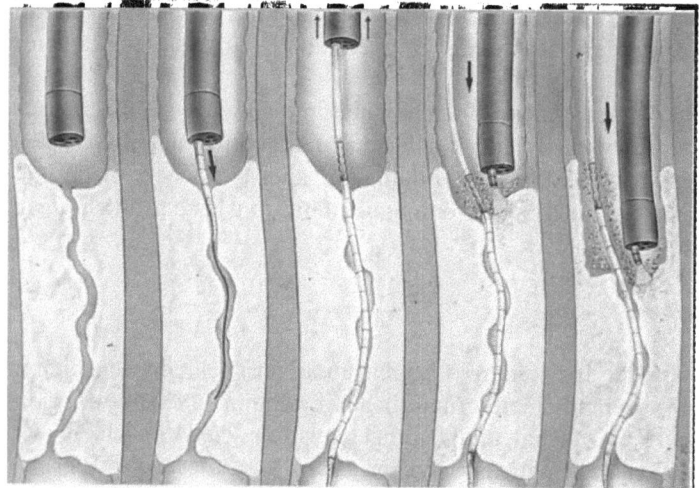

Abb. 7. Schematische Darstellung der Beseitigung von Engstellen durch endoskopische Anwendung von Laserstrahlen.

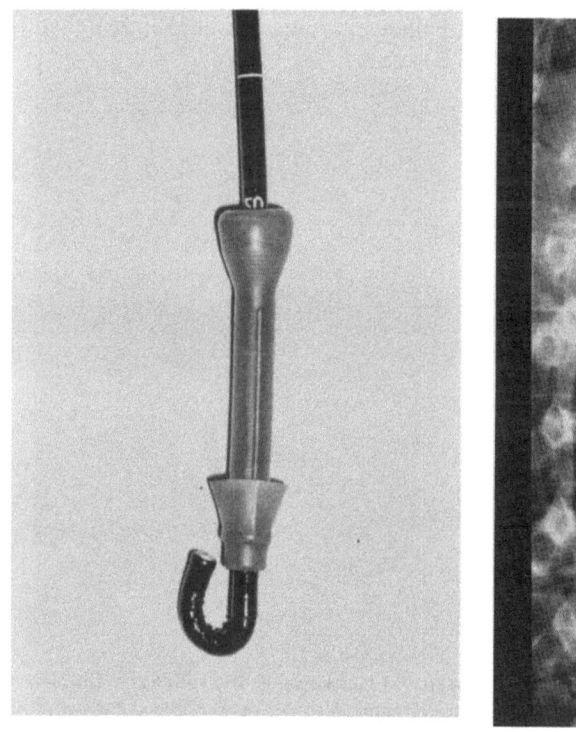

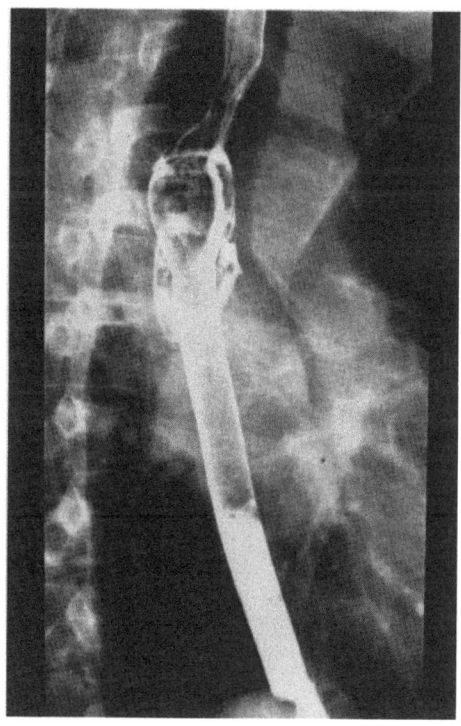

8a

8b

Abb. 8. Endoskopische Tubusimplantation. Bei inoperablen und inkurablen Speiseröhrenkarzinomen können Engstellen oder Abschnitte mit Fisteln durch Implantation eines Tubus (Abb. 8a) überbrückt werden. Die Röntgenaufnahme (Abb. 8b) zeigt den implantierten Tubus mit freier Passage des Kontrastmittels bzw. Speisebreis.

Engstellen, die durch den Verlust der Erschlaffungsfähigkeit des Schließmuskels am Mageneingang verursacht werden (Achalasie) können durch einen Ballonkatheter aufgedehnt werden.

Die Vorteile einer dauerhaften endoskopischen Tubusimplantation (Abb. 8) nach Freilegung von Stenosen überwiegen jedoch z.B. bei inoperablen und inkurablen Speiseröhrenkarzinom, da u.a. die Laserbehandlung ca. alle 4 Wochen wiederholt werden müßte. Weiters können auch Speiseröhrenabschnitte mit Fisteln durch einen Tubus überbrückt werden.

Die endoskopische Blutstillung

Blutungen aus Krampfadern der Speiseröhre (Ösophagusvarizen) nehmen wegen ihrer Heftigkeit nicht selten einen dramatischen Verlauf. In ausgewählten Fällen besteht hier, ähnlich wie bei Blutungen aus Magen- und Darmgeschwüren, die Möglichkeit der endoskopischen Blutstillung durch Unterspritzungen (Abb. 9), Laser oder Thermosonde. Durch den sofortigen Eintritt der Blutstillung wird der Allgemeinzustand des Patienten, der sich nicht selten im Blutungsschock befindet, stabilisiert. Er kann in Ruhe auf eine spätere Operation vorbereitet werden. Das ungezielte Legen von Sonden bzw. Ballonkathetern kann sich dadurch erübrigen.

Bei Blutungen aus Polypen wird dieser endoskopisch abgetragen. Damit wird nicht nur die Blutstillung erreicht, sondern in vielen Fällen auch eine abschließende Behandlung durch Entfernung des Polypen.

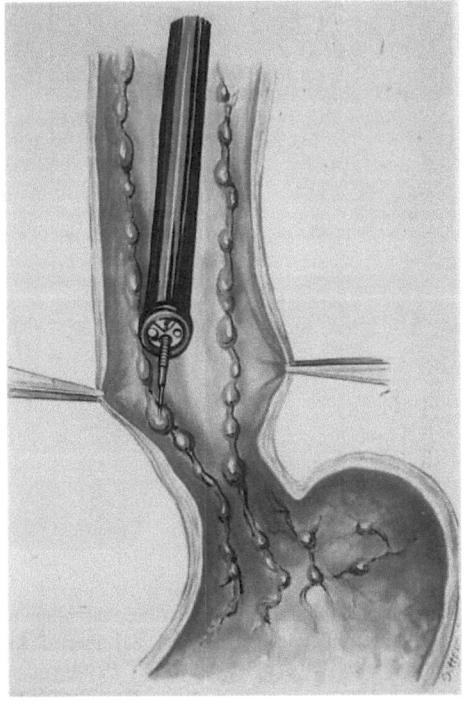

Abb. 9. Endoskopische Blutstillung bei Blutungen aus Krampfadern der Speiseröhre (Ösophagusvarizenblutung). Durch Unterspritzung der Krampfadern mit Sklerosierungsmitteln kann häufig eine sofortige Blutstillung erreicht werden. Dadurch wird der Allgemeinzustand des Patienten stabilisiert. Er kann in Ruhe auf eine mögliche Operation vorbereitet werden.

Die Gallensteinentfernung

Schiebt man das Endoskop ca. 5 cm über den Magenausgang hinweg, so gelangt man in einen für die operative Endoskopie besonders interessanten Bezirk des Zwölffingerdarms, die Papilla Vateri. Hier befinden sich die Ausgänge der Gallenwege und der Bauchspeicheldrüse. Durch Erweiterung dieser Ausgänge durch Schnitte können z.B. Gallensteine endoskopisch entfernt werden, was gerade beim alten akut kranken Patienten im Vergleich zur notfallmäßigen Operation eine weitaus geringere Belastung und damit eine niedrigere Sterblichkeit bedeutet.

In einigen Fällen stellt diese endoskopische Papillotomie die definitive Versorgung dar, bei anderen Patienten ermöglicht sie eine Besserung des klinischen Befundes und stellt so die Voraussetzung für eine spätere definitive chirurgische Versorgung dar. Eine Weiterentwickung dieser Papillotomie stellt die endoskopische Einlage von Drainagen als Palliativmaßnahme bei inoperablen Gallengangstumoren mit nachfolgender Gelbsucht dar.

Zukunftsmusik sind z.Zt. noch die Steinzertrümmerungen mit Ultraschall oder durch Körbchen mit mechanischer Krafteinwirkung.

Die Entfernung von Polypen

Polypen sind gutartige Geschwülste z.B. im Dickdarm, die jedoch später zu Krebszellen, zu einem Karzinom werden können. Sie müssen daher zur Krebsprophylaxe entfernt werden.

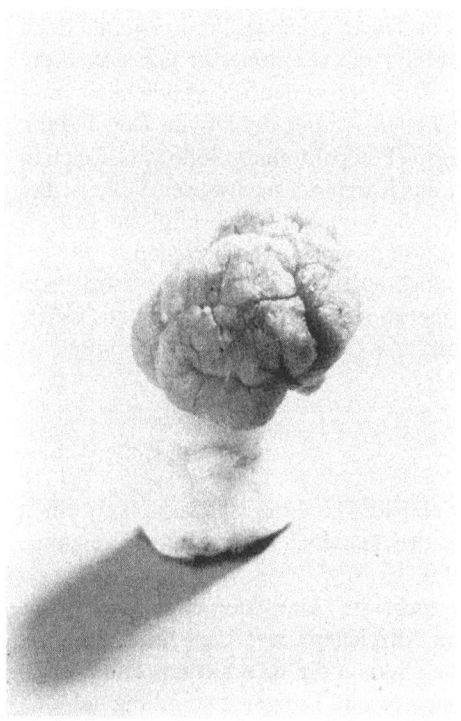

10a

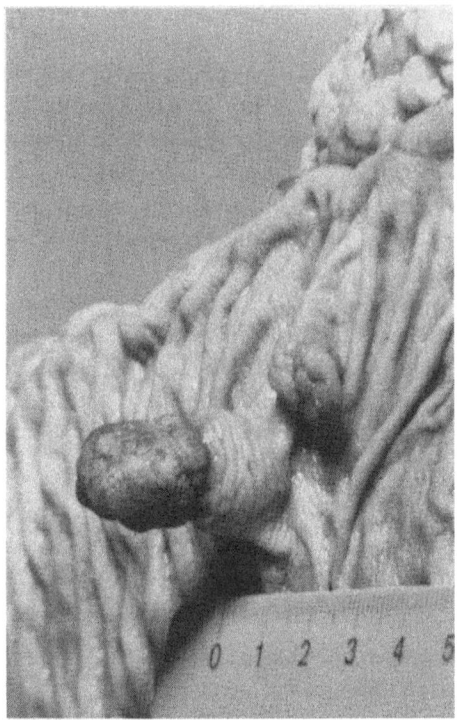

10b

Abb. 10. Endoskopische Abtragung von Polypen. Mit Hilfe einer Schlinge können Polypen des Darmbereichs schonend ohne Operation abgetragen werden (Abb. 10a). Im Vergleich dazu ein operativ entferntes Darmstück mit Polyp (Abb. 10b). Durch die endoskopische Entfernung entfallen bei gleicher Effektivität die Operationsrisiken. Der Krankenhausaufenthalt wird wesentlich verkürzt.

Große Polypen sind natürlich auch in einem Dickdarmdoppelkontrasteinlauf zu sichern. Bei polypoiden Veränderungen von unter 1 cm Durchmesser hat jedoch die Endoskopie eine eklatant höhere Treffsicherheit und bietet zudem die Möglichkeit einer histologischen Sicherung oder – in geeigneten Fällen – einer definitiven Behandlung durch die endoskopische Entfernung mit Schlingen (Polypektomie). Selbst wenn sich in einem solchen Polypen (Abb. 10) histologisch ein Karzinom nachweisen läßt, ist bei ausschließlicher Infiltration der Darmschleimhaut die komplette endoskopische Entfernung einer klassischen chirurgischen Krebsoperation prognostisch überlegen.

Durch diese zunehmende Verbreitung der endoskopischen Polypektomie wurde zum einen vielen Patienten die sonst erforderliche Operation erspart. Darüberhinaus wurde jedoch auch unser Wissen über die Entstehung von Dickdarmkrebsen aus zunächst gutartigen Geschwülsten entscheidend bereichert.

Die Entfernung von Fremdkörpern

Obwohl die Entfernung von Fremdkörpern in der Tätigkeit eines Endoskopikers einen zahlenmäßig geringen Anteil einnimmt, so beeindrucken doch spektakuläre Ereignisse und Erfolge (Abb. 11).

Besonders eindrucksvoll ist die „Weihnachtsgeschichte" eines kleinen Kindes. Sechs Wochen vor Weihnachten entwickelte das Kind Anzeichen einer Lungenentzündung. Es mußte stationär aufgenommen werden, zeigte aber auf die verschiedensten Behandlungen keine Reaktion. Die Zeichen einer Bronchitis und Lungenentzündung nahmen zu, so daß eine Beatmung notwendig wurde. Am Weihnachtsabend verschlechterte sich der Zustand dramatisch, so daß ein Endoskopiker zur Hilfe gerufen wurde, um die Luftwege von Eiter freizusaugen. Während dieser Bronchialtoilette entdeckte und entfernte der Endoskopiker einen Orangennabel (an diesem Teil hängt die Orange), den das Kind – wohl ohne es zu merken – aspiriert hatte. Nach Entfernung dieses Fremdkörpers verbesserte sich der Zustand des Kindes so schnell, daß es schon zwei Tage später entlassen werden konnte.

Ein anderer Patient, der eine lebenslängliche Haftstrafe erhalten hatte, erreichte durch Verschlucken verschiedener Gegenstände wie z.B. Löffel, eine Verlegung ins Krankenhaus. Dort wurde er regelmäßig zur Entfernung der Fremdkörper operiert, so daß er für einige Wochen seine Zelle mit dem wohl wesentlich angenehmeren Krankenhauszimmer vertauschen konnte. Diesen Vorgang wiederholte er über zehnmal. Ein enttäuschendes Ende fand dieses Verhalten, als ein Endoskopiker gebeten wurde, die verschluckten Gegenstände ambulant und ohne Narkose zu entfernen.

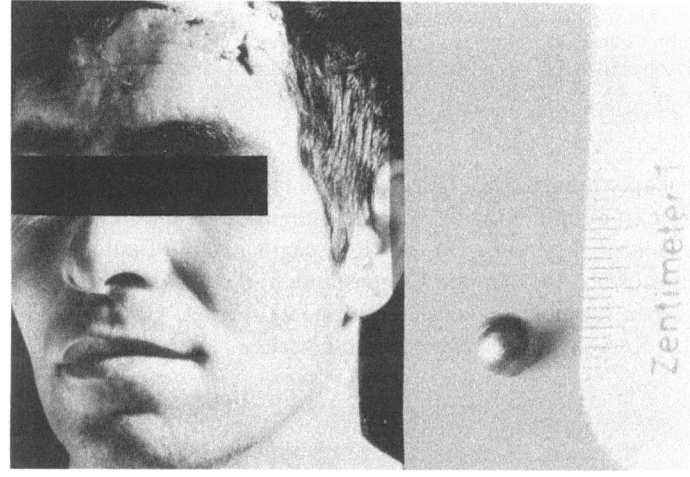

11a

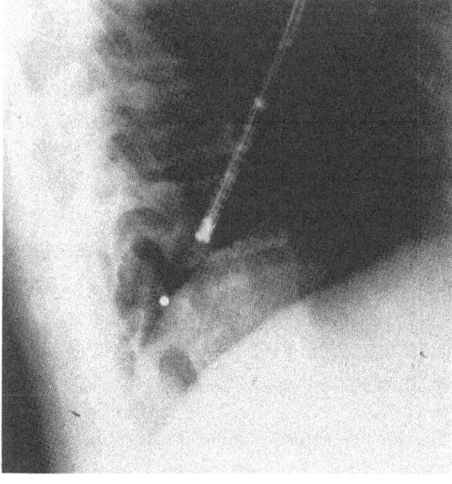

11b

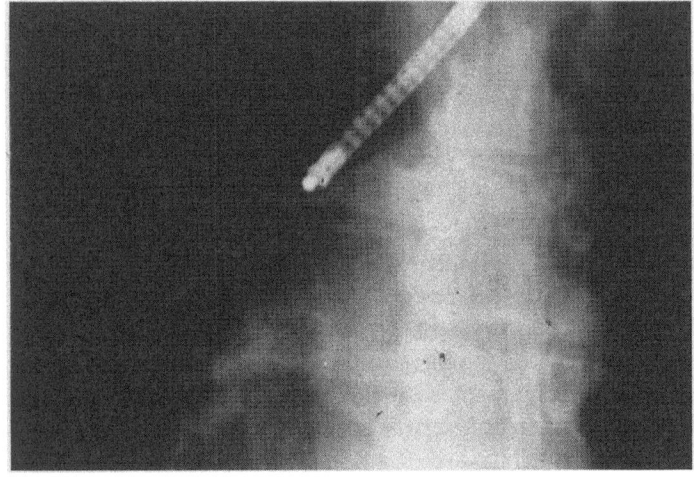

11c

Abb. 11. Endoskopische Fremdkörperentfernung. Der Patient wurde während einer Jagd von mehreren Schrotkugeln getroffen (Abb. 11a). Eine der Kugeln durchschlug die Luftröhre und fiel in das Bronchialsystem. Statt einer unter Umständen notwendigen Operation wurde der Patient bronchoskopiert. Mit dem Ansaugkanal (Abb. 11b und c) wurde die Kugel an der Endoskopspitze festgehalten und konnte mühelos entfernt werden.

Die Auswahl von endoskopisch entfernten Gegenständen ist groß. Erwähnt werden sollen hier noch ein Rosenkranz mit Kruzifix, der im religiösen Wahn verschluckt worden war, Gebißteile, Geldstücke (Abb. 12), mit Rauschgift gefüllte Beutel (Abb. 13) und ein Zahnarztbohrer (Abb. 14). Zu den Gegenständen, die aus dem Enddarm endoskopisch entfernt werden konnten, gehören z.a. Lineale, Pinsel, Granathülsen, Maiskolben, Massagestäbe, Kerzen, Kugelschreiber und Flaschen.

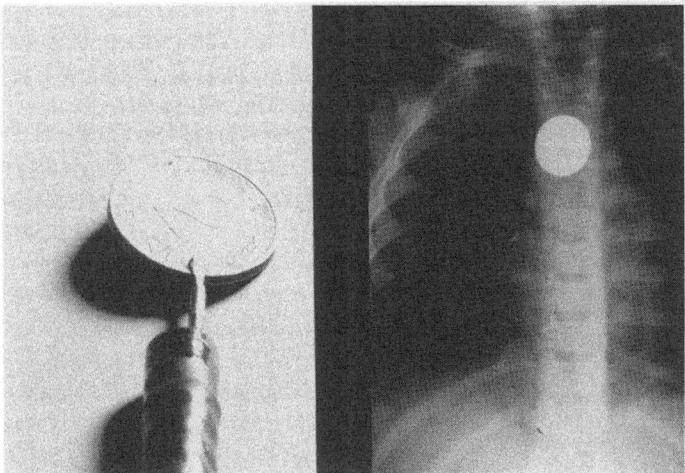

Abb. 12. Zweipfennigstück, das mit einer Greifzange aus der Speiseröhre (siehe Röntgenbild, rechte Bildhälfte) entfernt wurde.

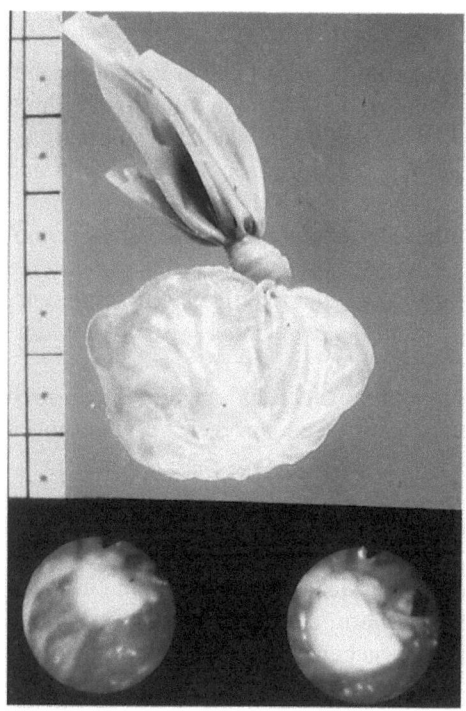

Abb. 13. Endoskopische Bilder von verschluckten rauschgiftgefüllten Beuteln, die endoskopisch geborgen werden konnten.

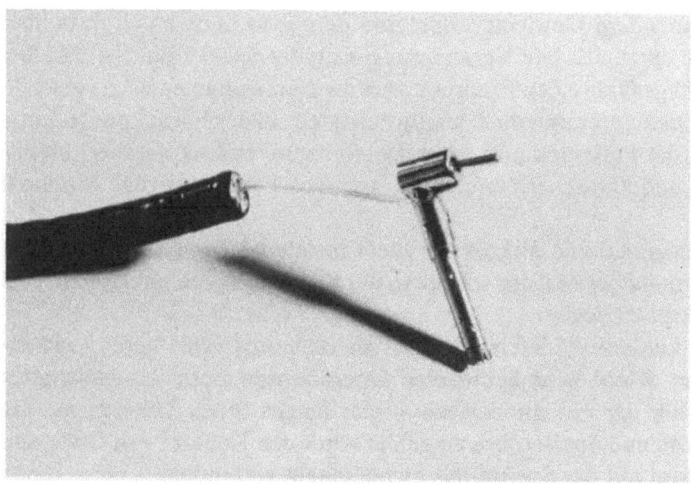

Abb. 14. Ein während der Behandlung verschluckter Zahnarztbohrer wurde endoskopisch geborgen. Eine Operation konnte hiermit vermieden werden.

Die endoskopische Nachsorge

Nach der Entlassung eines Patienten aus der stationären chirurgischen Primärbehandlung ist besonders bei einigen malignen Erkrankungen der Wert konsequenter Nachuntersuchungen unbestritten. Durch dieses „Follow up" soll ein mögliches Wiederaufflakkern der Erkrankung oder die Entwicklung neuer Veränderungen möglichst früh und damit in einem noch operablen Stadium entdeckt werden. Neben anderen diagnostischen Verfahren – Bestimmung von Tumormarkern, Sonographie oder Computertomographie – ist auch hier die Endoskopie eine unverzichtbare Untersuchungsmethode, insbesondere im Bezug auf lokale Tumorrezidive oder gleichzeitige Zweitkarzinome. Denn im Gegensatz zur radiologischen Kontrastmitteluntersuchung lassen sich endoskopisch auch kleine Läsionen feststellen.

Die Kombination mit einer gezielten Biopsie ermöglicht zudem die radiologisch schwierige, oft nahezu unmögliche Differenzierung zwischen narbigen Veränderungen und erneutem Tumorwachstum.

Die endoskopische Therapiekontrolle bestimmt zukünftige Therapiekonzepte

Die Endoskopie im Rahmen der Tumornachsorge hilft jedoch nicht nur dem einzelnen Patienten eine möglichst optimale Prognose zu sichern, sie trägt auch zur kritischen Überprüfung des Therapieergebnisses und damit gegebenenfalls zu notwendigen Korrekturen des Therapiekonzepts bei.

Ein typisches Beispiel ist ein Syndrom, das früher häufig nach Entfernung des ganzen Magens auftrat. Dieses sogenannte Postgastrektomiesyndrom ist durch subjektive Beschwerden wie Sodbrennen oder Schmerzen bei der Nahrungsaufnahme und durch Gewichtsabnahme gekennzeichnet. Lange Zeit machte man den Magenverlust und damit verbunden u.a. den Reservoirverlust und Vitaminmangelerscheinungen dafür verantwortlich.

Erst durch routinemäßige endoskopische Kontrolluntersuchungen von Patienten mit entferntem Magen deutete sich ein enger Kausalzusammenhang zwischen subjektivem Beschwerdebild, zunehmendem Gewichtsverlust und dem jetzt auch im Frühstadium morphologisch faßbaren entzündlichen Veränderungen an der Speiseröhre an. Hierbei gewann man Ende der 70iger Jahre den Eindruck, daß die Entzündungen nach verschiedenen Operationsmethoden unterschiedlich häufig auftraten. In der Folge konnte durch sehr gezielte Befragung der Patienten und durch Kombination endoskopischer, bioptischer, szintigraphischer und klinischer Untersuchungen dieser zunächst vage Eindruck gesichert werden.

Der wesentliche pathogenetische Faktor für die Entstehung der Entzündung der Speiseröhre nach Entfernung des Magens scheint in der Kontamination mit Gallen- und Bauchspeicheldrüsensekret zu liegen.

Sowohl aufgrund der klinischen Untersuchungen als auch angesichts tierexperimenteller Ergebnisse an der Ratte wird heute eine Operationsmethode als günstigstes Verfahren angesehen, bei der ein mindestens 40 cm langes Stück Dünndarm, das zwischen Zwölffingerdarm und Speiseröhre eingefügt wird, den Kontakt von Galle und Bauchspeicheldrüsensekret mit der Speiseröhrenschleimhaut verhindert.

C. Neue und zukünftige Entwicklungen

Die Videoendoskopie

Die Entwicklung der Bilddokumentation verlief von der schon erwähnten Gastrokamera über eine auf das Endoskop aufgesetzte Kamera zur Röhrenkamera und Chipkamera, die die Bilder zu Unterrichtszwecken auf einen Bildschirm übertrugen. Optimale Möglichkeiten bietet heute die Videoendoskopie.

Die Vorteile der Videoendoskopie liegen in der ausgezeichneten Bildqualität und den guten Dokumentations- und Demonstrationsmöglichkeiten. Das elektronisch übertragene endoskopische Bild kann nun am Bildschirm beobachtet und aufgezeichnet werden. Wesentliche Befunde können farbig ausgedruckt und z.B. an den Operateur oder Hausarzt weitergeleitet werden. So kann die Situation vor und nach der Behandlung optimal miteinander verglichen und der Erfolg der eingesetzten Therapie objektiv überprüft werden.

Die Videoendoskopie kann auch direkt in den Hörsaal übertragen werden, was bei der Aus- und Weiterbildung gegenüber dem bisherigen „Teachingskop" einen erheblichen Vorteil bedeutet. Wichtige Einstellungen können beliebig wiederholt oder auch vervielfältigt werden.

Die Kosten eines Videoskops (mit Koloskop, Gastroskop, Bronchoskop, Prozessor und Printer) liegen zwar zur Zeit bei ca. DM 130.000 (die herkömmliche Ausrüstung: ca. DM 80.000), die Vorteile bei Dokumentation und Aus- und Weiterbildung sorgen jedoch für ein positives Kosten-Nutzen-Verhältnis.

Das Babyskop

Noch in Entwicklung sind Endoskope, die ein sogenanntes Babyskop (Abb. 15) enthalten. Mit dem großen Endoskop wird z.B. der Dünndarm gespiegelt. Wenn man

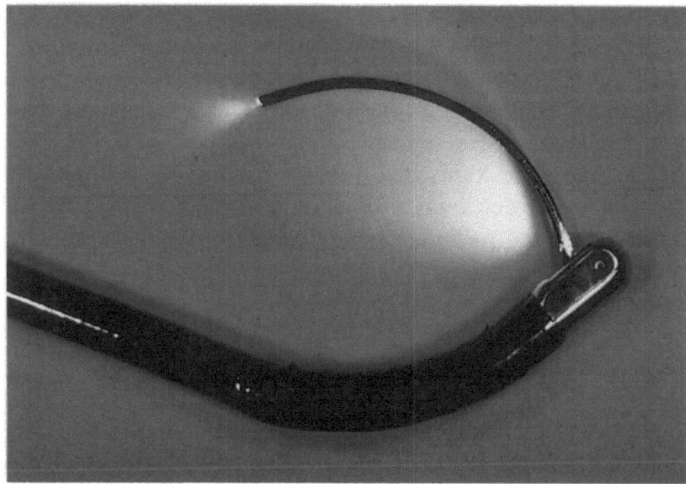

Abb. 15. Babyskop. Aus einem normalen Endoskop wird ein Babyskop ausgefahren. Dieses kann nun unter Sicht z.B. in Gallengängen eingeführt werden.

den Ausgang des Gallengangs erreicht hat, fährt man das zweite Endoskop (Babyskop) aus dem ersten heraus und führt es unter Sicht in den engen Gallengang ein. Zur Zeit sind diese Apparate sehr empfindlich. Bei entsprechender technischer Weiterentwicklung wird man aber in Zukunft in den Gallengängen Steine zertrümmern, Tumoren mit Laserstrahlen beseitigen oder Diagnostik betreiben können.

Das Miniendoskop

Heute können Endoskope hergestellt werden, die nur mehr einen Durchmesser von 0,8 mm aufweisen, trotzdem noch eine sehr gute Sicht erlauben und auch einen Arbeitskanal besitzen. Biopsien können mit diesen Endoskopen bisher aber wegen mechanischer Schwierigkeiten nicht durchgeführt werden.

Mit etwas dickeren Endoskopen (1,8 mm Durchmesser) können auch schon Gewebeproben, z.B. bei Endoskopie des Magen-Darm-Traktes von Ratten, entnommen werden. So kann bei experimentellen Untersuchungen z.B. von neuen Operationstechniken das Ergebnis kontinuierlich makroskopisch und histologisch überprüft werden. Die Entwicklung verbesserter Operationstechniken kann damit beschleunigt und objektiviert werden.

Sehr dünne Endoskope werden in Zukunft auch in der Gefäßendoskopie eine große Rolle spielen. Schon heute wird über das Auflasern von Verengungen (Stenosen) an Herzkranzgefäßen nach einem Herzinfarkt berichtet. Der Vorteil dieser nichtoperativen Therapie im Vergleich zu einer Herzoperation mit allen seinen Risiken ist erkennbar. Dennoch scheint das Miniendoskop wegen der begrenzten optischen und mechanischen Technik am Ende seiner Entwicklungsmöglichkeiten angelangt zu sein.

Die Endosonographie

Bei der Endosonographie wird ein Endoskop mit einem Ultraschallgerät kombiniert. Seine Kosten liegen zur Zeit bei ca. DM 200.000. Sein Einsatz ist noch in der Entwicklungsphase; bisher wird es an Speiseröhre, Magen und Enddarm eingesetzt.

Bei einem z.B. mit dem normalen Endoskop festgestellten Tumor kann nun mit der Endosonographie ein „Staging" (Feststellung der Ausdehnung des Tumors) durchgeführt werden. Dabei können mit Hilfe von Ultraschall auch Gewebestrukturen in der Darmwand und ihrer Umgebung sichtbar gemacht werden. Die Ausdehnung und Eindringtiefe des Tumors ist damit besser erkennbar.

Dies ist neben anderen, insbesondere klinischen Parametern für die Planung der Operation wichtig, da nun abgeklärt werden kann, ob eine radikale Entfernung Aussicht auf Erfolg hat oder Patienten schonend palliativ operiert werden sollten. Besondere Bedeutung wird die Endosonographie bei der Nachsorge und Früherkennung von Rezidiven im Rektum gewinnen.

Die Darmdehnung mit Magneten

Eine angeborene Mißbildung bei Säuglingen ist die Ösophagus- und Analatresie. Bei der Ösophagusatresie ist die Verbindung zwischen Speiseröhre und Magen unterbrochen, da der obere Teil der Speiseröhre im Rahmen der Organentwicklung nicht mit dem unteren Teil der Speiseröhre zusammengewachsen ist (Analatresie: Lücke zwi-

schen Dick- und Enddarm). Um eine durchgängige Darmpassage des Speisebreis zu
ermöglichen, muß operativ eine Verbindung zwischen den blind endenden Speiseröh-
renteilen hergestellt werden. Dies ist manchmal wegen der großen Entfernung der
beiden Speiseröhrenteile nur schwer möglich.

An der Universität Erlangen wurde daher ein Verfahren entwickelt, mit dem man die
Ausgangssituation langstreckiger Atresien wesentlich verbessern kann (Abb. 16). Dabei
werden in die beiden Stümpfe endoskopisch Eisenzylinder eingebracht. Wird nun das

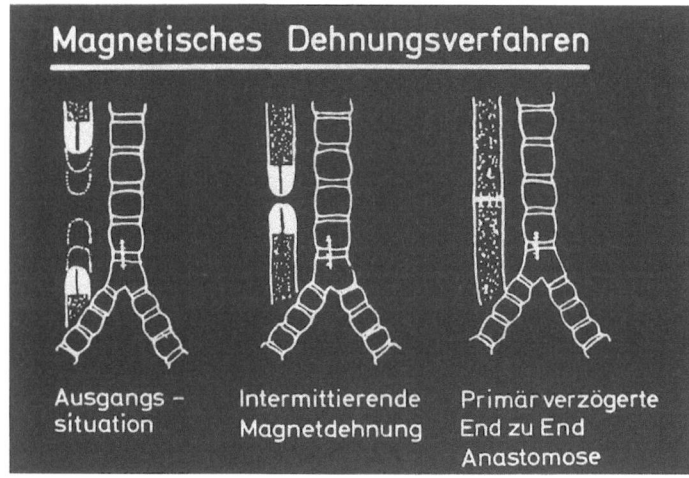

16a

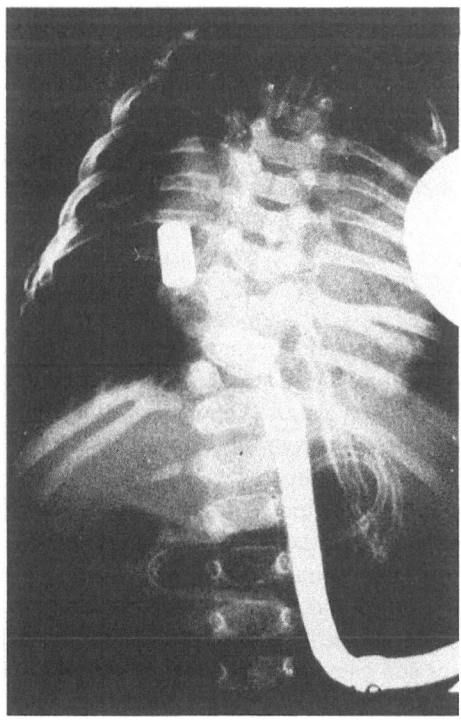

16b

53

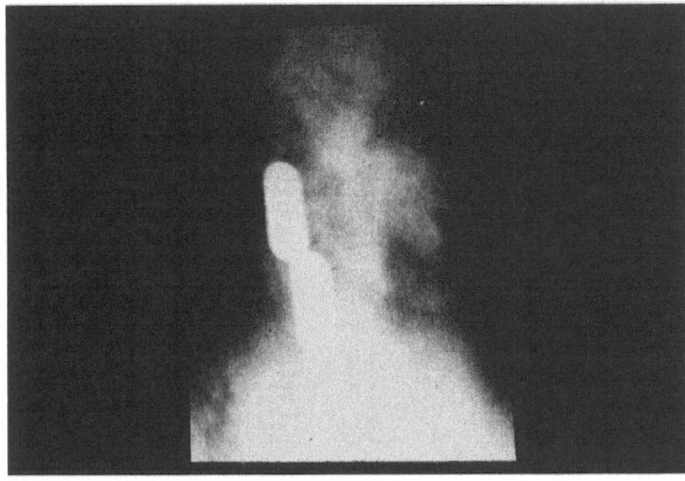

16c

Abb. 16. Magnetisches Dehnungsverfahren bei Ösophagusatresie. Die Verbindung zwischen Speiseröhrenanteilen ist infolge angeborener Mißbildungen unterbrochen (Abb. 16a links) Sie muß für eine normale Speisebreipassage operativ wiederhergestellt werden (Abb. 16a rechts). Um das Operationsrisiko zu vermindern, werden die beiden Stümpfe mit endoskopisch gelegten Magneten, die sich anziehen, solange gedehnt (Abb. 16a Mitte, b) bis die Entfernung zwischen den Stümpfen wesentlich verkürzt ist (Abb. 16c) und die Operation zur Verbindung der beiden Stümpfe gefahrloser durchgeführt werden kann.

Kind in eine Magnetspule gelegt, so werden die Eisenzylinder magnetisch und ziehen sich an. Dadurch werden die beiden Stümpfe sanft gedehnt. Durch mehrfache Wiederholung des Vorgangs verlängern sich die Stümpfe so lange, bis die Eisenzylinder aufeinander liegen. Nun können die beiden Speiseröhrenteile leichter miteinander verbunden werden. Früher hätte man große Distanzen durch Darm- oder Mageninterponate überbrückt.

Diese neue Technik kann allerdings auch heute nur von Spezialisten durchgeführt werden.

Kombinierte Endoskopie-Inhalationsmasken

Die Bronchoskopie ist eines der häufigsten endoskopischen Anwendungsgebiete. Während bei Erwachsenen das flexible Bronchoskop (Durchmesser ca. 6 mm) ohne weiteres durch den für die Narkose und Beatmung notwendigen Tubus (Durchmesser ca. 1 cm) durchgeführt werden konnte – neben dem Bronchoskop bleibt im Tubus genug Raum zum Atmen – war bei Säuglingen und Kindern wegen der engeren Tuben (Durchmesser ca. 3–4 mm) eine gleichzeitige Intubation und Bronchoskopie nicht möglich. Das Kind mußte abwechselnd einerseits intubiert und beatmet, andererseits endoskopiert werden.

Durch die Entwicklung von speziellen Endoskopie-Inhalationsmasken (Abb. 17) können heute auch Kinder durch erfahrene Endoskopiker gleichzeitig narkotisiert, beatmet und bronchoskopiert werden. Auf der Maske, die über Mund und Nase gestülpt wird, ist ein Y-förmiges Rohr angebracht. Über den einen Arm wird das Narkosemittel und der Sauerstoff zur Beatmung befördert, durch den anderen Arm, an dessen Ende

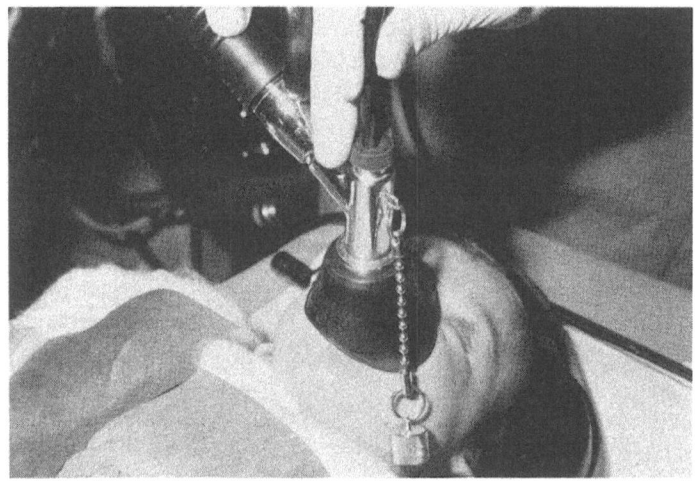

Abb. 17. Kombinierte Endoskopie- Inhalationsmaske. Diese Maske ermöglicht auch bei Kindern und Babys eine Bronchoskopie bei gleichzeitiger Beatmung.

sich ein abdichtender Gummiring befindet, wird das Bronchoskop hineingeschoben. Diese Methode ist auch für die Luftwege der kleinen Patienten wesentlich schonender.

Endoskopische Fibrinklebung

Mit dem Fibrinkleber steht heute ein physiologisches Klebesystem zur Verfügung, das die letzte Phase der Blutgerinnung imitiert und damit den natürlichen Wundheilungsprozeß entscheidend fördert. Der auf die Wundflächen aufgetragene Fibrinkleber wird resorbiert und durch Gewebe ersetzt. Durch die Entwicklung von Spezialkathetern (Abb. 18), durch die die Klebekomponenten bis zur Einsatzstelle transportiert werden können, ist heute auch die endoskopische Fibrinklebung möglich.

Obwohl die endoskopische Fibrinklebung erst am Anfang steht, zeigt sich schon jetzt, daß sie altbewährte Behandlungsstrategien modifizieren wird. Bisherige Einsatzgebiete sind die Fistelfüllung, die Blutstillung und die Förderung der Wundheilung.

Die wichtigste Anwendungsmöglichkeit ist die Behandlung von Anastomoseninsuffizienzen (Anastomose = meist operativ angelegte Verbindung zweier Hohlorgane, z.B. durch Nahtreihen verbundene Darmteile; Insuffizienz = Schwäche, bei Darmanastomosen z.B. Lecks). Diese Insuffizienzen sind für die Patienten mit einem hohen Risiko verbunden, da Speisebrei und Verdauungssäfte die normale Passage verlassen, sich z.B. in die Brusthöhle entleeren und massive Entzündungen mit Abszessen verursachen können. Reoperationen zur Behebung des Lecks sind nicht selten tödlich und oft wegen des Allgemeinzustandes des Patienten (Schock, Sepsis, Nierenversagen) nicht durchführbar.

Die Fibrinklebung wurde zunächst als letzter Therapieversuch angesehen, z.B. bei einem Patienten, bei dem nach Entfernung eines Speiseröhrentumors der Magen mit dem verbliebenen Speiseröhrenrest verbunden worden war. Die Anastomose wurde undicht, es bildete sich eine riesige Insuffizienzhöhle, in der sich Speisereste, Ver-

55

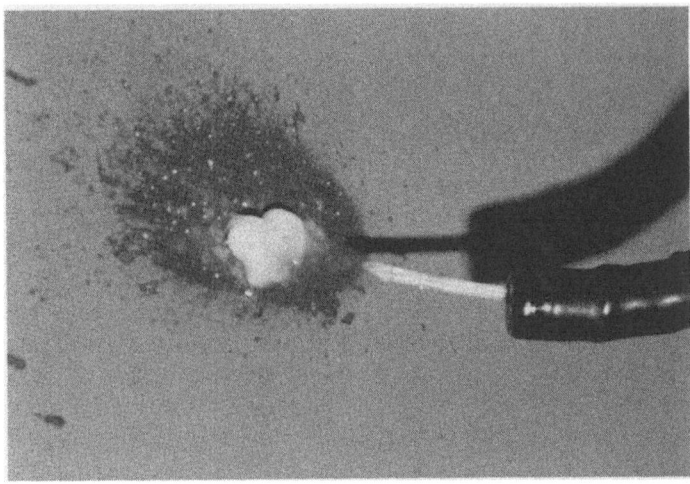

Abb. 18. Endoskopische Fibrinklebung. Mit Hilfe von vierlumigen, speziell für Endoskope entwickelten Sprühkathetern kann der physiologische Zweikomponentenfibrinkleber (im Bild weißlich) zur endoskopischen Gewebeklebung, Abdichtung und Blutstillung verwendet werden.

dauungssäfte und eitrige Ablagerungen befanden. Der Patient lag im Sterben. Nun wurde diese Höhle mehrere Tage hindurch endoskopisch ausgesaugt, freigespritzt und mit Fibrinkleber beschichtet. Durch diese Behandlung verkleinerte sich die Abszesshöhle zusehends. Der Patient konnte nach 4 Monaten die Klinik verlassen und kann heute wieder normal essen und trinken.

Die Wundheilung von Insuffizienzhöhlen nach endoskopischer Fibrinklebung scheint so abzulaufen: Die Höhlen reinigen sich häufig schon nach der ersten oder zweiten Behandlung. Im Wundbereich treten innerhalb von 3–4 Tagen erste Inseln eines Granulationsgewebes in Erscheinung. Abhängig von der Anfangsgröße füllen sich die Höhlen mit Granulationsgewebe. Bis zur endgültigen Abheilung können mehrere Wochen bis Monate vergehen.

Auch bei der Behandlung von Bronchusstumpfinsuffizienzen nach Lungenoperationen ist die Vermeidung einer Reoperation durch die endoskopische Fibrinklebung der wichtigste Vorteil.

Ob sich auch Ansätze der endoskopischen Fibrinkleberbehandlung bei der Magen- und Darmgeschwürtherapie durchsetzen, ist heute noch nicht absehbar. Erste Ergebnisse zeigen aber auch hier positive Einflüsse des physiologischen Fibrins auf die Wundheilung.

Resümée

Die flexible Endoskopie hat in Diagnostik, differenzierter Therapieplanung, Therapie und Nachsorge die Chirurgie – und nicht nur die Chirurgie – erheblich bereichert. Sie hat zum Teil unser Verständnis für funktionelle Störungen oder die Entstehung verschiedener Erkrankungen erheblich erweitert und gewandelt.

Auch die Technik der Endoskopie selbst hat sich ständig verbessert. In Kombination mit anderen Verfahren, wie der endoskopischen Sonographie, der Fibrinklebung und der Laserkoagulation wurden und werden auch heute noch ständig neue Anwendungsbereiche erschlossen.

Diese Ausweitung endoskopischer Techniken erfordert eine gewisse Spezialisierung und damit eine enge interdisziplinäre Zusammenarbeit. So ist es heute dringend erforderlich, daß auch Chirurgen zumindest Grundkenntnisse in diesem Verfahren besitzen, daß sie endoskopische Befunde einzuordnen verstehen und in der Lage sind, therapeutische Konsequenzen daraus zu ziehen.

Literaur

1. Henning H, Rösch W (1986) Fortschritte der Gastroenterologischen Endoskopie. Demeter Verlag, Gräfelfing
2. Lennert KA (1987) Die intraoperative Gallengangsendoskopie. Springer, Berlin Heidelberg, New York Tokyo
3. Manegold BC (1988) Endoskopie postoperativer Syndrome. Springer, Berlin
4. Manegold BC, Jung M (1989) Fibrinklebung in der Endoskopie. Springer, Berlin Heidelberg New York Paris Tokyo
5. Takemoto T (1989) Electric endoskopy: Its present and future. Journal of Gastroenterology and Hepatology 4/1: 75–80

Anschrift des Verfassers:
Priv.-Doz. Dr. med. H. Groitl
Chirurg. Univ. Klinik
Maximiliansplatz 10
8520 Erlangen

Nieren- und Harnleitersteine – Machen moderne Verfahren Operationen überflüssig?

R. Pfab, W. Kropp, R. Hartung

Urologische Klinik und Poliklinik der Technischen Universität München (Direktor: Prof. Dr. R. Hartung), Klinikum rechts der Isar

Nieren- und Harnsteine – Entstehung, Diagnose und Beschwerdebild

Ägypten überliefert uns neben zahlreichen medizinischen Berichten als ältestes urologisches Dokument einen Blasenstein aus der Zeit um 4800 v. Chr. Er stammt aus dem Grab eines 16jährigen Knaben bei El Amrah in Oberägypten.

Hippokrates (460–375 v. Chr.) bezeichnete als einheitliche Ursache für die Harnsteinbildung eine fehlerhafte Mischung der Körpersäfte infolge falscher Lebensweise und Ernährung; dabei bezog er bereits die Auswirkungen von Beruf, Klima, Boden, Temperatur, Trinkwasser und Konstitution in seine Überlegungen ein.

Galen (129–199 n. Chr.) war der erste Arzt, der zur Erklärung der Harnsteinbildung Stoffwechselstörungen vermutete und spezielle diätetische Richtlinien zur Verhütung von Harnsteinen aufstellte.

Im Verlaufe von Jahrhunderten wurden weitere und ganz unterschiedliche Theorien über die Genese der Harnsteinbildung publiziert.

Es waren dann aber erst die Veränderungen in den Lebens- und Ernährungsgewohnheiten des 20. Jahrhunderts, die die Harnsteinbildung in die Reihe der endemischen Erkrankungen (Dauerverseuchung) eingliederten.

Seit die moderne Medizin das Harnsteinleiden nach seiner Verteilung (epidemiologisch) erforscht, wurden sogenannte Harnsteinwellen registriert. Diese Harnsteinwellen können immer Zeiten des „Ernährungsüberflusses" zugeordnet werden. So ließ sich in Europa in den Jahren zwischen 1924–1930 und vor allem seit Beginn der 50er Jahre eine ansteigende Häufigkeit der Harnsteinerkrankung feststellen, die Hienzsch 1973 veranlaßte, von einer „Volkskrankheit", vergleichbar mit Erkrankungen des rheumatischen Formenkreises und der Zuckerkrankheit, zu sprechen.

Häufigkeit und Entstehung von Harnsteinen

Vahlensieck veranlaßte durch das Institut für angewandte Sozialwissenschaften (INFAS) Bonn-Bad Godesberg eine Repräsentativerhebung in der Bundesrepublik Deutschland (ohne West-Berlin) für das Jahr 1979.

Dabei ergab sich, daß 4 % der Frauen und 6 % der Männer zum Zeitpunkt der Befragung Harnsteine hatten oder gehabt hatten. Insgesamt fand sich eine Häufigkeitsquote von 5 %, während 89 % der Befragten keine Harnsteinbildung angaben und 6 % keine Angaben machen konnten.

58

Die Häufigkeit des Harnsteinleidens bei Kindern wird mit 1–3 % im deutschsprachigen Raum angegeben und erreicht damit annähernd die Werte des Erwachsenenalters. Die Häufigkeit differiert in den verschiedenen geografischen Regionen weltweit sehr stark. Betroffene „Steingebiete" sind vor allem: der Mittelmeerraum, Ägypten, der Sudan, Thailand und Südindien. In diesen Gebieten werden unter anderem auch Blasensteine bei Kindern beobachtet.

Untersuchungen von Nagel und Borgmann zeigten, daß in West-Berlin türkische Kinder 2–2,5mal häufiger Harnsteine hatten als die deutschen Kinder, obwohl sie in West-Berlin geboren waren und ihre Ernährung ungefähr der der deutschen Kinder entsprach. Die Ursachen der kindlichen Harnsteinbildung sind meist Fehlbildungen an Niere, Harnleiter oder Harnblase.

Hauptsymptome der kindlichen Harnsteinbildung sind: Fieber, unklare Bauchschmerzen und Blut im Urin. Das Leitsymptom ist jedoch ein Harnwegsinfekt, da die meisten Kinder mit Harnsteinen eine Harninfektion aufweisen.

Die genauen Ursachen (Ätiologie) der Harnsteinbildung sind auch heute noch unbekannt. Harnsteine sind als Symptom einer Systemerkrankung aufzufassen. Für ihre Entstehung wird ein multifaktorielles Geschehen verantwortlich gemacht. Das Harnsteinleiden ist eine Wohlstandserkrankung. Überernährung (hier besonders die Zufuhr von tierischem Eiweiß), geringe Flüssigkeitszufuhr, mäßige körperliche Betätigung, Streß und Übergewicht sind begünstigende Faktoren. Außerdem spielen geographische, klimatische, rassische sowie genetische Faktoren eine Rolle.

Harnsteine können als pathologische Biomineralisate bezeichnet werden. Sie bestehen aus einem oder mehreren Mineralien (mono- bzw. polymineralisch). Aber auch verschiedene organische und anorganische Substanzen mit kristalliner oder amorpher Struktur tragen zur Harnsteinbildung bei.

Bei der Auskristallisation von Salzen im Urin sind zwei Phasen zu unterscheiden: eine Initialphase mit Bildung eines Kondensationskerns (Nukleation) und eine Phase des schnellen Kristallwachstums.

Durch spezielle physikalisch-chemische Analysetechniken konnten die Hauptgruppen: Kalziumoxalat, Harnsäure, Phosphat und Zystin weiter differenziert werden.

Die modernen Analyseverfahren haben ergeben, daß nur etwa ⅓ aller Harnsteine monomineralisch sind. Neben der homogenen Vermischung von Harnsteinphasen wird vor allem ein schaliger Aufbau mit wechselnder Zusammensetzung beobachtet.

Vom Entstehungsmilieu her kann man zwischen aseptischen und infektiösen Steinen (Konkrementen) unterscheiden.

Aseptische Steine entstehen in klarem, saurem und infektfreiem Urin; hierzu zählen Kalziumoxalat- (ca. 60 %), Harnsäure- (ca. 20 %) und Zystinsteine (ca. 0,51 %).

Infektiöse Konkremente entstehen in trübem, alkalischem, infizierten Urin; zu nennen sind Phosphat- (ca. 10 %) und insbesondere Magnesiumammoniumphosphatsteine (ca. 10 %).

Einteilung der Nieren- und Harnleitersteine nach ihrer Größe, Anzahl und Lokalisation

Nieren- und Harnleitersteine werden nach ihrer Lokalisation, der Größe, der Form und der Anzahl definiert. Man unterscheidet, wie in Abbildung 1 dargestellt: Nierenkelch-

und Nierenbeckensteine; hohe und tiefe Harnleitersteine; Nierensteine, die das Nierenhohlsystem zum Teil und völlig ausfüllen (partieller und kompletter Ausgußstein).

Diese Definition ist für das weitere Verständnis sehr wichtig, da so leicht erkennbar
ist, daß der kleine Nierenbeckenstein leichter, schneller und komplikationsärmer zu
entfernen ist als der große, das Nierenhohlsystem ausfüllende Nierenstein.

Stoffwechselstörungen

Verschiedene Stoffwechselstörungen, bei denen es häufig zur Steinbildung kommt,
werden ursächlich mit der Harnsteinbildung (Urolithiasis) in Zusammenhang gebracht.

Im Harn des Menschen befinden sich sogenannte lithogene Substanzen, d. h. harn-
steinbildende Bestandteile. Dies sind Kalzium, Phosphat, Harnsäure und die Oxalsäure.
Beim Gesunden befinden sich im Harn diese Substanzen in einem ausgewogenen
Verhältnis zu den Bestandteilen, die die Steinbildung verhindern. Dies sind u. a.
Magnesium, Citrat und die sauren Mukopolysaccharide.

Stoffwechselerkrankungen, die zu einer Harnsteinbildung führen können, sind in
Tabelle 1 zusammengefaßt.

Tabelle 1. Harnsteinbildende Stoffwechselerkrankungen

● *Pathologische Vergrößerung der Nebenschilddrüsen (primärer Hyperparathyreoidismus)*
Bei ca. 5 % der Patienten mit Kalziumharnsteinbildung. Durch eine Vergrößerung der Nebenschilddrü-
sen kommt es zu einer erhöhten Ausschüttung des Parathormons in das Blut, das wiederum u. a. eine
hohe Kalziumkonzentration im Blut und Harn verursacht.
Die Therapie besteht in einer operativen Entfernung des größten Anteiles der Nebenschilddrüsen.
● *Langzeitimmobilisation*
Kalziumharnsteinbildung bei langen Liegezeiten, z. B. wegen Wirbelkörperfrakturen. Die Demineral-
sierung des Skelettsystems bewirkt in diesen Fällen eine hohe Kalziumkonzentration im Blut und im
Urin.
● *Vitaminüberdosierung*
Eine Vitamin-D-Überdosierung (z. B. Multivitaminpräparate) bewirkt einerseits eine Mehraufnahme
von Kalzium über den Darm, andererseits einen vermehrten Kalziumabbau im Skelettsystem.
● *Hohe Kalziumkonzentration im Harn ohne erkennbare Ursache (Idiopathische Hyperkalzurie)*
Eine sogenannte idiopathische Hyperkalzurie findet sich bei 50–70 % der Patienten mit einer immer
wiederkehrenden (rezidivierenden) Kalziumharnsteinbildung.
● *Erkrankung des Säure-Basenhaushaltes*
Pathologische Veränderungen des Säure-Basenhaushalts in der Niere, z. B. die renale tubuläre Azidose,
können zu einer Harnsteinbildung führen.
● *Pathologisch hohe Konzentration von Oxalsäure im Urin (Hyperoxalurie)*
Meist im Gefolge entzündlicher Darmleiden; kann Ursache von Kalziumoxalatsteinen sein.
● *Pathologisch hohe Konzentration von Harnsäure im Urin*
Störungen im Harnsäurestoffwechsel können nicht nur zur Bildung von Harnsäuresteinen, sondern auch
von Kalziumoxalatsteinen führen.
Diese Erkrankung ist meist durch eine falsche Ernährung, wie z. B. zu hoher Konsum von fettreichem
Fleisch und Alkohol, bedingt.
● *Pathologisch hohe Konzentration der Aminosäure Zystin im Urin*
Eine seltene angeborene Stoffwechselstörung ist die Zystinurie. Sie bewirkt meist das Wachsen von
Zystinsteinen in der Niere.

Neben Stoffwechselstörungen können auch mechanische Harnabflußstörungen des Nierenbeckenkelchsystems eine Harnsteinbildung verursachen.

So finden sich bei Engstellen zwischen Harnleiter und dem Nierenbecken oder bei anderen Nierenmißbildungen häufig Nierensteine.

Ursächlich für die Steinbildung ist die veränderte Strömungsmechanik des Urins mit Fixation der Kristallaggregate, die als Vorstufe der Harnsteine angesehen werden.

Klinisches Beschwerdebild des Harnsteinpatienten

Die Symptomatik des Harnsteinleidens beim Erwachsenen ist uneinheitlich: Von der Nierenkolik (Kolik = krampfartiges, schmerzhaftes Zusammenziehen eines Hohlorgans) über immer wiederkehrende Harnwegsinfekte bis zur völligen Symptomfreiheit sind die unterschiedlichsten klinischen Bilder möglich.

Die Bedeutung einer exakten Diagnostik ergibt sich aus der Tatsache, daß Harnsteine, unabhängig von ihrer Symptomatologie, zu einer Funktionsbeeinträchtigung bis hin zum völligen Verlust der Niere führen können.

Die Nieren- bzw. Harnleiterkolik ist ein akutes Ereignis, das gewöhnlich auftritt, wenn die ableitenden Harnwege plötzlich komplett oder inkomplett verschlossen werden. Der Schmerzcharakter besteht in heftigen krampfartigen, meist langandauernden, wellenförmigen Attacken. Es handelt sich bei der Harnleiterkolik um einen typischen Hohlraumschmerz, vergleichbar mit dem Wehenschmerz, dem Blähungsschmerz des Darmes oder der Gallensteinkolik.

Tabelle 2. Diagnostische Untersuchungen von Patienten mit Harnsteinen

● *Röntgenuntersuchung*
Die verschiedenen Steinarten zeigen eine unterschiedliche Absorption von Röntgenstrahlen, d.h. sie ergeben unterschiedlich dichte Kalkschatten auf dem Röntgenbild. Stark schattengebend sind Kalziumoxalat- und Kalziumphosphatsteine. Weniger schattengebend sind die Infektsteine (Magnesiumammoniumphosphat) und die Zystinsteine. Harnsäuresteine geben keinen Schatten.
Einer Röntgenübersichtsaufnahme, die bei kalkhaltigen Steinen in der Regel die Diagnose ermöglicht, schließen sich Aufnahmen mit Kontrastmittel an (Ausscheidungsurogramm). Damit kann die Form, Größe und Funktion der Nieren beurteilt werden. Außerdem erhält man eine Aussage über den Grad der Harnstauung und über die exakte Lage des Steines in der Niere bzw. im Harnleiter.

● *Ultraschalluntersuchung*
Die Ultraschalluntersuchung ist für den Patienten eine nicht invasive (nicht in den Körper eindringend), angenehme, jederzeit wiederholbare und sichere Untersuchung, die den Patienten keiner Strahlenexposition aussetzt. Mit dem Ultraschall können auch kleinste Steine in der Niere und zum Teil im Harnleiter diagnostiziert werden (Abb. 1).
Das Ultraschallbild informiert außerdem über den Grad einer Harnstauung und über die Form und Größe einer Niere.

● *Computertomogramm*
Mit der Computertomografie ist es möglich, an Hand von Dichtemessungen Rückschlüsse auf die Harnsteinzusammensetzung zu ziehen.

● *Harnsediment und bakteriologische Untersuchungen des Urins*
Patienten mit einem Nieren- oder Harnleiterstein haben in der Regel Blut im Urin, das jedoch manchmal

nur mikroskopisch erkennbar ist. In einigen Fällen kann auch eine für den Patienten sichtbare Rotfärbung des Urins auftreten.
Wiederholte bakterielle Infektionen im Harn können Ausdruck eines Nierensteines sein.

● *Blutserumwerte, Blutbild und Blutsenkung*
Bei einem Harnsteinpatienten kann es durch den Harnstein zu einer Infektion in der Niere kommen. Diese Infektion bewirkt eine Erhöhung der weißen Blutkörperchen (Leukozyten) im Blut. Jeder Patient mit einem Nierenstein, einer Leukozytenerhöhung und Fieber ist als urologischer Notfall anzusehen. Die Infektion in der Niere kann sich ausbreiten und zu einer lebensbedrohlichen Situation führen.
Die Bestimmung der Kreatinin- und Harnstoffkonzentration erlaubt eine Aussage über die Funktion der Nieren.
Die Messung von Natrium und Kalium im Blut ermöglicht das rechtzeitige Erkennen von Elektrolytstörungen, wie sie im Rahmen einer Harnsteinerkrankung auftreten können.
Eine hohe Konzentration der Serumharnsäure bedeutet ein hohes Harnsteinbildungsrisiko.

● *24-Stundensammelurin*
Bei jedem Patienten sollte die chemische Zusammensetzung des 24-Stundensammelurins untersucht werden, um so eventuelle Stoffwechselstörungen zu erkennen.

● *Genaue Harnsteinanalyse*

Die konservative Therapie des Harnsteinleidens

Zur medikamentösen Therapie der Steinkolik haben sich spannungslösende Schmerzmittel bewährt, die intravenös oder als Zäpfchen appliziert werden können. Macht die Größe des Steines (Durchmesser ca. kleiner 10 mm) einen spontanen Abgang über den Harnleiter in die Blase wahrscheinlich, sind als zusätzliche Maßnahmen reichliche Flüssigkeitszufuhr und viel Bewegung angezeigt.

Eine medikamentöse Harnsteinauflösung ist nur bei Harnsäuresteinen und z. T. bei Zystinsteinen möglich. Reine Harnsäuresteine können durch Medikamente, die durch den Mund (oral) eingenommen werden und die den Urin-pH-Wert in Richtung alkalischen Bereich verschieben, aufgelöst werden (Therapieoptimum: pH 6,2–6,8). Die Löslichkeit von Harnsäure nimmt bei einem alkalischen pH-Wert des Harns stark zu; der Harnsäurestein löst sich in der Niere auf.

Tabelle 3. Empfehlungen für Patienten mit Harnsteinen

In der Urologischen Klinik und Poliklinik der Technischen Universität München, Klinikum rechts der Isar werden Patienten mit Nierensteinen folgende Empfehlungen gegeben:

● Patienen mit einer Harnsteinbildung sollten täglich soviel Flüssigkeit zu sich nehmen, daß sie ca, 1,5–2 Liter Harn in 24 Stunden ausscheiden.
● Die Kost muß ausgewogen sein. So sollte der einseitige Genuß von tierischem Eiweiß, von Milchprodukten und Kohlehydraten vermieden werden. Nach Mahlzeiten wird zu einer anschließend besonders hohen Flüssigkeitszufuhr geraten.
  Die auch heute noch oft gegebene Empfehlung der Vermeidung von Milchprodukten, Spinat und Tomaten bei Kalziumsteinen ist nicht korrekt, da der reichliche Genuß von tierischem Eiweiß nach Untersuchungen von Robertson ein wesentlicher Risikofaktor der Harnsteinbildung ist.
● Eine medikamentöse Therapie richtet sich nach den Ergebnissen der Labordiagnostik. Dabei muß v. a. auf die Konzentration der Harnsäure im Blut und im 24-Stundensammelurin geachtet werden.
● Ein Harnsteinpatient sollte sich in regelmäßige ärztliche Behandlung begeben, um so rechtzeitig ein erneutes Harnsteinwachstum oder Risikofaktoren der Harnsteinbildung zu diagnostizieren.

Moderne Maßnahmen für die Entfernung von Harnleiter- und Nierensteinen

Für das bessere Verständnis der modernen Nierensteinextraktionsverfahren ist ein anatomisches Verständnis nötig (Abb. 1).

Beim Menschen liegen die beiden bohnenförmigen Nieren rechts und links von der Wirbelsäule. Die Nieren sind ungefähr 11 cm lang, 5–7 cm breit und 3–4 cm dick; das Gewicht beträgt ca. 120–200 g je Niere. Beide Nieren liegen außerhalb der Bauchhöhle (retroperitoneal). Die gebogene Seite der Niere ist nach hinten und außen gerichtet. Die gehöhlte Seite zeigt nach innen und nach vorne; hier befindet sich der Nierenhilus, der in der Höhe des II.–III. Lendenwirbelkörpers liegt. In diesen Nierenhilus münden die Nierenarterie, die Nierenvene, der Harnleiter und die Nerven. Die Niere ist von einer dünnen Nierenkapsel umgeben.

Im Inneren der Niere befindet sich das Nierenhohlsystem, bestehend aus einem Nierenbecken und den Nierenkelchen. Die Außenfläche bildet das eigentliche Nierengewebe, das Nierenparenchym. In diesem sehr gut durchbluteten Nierenparenchym liegen die eigentlichen Blutreinigungseinheiten (Glomerula), die das Blut filtern und den Harn bilden, der dann in das Nierenhohlsystem abgegeben wird. Die Nachbarorgane der rechten Niere sind die Lunge, die Leber und der Darm. Die linke Niere ist von der Lunge, der Milz und dem Darm umgeben.

Der Harnleiter stellt die Verbindung zwischen dem Nierenbecken und der Harnblase dar. Er hat einen Durchmesser von ca. 4–7 mm und eine durchschnittliche Länge von 30 cm (24–34 cm). Der Harnleiter verläuft retroperitoneal und mündet mit dem Ostium in die Harnblase.

Etwa 80 % aller Harnsteine gehen spontan ab. Bei 20 % besteht die Notwendigkeit der Steinentfernung.

Die Therapie von Patienten mit Nierensteinen ist in den letzten Jahren geradezu revolutioniert worden: Fast alle Konkremente kann man jetzt mit nicht invasiven (nicht

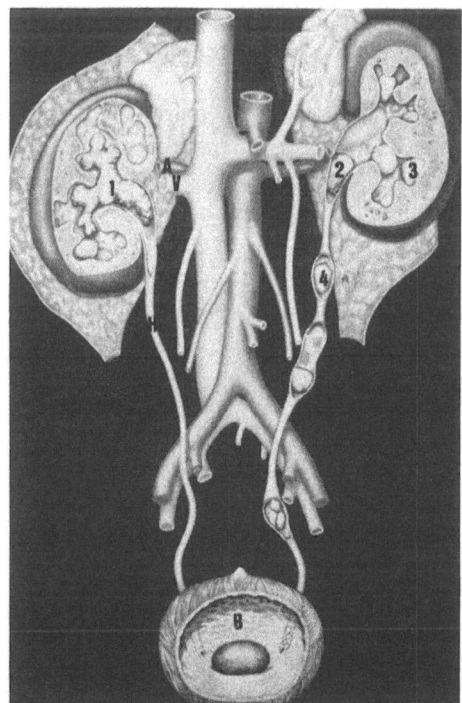

Abb. 1. Nierenanatomie und Lokalisationsmöglichkeiten von Harnsteinen. A = Nierenarterie, aus der Aorta abzweigend; V = Nierenvene, in die untere große Hohlvene mündend; H = Harnleiter; B = Harnblase; 1 = kompletter Nierenbeckenkelchausgußstein; 2 = Nierenbeckenstein; 3 = Nierenkelchstein; 4 = Harnleiterstein

in den Körper eindringend) oder nur wenig invasiven Verfahren beseitigen; nur ausnahmsweise ist ein chirurgisches Vorgehen nötig.

Extrakorporale Stoßwellenlithotripsie (ESWL) (Extrakorporal: außerhalb des Körpers; Lithotripsie: Steinzertrümmerung):

Eine wegweisende Erfindung ist die von Chaussy, Eisenberger, Brendel und Schmiedt am Klinikum Großhadern in München und in Zusammenarbeit mit Ingenieuren der Firma Dornier entwickelte extrakorporale Stoßwellenlithotripsie (ESWL) (berührungslose Nierensteinzertrümmerung).

Wohl kaum jemand ahnte, welch ein Umbruch in der Therapie Steinkranker bevorstand, als 1980 zum erstenmal die Lithotripsie (Steinzertrümmerung) mit extrakorporal (außerhalb des Körpers) erzeugten Stoßwellen klinisch eingesetzt wurde. Pressemeldungen: „Nierensteine durch Ultraschallwellen zertrümmert" waren oft zu lesen, entsprachen aber nicht der wissenschaftlichen Wahrheit. Mit der Ausnahme, daß bei der verwandten Stoßwelle und der Ultraschallwelle die gleichen physikalischen Gesetze der Akustik gelten, besteht physikalisch-energetisch zwischen diesen Wellenformen keine Gemeinsamkeit.

Vergleicht man das Druckzeitdiagramm von Ultraschall und Stoßwelle, so zeigt sich, daß die Stoßwelle aus einem einzigen Druckimpuls mit steiler Anstiegsflanke und langsamem Abfall besteht. Demgegenüber ist die Ultraschallwelle durch einen sinusförmigen Druckverlauf mit aufeinanderfolgenden Druck-Zugperioden gekennzeichnet. Weiterhin besitzen Stoßwelle und Ultraschall ein unterschiedliches Frequenzspektrum. Während die Ultraschallwelle durch eine feste Frequenz definiert ist, setzt sich die Stoßwelle aus einem Spektrum nieder- und hochfrequenter Anteile zusammen. Die Stoßwellen können damit durch organisches Gewebe geleitet werden, ohne dabei Gewebeschäden zu verursachen.

Die Stoßwellenquelle zur Nierensteinzertrümmerung wurde so angeordnet: Im ersten Brennpunkt eines Halbellipsoids wird durch einen Unterwasserfunkenüberschlag einer Elektrode eine Stoßwelle erzeugt, die sich gleichmäßig ausbreitet und nach Reflexion von den Wänden des Ellipsoides im zweiten Brennpunkt fokussiert ist. In dieses Areal höchster Energiedichte wird das Konkrement durch röntgenkontrollierte Bewegung des Patienten über dem Ellipsoid einjustiert. Ist das Konkrement auf den Achsenstrahlen beider Röntgenbildwandlersysteme zu erkennen, kann mit der Stoßwellenapplikation begonnen werden (Abb. 2).

Diese Geräte der ersten Generation wurden von der Fa. Dornier hergestellt (Abb. 3). Die Stoßwellen zertrümmern somit große Nierensteine zu kleinen Fragmenten, die spontan durch den Harnleiter abtransportiert werden können. Die berührungsfreie Nierensteinzertrümmerung wurde anfangs in Voll- oder in Rückenmarksnarkose vorgenommen. Wesentliche Voraussetzungen für eine ESWL-Therapie sind freie Abflußverhältnisse, d. h. es dürfen unterhalb des Nierensteines keine Engstellen im Nierenhohlsystem und im Harnleiter vorhanden sein, damit die Steinfragmente über den Harnleiter spontan in die Harnblase abgegeben werden können.

Bei großen Nierensteinen kann es, trotz freier Abflußwege, durch die zertrümmerten Steinfragmente zu einem Verschluß im Harnleiter („Steinstraße") kommen.

64

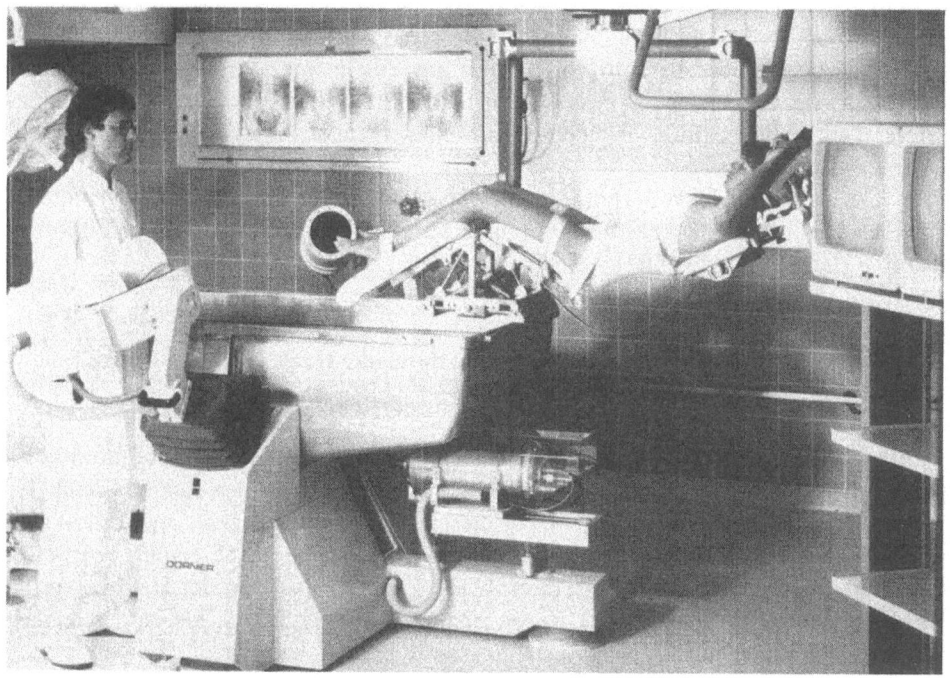

Abb. 2. Erstes Gerät für die extrakorporale Stoßwellenlithotripsie (ESWL) der Firma Dornier, das seit 1980 in der klinischen Anwendung ist.

Inzwischen ist das von der Fa. Dornier produzierte Gerät weltweit mit über 150 installierten Geräten verbreitet. Es wurden bisher mehr als 100.000 berührungsfreie Nierensteinzertrümmerungen mit diesen Maschinen vorgenommen.

Zum derzeitigen Zeitpunkt kann bei mehr als 80 % aller Steinträger, die einer aktiven Behandlung bedürfen, die ESWL eingesetzt werden. Nur noch 1–3 % der in Betracht kommenden Patienten bedürfen aufgrund der ausgedehnten Steinmasse oder gleichzeitig bestehender Abflußstörungen einer offenen Nierensteinoperation, auf die später eingegangen wird.

Die restlichen 10–20 % der Patienten können mit endourologischen Verfahren (perkutane Nephrolitholapaxie und Ureterorenoskopie) behandelt werden; diese Techniken werden im folgenden besprochen (s. Seite 66ff bzw. 70ff).

Der Wunsch, diese endourologischen Maßnahmen, die immer eine Röntgeneinrichtung voraussetzen, zusammen mit der ESWL auf einem Arbeitsplatz zu kombinieren, führte zu der Entwicklung des Projektes „Lithostar". Der Lithostar wurde von der experimentellen Überprüfung bis hin zur klinischen Erprobung in Kooperation zwischen der Firma Siemens und der Urologischen Universitätsklinik Mainz realisiert.

Seit 1986 wird außerdem die berührungsfreie Nierensteinzertrümmerung mit dem piezo-elektrischen Lithotriptor (Steinzertrümmerer) angewandt. Dieser Lithotriptor wurde in Zusammenarbeit mit der Technischen Hochschule Karlsruhe, der Firma Wolf und der Urologischen Universitätsklinik Homburg entwickelt.

Dieser Lithotriptor unterscheidet sich von den Geräten der Firma Dornier und Siemens durch die Art der Stoßwellenerzeugung vom physikalischen Prinzip her. Bei diesem neuen Verfahren handelt es sich um ein piezoelektrisches System zur Stoßwellenerzeugung.

Der piezoelektrische Lithotriptor besteht aus einem Spezialtisch mit eingebauter Öffnung in der Liegefläche zwecks Durchtritt der Stoßwellen. Die Ortung des Steines erfolgt mit Hilfe eines in den Stoßwellenerzeuger integrierten Ultraschall-Ortungssystems.

Im Gegensatz zur ESWL-Therapie mit den Geräten der Fa. Dornier oder der Fa. Siemens, die eine lokale Anästhesie voraussetzen, kann die piezo-elektrische Lithotripsie ohne Narkose durchgeführt werden.

Die perkutane Nephrolitholapaxie (perkutan: durch die Haut; Nephros: Niere; Lithos: Stein; Lapaxis: Herausnahme) (PNL)

Parallel zu der ESWL-Therapie von Nierensteinen wurde die perkutane Nephrolitholapaxie entwickelt, d. h. die Entfernung von Nierensteinen durch einen dünnen Kanal, der von der Haut in die Niere verläuft. Über diesen perkutan angelegten Operationskanal wird das Nierenhohlsystem endoskopiert und vorhandene Konkremente entweder direkt oder nach Zertrümmerung entfernt. Ein kleiner Kanal von der Haut bis in die Niere (perkutane Nephrostomie) wurde erstmalig vor 32 Jahren als eine mögliche Methode der Entlastung einer Harnstauungsniere beschrieben, wenn eine Sondierung des Nierenhohlsystems über die Harnblase technisch nicht möglich ist und wenn ein chirurgischer Eingriff dem Patienten nicht zugemutet werden kann.

Günther und Mitarbeiter wandten die perkutane Nephrostomie in Feinnadeltechnik diagnostisch (a. Druckmessung unter Perfusion nach Whitaker, röntgenologische Darstellung des Nierenbeckens und des Harnleiters) und therapeutisch für die temporäre oder permanente Harnableitung bei Harnwegsverschlüssen an.

Den logischen nächsten Schritt, diese Technik nach Aufdehnung des Punktionskanales auch zur Instrumentation in der Niere zu verwenden, haben als erste Fernström und Johansson beschrieben, die unter Röntgenkontrolle bei vier Patienten kleine Nierensteine extrahierten.

1981 berichteten Alken über 34 Patienten und Wickham und Kellett über 5 Patienten, bei denen eine perkutane Nephrolitholapaxie (PNL) durchgeführt wurde.

Technik der perkutanen Nephrolitholapaxie in der Urologischen Klinik und Poliklinik der Technischen Universität München

Die perkutanen Nierensteinentfernungen werden in der urologischen Röntgenabteilung vorgenommen (endoskopische Untersuchung der Harnblase). Durch eine Blasenspiegelung wird ein Harnleiterkatheter in das Nierenbecken vorgeschoben; der Patient wird dann in Bauchlage auf dem Röntgentisch gelagert.

Während der endoskopischen Operation, die in örtlicher Betäubung durchgeführt wird, erfolgt eine regelmäßige Kontrolle von Blutdruck und Puls.

Durch den Harnleiterkatheter wird Kontrastmittel in das Nierenhohlsystem gefüllt, so daß das Nierenbecken und die Nierenkelche röntgenologisch sichtbar werden. Es folgt eine örtliche Betäubung des geplanten Punktionskanales.

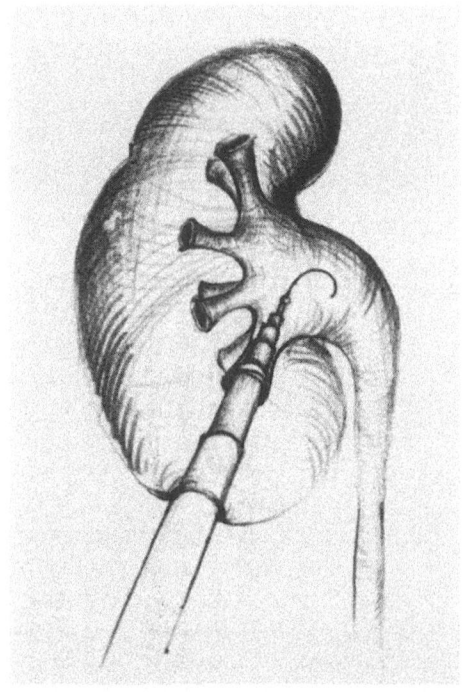

Abb. 3. Dilatation (Erweiterung) des perkutanen Kanales in die Niere mit Teleskopbougiehülsen. Der Führungsdraht wurde durch die Punktionsnadel in das Nierenbecken vorgeschoben, die Nadel dann entfernt. Anschließend wird der Punktionskanal durch Metallrohre, die teleskopartig übereinandergeschoben werden, erweitert. Zuletzt wird das Nephroskop in das Nierenbecken eingeführt.

Der Ausgangspunkt der Punktion liegt zwischen der 12. Rippe und dem Beckenkamm in der Linie der Achsel. Mit der dünnen Punktionsnadel (Durchmesser: 1,3 mm) wird der Nierenkelch anpunktiert; es entleert sich nun das Kontrastmittel über die Punktionsnadel.

Ein Führungsdraht wird dann in das Nierenbecken vorgeschoben und die Punktionsnadel entfernt.

Der Punktionskanal wird anschließend mit den Teleskopbougiehülsen nach Alken bis auf 24 Charr (8 mm Durchmesser) aufgedehnt. Bei der Bougierung (Aufdehnung) werden stabförmige Röhren mit immer größer werdendem Durchmesser teleskopartig übereinandergeschoben (Abb. 3). Durch das langsame teleskopartige Aufdehnen des perkutanen Kanales wird das Gewebe nur gering traumatisiert. Über diese Bougiehülsen werden zuletzt der Schaft des Nehproskopes (26 Charr = 8,6 mm Durchmesser / Abb. 6) in das Nierenbecken vorgeschoben und die Bougiehülsen entfernt.

Das Nephroskop (Abb. 4) wird jetzt zusammengesetzt: In den Operationsschaft wird eine 0°-Optik eingeführt und an eine Kaltlichtquelle angeschlossen. Die Spülflüssigkeit fließt durch den Operationsschaft in das Nierenhohlsystem und wird gleichzeitig durch eine Absaugvorrichtung am Nephroskop kontinuierlich wieder aus dem Nierenhohlsystem abgesaugt. Durch einen Instrumentenarbeitskanal des Nephroskopes können die Instrumente in das Nierenbecken vorgeschoben werden, die für die endoskopische Nierensteinmanipulation erforderlich sind (Abb. 4).

Am Ende der perkutanen Nierensteinoperation wird das Nephroskop entfernt und ein 25 Charr. Katheter (8,3 mm) perkutan in das Nierenbecken eingelegt (1 Charriere = 1 Charr. entspricht ⅓ mm Durchmesser). Dieser Katheter wird in der Regel 2–3 Tage belassen und dient für die Ableitung des Urins und für die Blutstillung des perkutanen Parenchymkanals durch Tamponade.

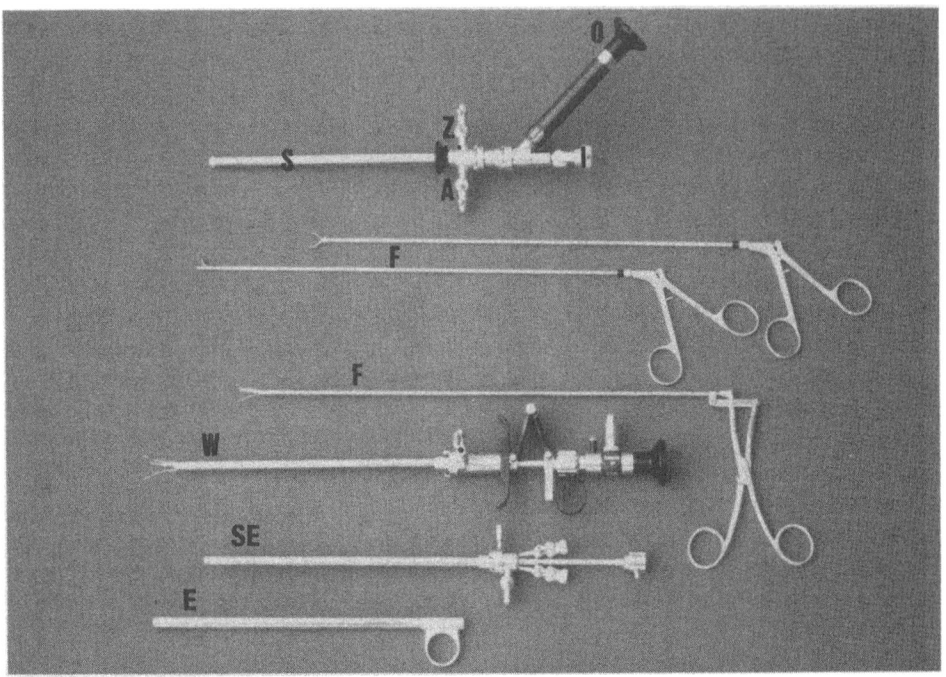

Abb. 4. Instrumentarium für die perkutane Nephrolitholapaxie (PNL).
S = Schaft des Nephroskopes; O = Optik des Nephroskopes; Z = Zufluß der Spülflüssigkeit; A = Abfluß der Spülflüssigkeit; F = verschiedene Steinfaßzangen; W = Wickham-Miller-Dreiarmgreifzange; SE = Schafteinsatz; E = Einführungshilfe

Pfab und Mitarbeiter entwickelten ein neues System der postoperativen Blutstillung und Urinableitung. An einem dünnen Katheter (Durchmesser: 1,6 mm) wird ein Kollagenschwamm angebracht und mit dem Fibrinogen-Thrombingemisch getränkt. Dieser so präparierte Katheter wird durch den Operationsschaft des Nephroskopes in das Nierenbecken eingeführt; der Operationsschaft dann entfernt. Das Kollagen-Fibrinklebesystem bleibt im Nierenparenchym (Abb. 5) und führt so zu einer raschen und sicheren Blutstillung des reichlich durchbluteten Nierengewebes.

Diese postoperative Versorgung ist für den Patienten sehr angenehm, da der Katheter dünn ist und bereits 12 Stunden nach der Operation entfernt werden kann. Der Patient kann anschließend aus der stationären Behandlung entlassen werden.

Die perkutanen, endoskopischen Nierensteinentfernungen wurden anfangs in Vollnarkose und in mehreren Sitzungen (1. Schritt: Punktion; 2. Schritt: Aufdehnung des Punktionskanals; 3. Schritt: endoskopische Nierensteinextraktion) vorgenommen. Heute wird die perkutane Nephrolitholapaxie in den meisten Kliniken einzeitig (Punktion, Aufdehnung und Steinextraktion in einer Sitzung) sowie in Rückenmarksnarkose oder in örtlicher Betäubung mit zusätzlicher Gabe einer Beruhigungsspritze durchgeführt.

Die rasche Entwicklung der perkutanen Nephrolitholapaxie kommt auch dadurch zum Ausdruck, daß anfangs nur kleine Nierensteine perkutan entfernt wurden und bereits 1984 Korth den Nierenbeckenkelchausgußstein als eventuelle Grenze der perkutanen endourologischen Operationstechnik bezeichnete.

Diese rasche Entwicklung der perkutanen Manipulationen der Harnorgane (Endourologie) beruht z. T. auf einer Lernkurve dieser endoskopischen Operationstechnik.

Eickenberg zeigte, daß nach 50 perkutanen Eingriffen der Urologe die perkutane Nephrolitholapaxie sicher und komplikationsarm beherrscht.

Im Gegensatz zu der ESWL setzt die perkutane Nephrolitholapaxie ein technisches Können des Operateurs voraus. Bei entsprechender Technik ist dieser endourologische Eingriff komplikationsarm und sehr effektiv. In der Hand des Ungeübten können Blutungen, Perforationen und mißlungene Steinextraktionen vorkommen.

Die Endourologie wird hauptsächlich durch die Entwicklung neuer Instrumente geprägt:

Nephroskope verschiedener Art

Die Endoskopie des Nierenhohlsystems unterscheidet sich von der Endoskopie der Harnblase u. a. durch das geringe Volumen des Nierenbeckens. Die perkutane Endoskopie bietet wegen des geringen Volumens daher eine Sicht „direkt auf den Stein". Das Nephroskop muß daher, im Gegensatz zu einem Zystoskop (Endoskop für die Blasenspiegelung), einen Instrumentenarbeitskanal aufweisen, der an der Spitze des Nephroskopes endet. Die Notwendigkeit des „direkten Instrumentenarbeitskanales" erfordert eine Abwinkelung des Augenansatzes der Optik um 90° (Nephroskop nach Alken und Marberger) oder um 30–40° (Nephroskop nach Wickham-Miller). Durch diesen Instrumentenarbeitskanal müssen starre und feste Zangen gleiten, so daß dieser Kanal gerade sein und einen möglichst großen Durchmesser aufweisen muß. Der Außendurchmesser der im Handel befindlichen Nephroskope beträgt zwischen 22 und 30 Charr.

Man unterscheidet weiterhin Nephroskope mit einem Schaft für eine kontinuierliche Spülung (konstanter Zufluß und Abfluß einer Spülflüssigkeit über den Operationsschaft des Nephroskopes), wie sie in unserer Klinik verwendet werden. Daneben gibt es Nephroskope, die durch einen dicken Katheter in die Niere eingeführt werden. Das Spülwasser fließt dann über den Katheter ab.

Neben den starren Nephroskopen wurden flexible Fiberoptik-Nephroskope entwickkelt, die eine Inspektion auch abgelegener Nierenkelche ermöglichen. Diese flexiblen Nephroskope erlauben jedoch nur eine begrenzte Nierensteinmanipulation, da die endoskopische Sicht wesentlich geringer ist als bei den starren Instrumenten. Der dünne Instrumentenarbeitskanal läßt zudem nur kleine flexible Zangen passieren.

Die Harnsteinzertrümmerung innerhalb der Niere (intrarenale Lithotripsie)

Nierensteine, die den Innendurchmesser des Operationsschaftes oder des Amplatzrohres überschreiten, müssen in der Niere zunächst zerkleinert werden. Die mechanische Lithotripsie wird mit Greifzangen durchgeführt.

Seit 1982 findet zusätzlich die perkutane endoskopische Ultraschall-Lithotripsie eine breite klinische Anwendung. Eine intrarenale Lithotripsie kann weiterhin elektrohydraulisch durchgeführt werden.

Die Expansion des endourologischen Instrumentariums zeigt sich zudem in einer großen Anzahl von verschiedenen Steinfaßzangen, Führungsdrähten, Pig-tail-Kathetern usw.

Die rasante Entwicklung der perkutanen Nephrolitholapaxie in den letzten 6 Jahren erlaubt es heute, auch große oder multiple Nierensteine endourologisch zu extrahieren.

Eine derzeitige Indikation für eine perkutane endourologische Operation können auch sein: Nierensteine, die am Kelchende liegen, endoskopische Schlitzung von Engstellen im Bereich des Nierenbeckenabganges oder von Kelchhalsengen.

Die Nierenanatomie beeinflußt die Indikation zu einer perkutanen Nephrolitholapaxie nicht; so können auch Nierensteine in Hufeisennieren perkutan extrahiert werden.

Voroperierte Nieren sind besonders geeignet für eine perkutane Nierensteinoperation, da sie fest mit dem umgebenden Gewebe fixiert sind.

Preminger und Mitarbeiter berichteten 1986 erstmalig über 5 Patienten mit einem kleinen Nierenbeckenstein, bei denen eine perkutane Nephrolitholapaxie ambulant vorgenommen worden war.

Schaefer und Mitarbeiter berichteten über eine gute Anwendungsmöglichkeit der perkutanen Nephrolitholapaxie auch bei Kindern. Voraussetzung ist ein Kind-adaptiertes Instrumentarium und ein besonders sorgfältiger Röntgenstrahlenschutz.

Die perkutane Nephrolitholapaxie ist als gering invasive Methode die Alternative zur offenen Nierensteinchirurgie und eine notwendige Ergänzung zur ESWL. Das Verfahren ist im Gegensatz zur Schnittoperation ohne wesentliche Beeinträchtigung der Nierenfunktion mehrfach wiederholbar und eignet sich besonders zur Entfernung von Steinen mit großer zentraler und geringer peripherer Steinmasse im erweiterten Nierenhohlsystem.

Der endoskopisch ausgebildete Urologe wird die Methode bei richtiger Patientenauswahl rasch erlernen. Durch Verbesserung der bildgebenden Verfahren wird die Punktion des Nierenhohlsystems erleichtert. Die Weiterentwicklung von flexiblen Optiken und Instrumenten wird auch im räumlich ungünstig angeordneten Nierenhohlsystem atraumatisches Arbeiten ermöglichen.

Die Ureterorenoskopie (URS) (Ureter: Harnleiter; Ren: Niere; skopein: betrachten)

Harnleitersteine, die für einen spontanen Abgang zu groß und zu zackig sind, die mit der perkutanen Nephrolitholapaxie nicht erreicht werden und die mit der ESWL nicht zertrümmert werden können, können mit der Ureterorenoskopie entfernt werden (Abb. 6). Diese neue endourologische Technik wurde 1980 erstmalig von dem Spanier Perez-Castro Ellendt beschrieben.

Bei einer Ureterorenoskopie wird mit einem starren 10–13 Charr. (3,3–4,3 mm) dicken Instrument, das an eine Kaltlichtquelle und eine kontinuierliche Spülung angeschlossen wird, über die Harnblase und das Ostium (Mündung des Harnleiters) in den Harnleiter eingegangen (Abb. 6). Harnleitersteine werden dann mit Faßzangen unter Sicht endoskopisch entfernt (Abb. 7); größere Steine werden ähnlich der PNL zunächst im Harnleiter zerkleinert und dann entfernt.

Die URS ist somit eine wenig invasive Methode zur Entfernung von Harnleitersteinen.

Derzeit sind für die Ureterorenoskope noch starre Instrumente nötig, da die flexiblen Fiberoptik-Endoskope nur begrenzte diagnostische und therapeutische Möglichkeiten bieten.

Mit Hilfe der PNL und der URS kann damit der gesamte obere Harntrakt: Harnleiter, Nierenbecken und Nierenkelche, endoskopisch inspiziert werden.

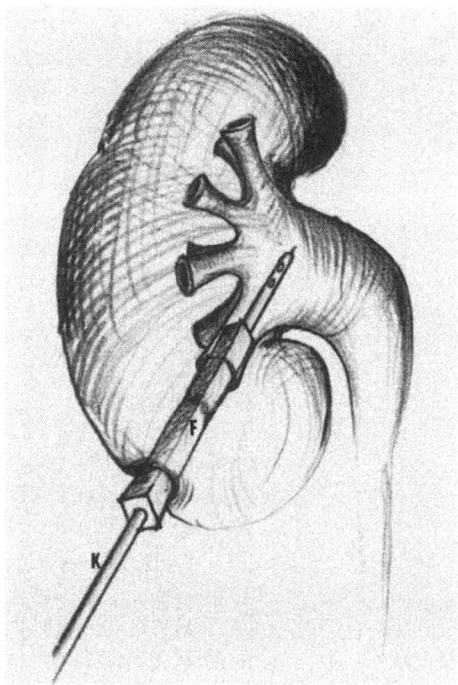

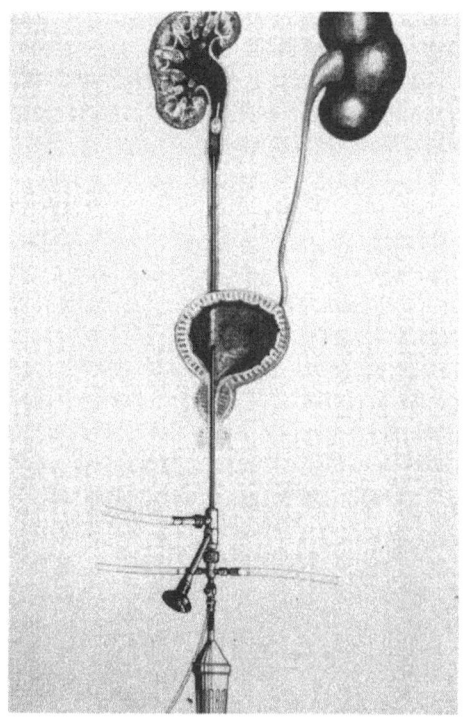

Abb. 5. Postoperative Blutstillung mit dem Kollagen-Fibrin-Klebesystem nach Pfab.
K = 5-Charr.-Katheter (Durchmesser: 1,6 mm)
F = Kollagenschwamm mit dem Fibrinklebesystem
Das Kollagen-Fibrinklebesystem wurde an einem 5-Charr.-Nephrostomiekatheter durch den Schaft des Nephroskopes in die Niere vorgeschoben. Anschließend wurde der Schaft entfernt. Das Kollagen-Fibrinklebesystem verbleibt im Nierenparenchymkanal und führt dadurch zu einer raschen und sicheren Blutstillung und Wundheilung.

Abb. 6. Ureterorenoskopie (URS). Das Ureterorenoskop wurde durch die Harnblase in den Harnleiter vorgeschoben. Mit Hilfe eines Ballonkatheters wird der Stein im Harnleiter fixiert und durch eine Ultraschallsonde zerkleinert. Die Steinteilchen werden in die Harnblase geschwemmt.

Diese endourologischen Techniken sind nicht nur zur Entfernung von Steinen geeignet, sondern sie können auch diagnostisch, z.B. bei Verdacht auf Tumor im Harnleiter oder im Nierenbecken, eingesetzt werden.

Kombination: Extrakorporale Stoßwellenlithotripsie (ESWL), perkutane Nephrolitholapaxie (PNL), Ureterorenoskopie (URS)

Manchmal konkurrieren diese drei neuen Techniken miteinander, oftmals ist aber erst ihre Kombination ideal. Kleine Steine im Nierenbecken oder im Nierenkelch sind eine Domäne der ESWL-Therapie, sofern der Abfluß unbehindert ist. Beim über 3 cm großen sogenannten „Grenzstein" sind die Verhältnisse nicht mehr so klar. In 45 % führten Stoßwellen alleine zum Ziel, in 31 % wurden sie mit der perkutanen Nephroli-

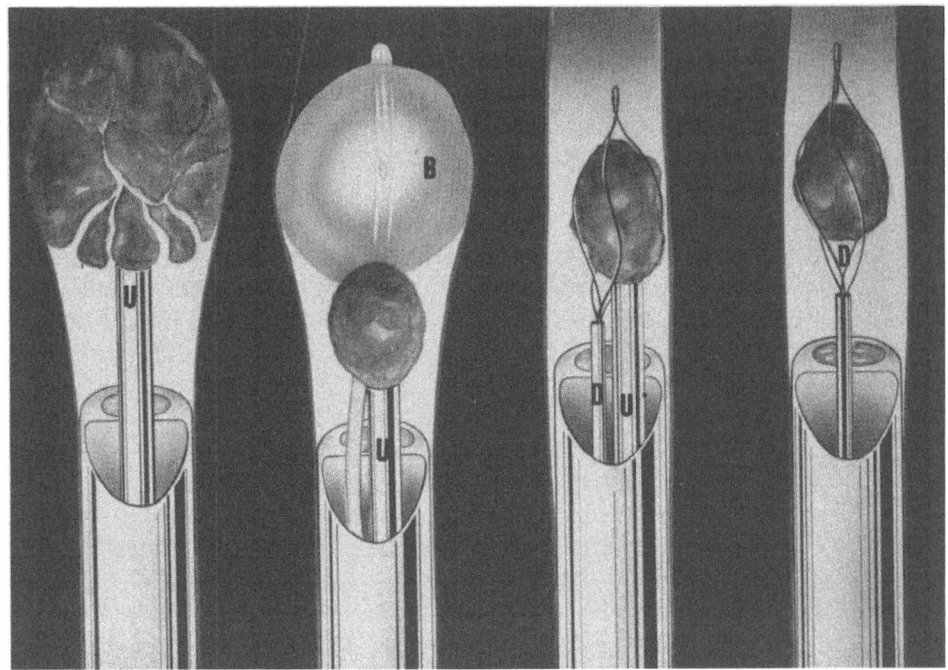

Abb. 7. Extraktionsmöglichkeiten eines Harnleitersteines mit dem Ureterorenoskop
U =Ultraschallsonde für die Zerkleinerung des Harnleitersteines
B =Ballkonkatheter, um den Harnleiterstein bei der Zerkleinerung zu fixieren
D =Dormia-Körbchen; damit kann der Harnleiterstein fixiert oder auch extrahiert werden.

tholapaxie kombiniert, in den restlichen Fällen gelang mit der perkutanen Methode allein der Erfolg. Je größer die Steinmasse, desto häufiger muß die Kombination eingesetzt werden: beim partiellen Ausgußstein in 52 %, beim kompletten Ausgußstein in 80 % der Fälle. Hierbei wird zunächst perkutan die Steinmasse verkleinert. Stoßwellen beseitigen danach die der perkutanen Technik nicht zugänglichen Partikel, nötigenfalls in mehreren Sitzungen.

Ist der Stein infiziert, muß mindestens 48 Stunden vor der Behandlung der Antibiotikaschutz einsetzen.

Als Monotherapie werden beide Verfahren (ESWL und PNL) beim kompletten Ausgußstein nur relativ selten angewandt, da dann im Normalfall mehrere Sitzungen sowie lange Operationszeiten notwendig werden.

Die perkutane Nephrolitholapaxie ist u. a. dann indiziert, wenn die Steine für die ESWL zu wenig röntgendicht oder wenn die Kelchhälse zu eng sind.

Die offen chirurgische Nierensteinentfernung

Ein offener chirurgischer Eingriff ist nurmehr bei 1–3 % der Patienten mit einer Harnsteinbildung notwendig.

Indikation für eine offen chirurgische Nierensteinoperation können sein:
Komplette Nierenbeckenkelchausgußsteine (Abb. 8), Nierensteine bei gleichzeitig

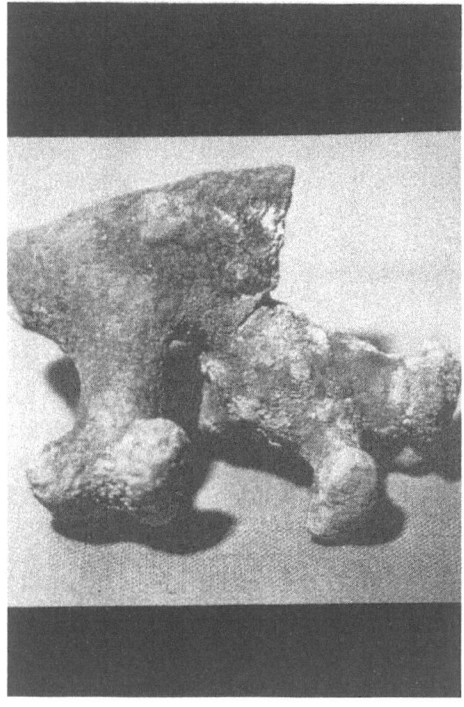

Abb. 8. Großer Nierenbeckenkelchausgußstein (Längsdurchmesser ca. 6 cm; Zusammensetzung: Magnesiumammoniumphosphat). Er wurde noch durch eine offene chirurgische Operation aus der Niere entnommen. Dieser Stein könnte heute mit einer Kombination von extrakorporaler Stoßwellenlithotripsie und perkutaner Nephrolitholapaxie entfernt werden.

bestehender Enge am Übergang des Nierenbeckens in den Harnleiter, bei Komplikationen der ESWL-, PNL- oder der URS-Therapie.

Auch die offen chirurgischen Nierensteinoperationen können heute gewebeschonend vorgenommen werden. Mit Hilfe der Doppler-Sonografie können intraoperativ größere Gefäße im Nierenparenchym lokalisiert werden, so daß ein Schnitt zwischen diesen Gefäßen relativ gewebeschonend bis auf den Nierenstein durchgeführt werden kann. Das physiologische Fibrinklebesystem ermöglicht zudem einen äußerst gewebeschonenden Wundverschluß und eine sichere Blutstillung.

Hartung und Mitarbeiter betonen, daß es bei der Wahl der Therapie des Nierenbeckenausgußsteines nicht um die Frage „des technisch Möglichen" der einzelnen Methode (ESWL, PNL oder offen chirurgisch) geht, sondern um die Frage der geringsten Nachteile für den Patienten.

Bei Verwendung des Ultraschalls zur Gefäßdarstellung und zur Steinsuche berichteten Hartung und Mitarbeiter über gute Ergebnisse bei offen chirurgischen Operationen von 56 Patienten mit Nierenbeckenkelchausgußsteinen.

Trotz der modernen Verfahren, Nieren- und Harnleitersteine schonend zu entfernen, sollte es unser primäres Ziel sein, Harnsteine zu verhindern. Ob jedoch die folgenden Anweisungen erfolgreich sind, darüber sind sich auch die Autoren nicht im klaren:

Der Gründungsrektor der Universität Jena, Johannes von Schroeter (1513–1593), erfand spezielle „Linimente", die für die Verhütung von Harnsteinen in der Nierengegend eingerieben werden. Im Anschluß daran mußte sofort eine Mixtur getrunken werden, die Bernstein, Mauerglaskraut und besten, ungefärbten Wein enthielt.

Anschrift des Verfassers:
Priv. Doz. Dr. Rudolf Pfab
Urologische Klinik und Poliklinik
der Technischen Universität
Klinikum rechts der Isar
Ismaninger Straße 22
8000 München 80

Die physiologische Gewebeklebung mit Fibrin – Prinzip, Einsatzgebiete, Klebetechniken, Kosten und Nutzen

J. Odar

Walldorf

Am 19. Dezember 1973 traten an der Universitätsklinik in Wien während einer Herzoperation mit extrakorporaler Zirkulation (Herz-Lungenmaschine) massive Blutungen aus einer Gefäßprothese auf. Die Gerinnung war gestört – chirurgische Maßnahmen versagten. Der Patient schien dem Tod geweiht. Da erinnerte sich einer der Ärzte daran, daß im selben Krankenhaus jemand mit „Fibrinkleber" experimentierte. Dieser Fibrinkleber war angeblich in der Lage, Gewebe zu vereinigen und Blut zu stillen. In höchster Not rief man die Forscher und bat sie den „Kleber" mitzubringen, um ihn als letzten Versuch zur Blutstillung einzusetzen. Tatsächlich gelang es damit die Prothese abzudichten, der Patient konnte gerettet werden. Mit diesem beeindruckenden Ergebnis begann die „physiologische Gewebeklebung" in der Klinik (12).

Der natürliche Wundverschluß und das physiologische Prinzip der Fibrinklebung

Bei Verletzungen verschließt der menschliche Körper die Wunde zunächst durch Kontraktion der Blutgefäße, mit Hilfe der Blutplättchen und der Blutgerinnung: Im Wundgebiet entsteht Thrombin, das die Umwandlung des Eiweißstoffes Fibrinogen zu Fibrin bewirkt. Dieses Fibrin besteht aus einem Netz feinster Fasern, in das sich Blutkörperchen einlagern (Abb. 1a). Es entsteht ein Blutgerinnsel, das die Blutstillung bewirkt und die Wundflächen „verklebt". Im Zuge der Wundheilung wird das Gerinnsel wieder abgebaut und zum dauerhaften Wundverschluß durch Gewebe ersetzt.

Schon seit den ersten genaueren Erkenntnissen über die Blutgerinnung durch den Wiener Morawitz gab es daher immer wieder Versuche, mit natürlichen Blutbestandteilen zu kleben. Grey stellte 1915 steriles Fibrin aus Schafsblut her und verwendete es zur Blutstillung bei neurochirurgischen Operationen an Hund und Katze. Harvey verwendete 1916 Fibrintampos bzw. dünne Fibrinplättchen zur Blutstillung an parenchymatösen Organen. 1940 berichteten Young und Medawar über die Klebung durchtrennter Nerven mittels Hühnerplasma im Tierexperiment, und 1944 setzte Cronkite isoliertes Fibrinogen bei Hauttransplantationen zur Behandlung von Verbrennungswunden bei 8 Patienten ein.

Der durchschlagende Erfolg blieb jedoch all diesen Ansätzen versagt, da die für eine ausreichende Klebekraft notwendige hohe Konzentration der Kleberkomponenten

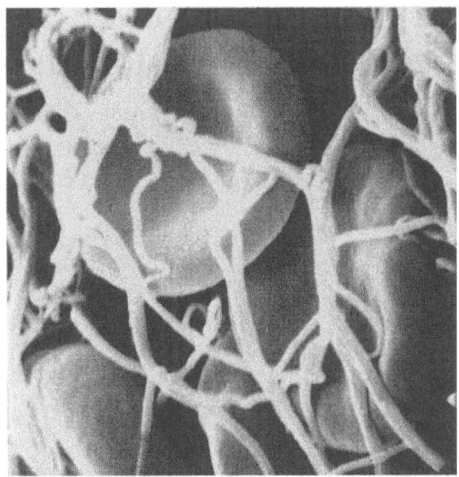

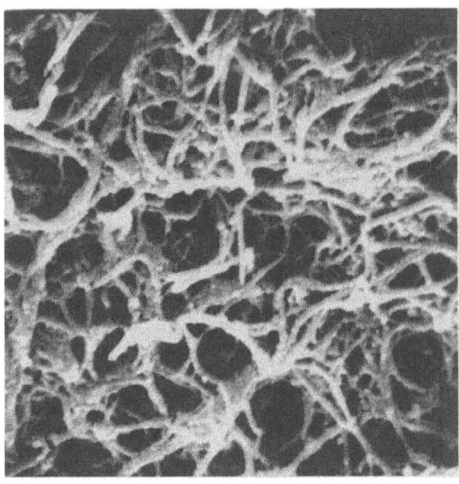

Abb. 1a. Elektronenmikroskopische Aufnahme eines natürlichen Blutgerinnsels. In das Fibrinfasernetz werden Blutkörperchen (im Bild Erythrozyten) eingelagert.

Abb. 1b. Verfestigter physiologischer Fibrinkleber (Tissucol, Fa. Immuno). Die Fibrinfasern weisen die gleiche Struktur wie im natürlichen Blutgerinnsel auf, sie liegen jedoch wesentlich dichter zusammen. Dadurch kommt es zur ausgezeichneten Fähigkeit zur Blutstillung und Gewebeklebung.

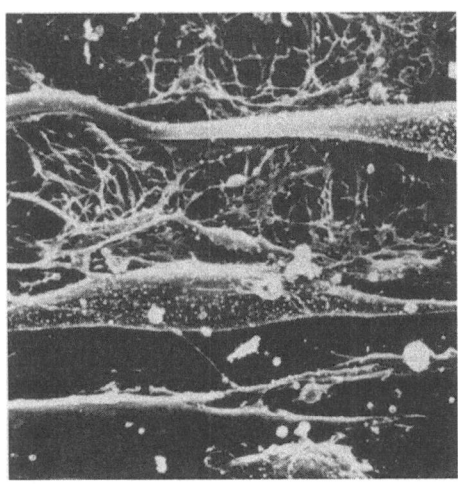

Abb. 1c. Nach dem Wundverschluß mit Fibrinkleber sprossen – wie bei einem natürlichen Blutgerinnsel – Fibroblasten ein. Die Fibrinfasern übernehmen dabei die Funktion einer Leitschiene. Das Fibrinnetz wird wieder abgebaut und durch Gewebe ersetzt.
(1a, b Vergrößerung: x 10.000, Foto: H. Genz, H. Metzger, Universitätsfrauenklinik Essen).
(1c Vergrößerung: x 6.000, Foto: G. Schlag, H. Redl. Ludwig-Boltzmann-Institut für Experimentelle Chirurgie in Wien).

nicht erreicht werden konnte. Große Hoffnungen wurden daher nach Entdeckung der Cyanoacrylate (1959 durch Coover u.a.) auf synthetische Kleber gesetzt. Diese erreichten zwar eine sehr hohe Klebekraft, erfüllten jedoch wegen schlechter Gewebeverträglichkeit und mangelnder Elastizität nicht die Erwartungen.

Als entscheidende Kriterien für Gewebekleber kristallisierten sich daher folgende Eigenschaften heraus:
● gute Gewebeverträglichkeit
● ungestörte Wundheilung

- Resorbierbarkeit
- hohe Elastizität
- Klebefähigkeit auch im feuchten Milieu
- möglichst hohe Reißfestigkeit.

Erst die in den 70iger Jahren entwickelte Fibrinklebung konnte diese Anforderungen weitgehend erfüllen. Wohl die wichtigste Voraussetzung war dabei die Verwirklichung physiologischer Prinzipien:

Die beiden Kleberkomponenten werden aus Plasma hergestellt. Wie bei der natürlichen Blutgerinnung wird bei der Klebung Fibrinogen – jedoch in ca. 30fach höherer Konzentration – in Fibrin umgesetzt. Das entstehende dichte Fibrinnetz (Abb. 1b) hat einerseits ausgezeichnete Fähigkeiten zur Blutstillung und Gewebeklebung, andererseits weist es eine gute Reißfestigkeit und Elastizität auf. Nach dem Wundverschluß mit Fibrinkleber ist die einsetzende Wundheilung durch die Einsprossung von Fibroblasten in das Wundgebiet gekennzeichnet. Die Fibrinfasern übernehmen dabei wie bei einem natürlichen Blutgerinnsel die Funktion einer Leitschiene (Abb. 1c). Während des Wundheilungsvorgangs setzt – entsprechend den Vorgängen bei körpereigenen Blutgerinnseln – der Abbau des Fibrinnetzes ein. Es wird schließlich vollkommen durch Gewebe ersetzt.

Die Zell- und Gewebeverträglichkeit, die Resorbierbarkeit und die Förderung der Wundheilung sind daher die wichtigsten Eigenschaften der physiologischen Fibrinklebung (11).

Therapeutische Möglichkeiten und Einsatzgebiete

Aufgrund der physiologischen Eigenschaften hat die Fibrinklebung in operativen Fächern, aber auch in der Endoskopie und in der inneren Medizin zahlreiche neue Möglichkeiten der Behandlung eröffnet (1, 6, 7, 8, 11, 12, 15). Die Erfahrungen und Studien wurden in über 2.000 Publikationen beschrieben. Einsatzgebiete und Vorteile der Fibrinklebung werden auch in den Beiträgen dieses Buches (F. Bäumer: Hautklebungen, W. Elies: Fibrinklebung in der HNO-Heilkunde, P. Knöringer: Fibrinknochenmehlverbund, W. L. Mang: Fibrinklebung bei Biofacelifting, bei Lid- und Nasenkorrekturen und der Hautabschleifung, H. Weerda: Fibrinklebung bei der Rekonstruktion von Ohrmuscheln, A. Haverich: Blutstillung in der Herzchirurgie, R. Pfab: Nierenparenchymversiegelung und H. Groitl: Endoskopische Fibrinklebung) beschrieben.

Im wesentlichen können jedoch alle Anwendungsbereiche – neben der grundsätzlichen Unterstützung der Wundheilung – auf die Gewebeklebung, Wundversiegelung und Abdichtung oder die Blutstillung zurückgeführt werden.

Gewebeklebung und Versiegelung

Die Fibrinklebung ist sehr *gewebeschonend*. Die Einsparung von Nähten führt zu einer geringeren Narbenbildung. Damit wird möglichst viel funktionelles Gewebe, z.B. der Leber, erhalten. Die Abb. 2 zeigt die deutlichen Unterschiede nach Wundversorgung mit Fibrinkleber einerseits und Nahtmaterial andererseits. In mechanisch wenig belaste-

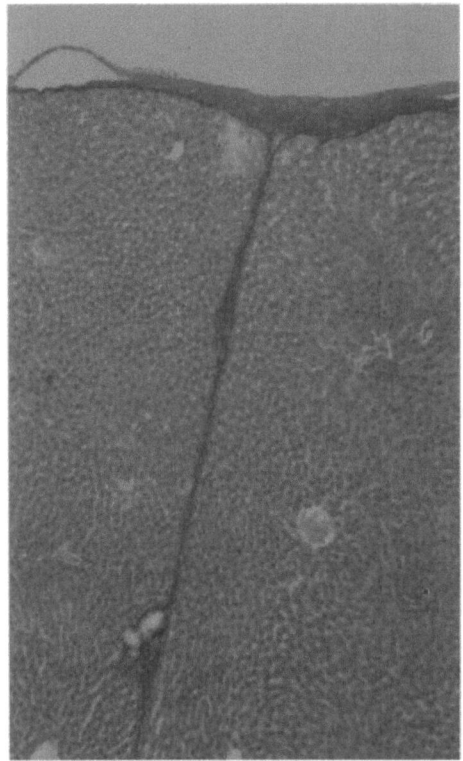 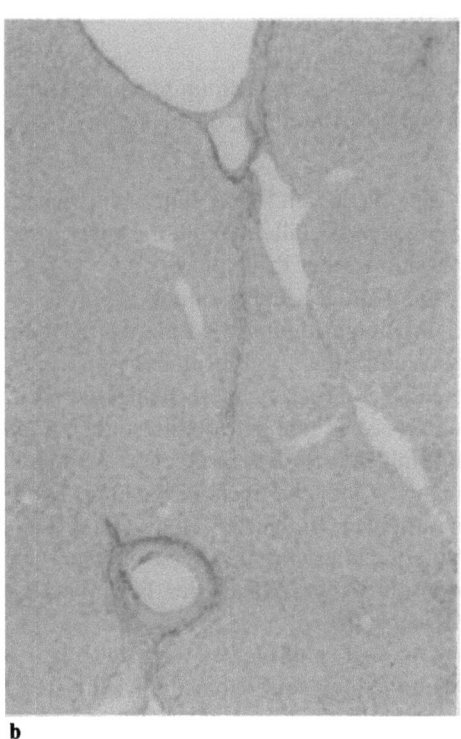

b

a

Abb. 2a und 2b. Versorgung eines 2 cm langen Traumas an der Rattenleber mit Fibrinkleber: Das mikroskopische Bild zeigt nach 8 Wochen im Bereich der Klebung nur noch eine feine bindegewebige Narbenbildung. Das umliegende Gewebe ist voll funktionsfähig (a). Acht Wochen nach Naht besteht eine ausgedehnte bindegewebige Reaktion um das eingebrachte Nahtmaterial. Fremdkörperriesenzellen sind erkennbar. (b).
(Foto: Prof. Dr. H.-J. Eisenhardt, Evang. Johannes-Krankenhaus, Bielefeld)

ten Bereichen, z.B. bei Hauttransplantationen, sind Nähte manchmal vollkommen entbehrlich. Dies führt zu einer erheblichen Verkürzung der Operationszeit. Auch bei der Fixierung von Knorpel-Knochenfragmenten kann oft auf Osteosynthesematerial wie Nägel oder Schrauben verzichtet und so eine weitere Schädigung der Gelenkfläche vermieden werden.

Bei stark belasteten Nahtreihen dient die Fibrinklebung der zusätzlichen Sicherung. Es wird damit sofort ein *gas- und flüssigkeitsdichter Verschluß* erreicht. Besondere Vorteile bietet die Fibrinklebung jedoch, wenn bei einem schwer zugänglichen Operationsgebiet, z.B. bei Eingriffen in der Neurochirurgie oder HNO, die Gewebevereinigung durch Nähte erschwert oder unmöglich ist.

Blutstillung

Da bei der Fibrinklebung die letzte Phase der Gerinnung nachvollzogen wird, ist diese Methode besonders dann zur lokalen Blutstillung geeignet, wenn die körpereigene

Blutstillung gestört ist. Große Bedeutung hat die Fibrinklebung daher bei der Vorsorgung von unfall- und operationsbedingten Verletzungen und Blutungen bei Menschen mit Blutgerinnungsstörungen erlangt, z.B. bei Blutern oder Patienten, die zur Thromboseversorgung dauerhaft mit gerinnungshemmenden Substanzen wie Marcumar behandelt werden.

Auch bei flächenhaften Sickerblutungen gestaltet sich die Blutstillung oft schwierig, besonders wenn es sich um schwer nähbare Gewebe oder Organe, wie z.B. Milz, Leber, Lunge, Niere oder Bauchspeicheldrüse handelt.

Der Klebevorgang und neue Applikationstechniken

Die praktische Durchführung der Fibrinklebung ist ähnlich wie bei technischen Zweikomponentenklebern. Es werden hochkonzentriertes Fibrinogen (Komponente 1) und eine Thrombinlösung (Komponente 2) auf die Wundfläche aufgetragen. In kurzer Zeit entsteht das weißliche, natürlich strukturierte Fibrin (Abb. 3).

Die Vielfalt der Einsatzmöglichkeiten machte die Entwicklung spezieller Applikationsgeräte notwendig. So ermöglicht beim routinemäßigen Einsatz eine Doppelspritze (Duploject) mit Ansatzstück und Mischkanüle das gleichzeitige Auftragen und eine gute Durchmischung der Komponenten (siehe Beitrag Mang, Abb. 20 c, S. 158 und Beitrag Knöringer, Abb. 4e, S. 198). Große Wundflächen, z.B. bei Hauttransplantationen können mit Hilfe eines Sprühgerätes (Tissomat und Sprühkopf) schnell und gleichmäßig dünn mit Fibrinkleber beschichtet werden (siehe Beitrag Mang, Abb. 10, S. 144, 18b, S. 155).

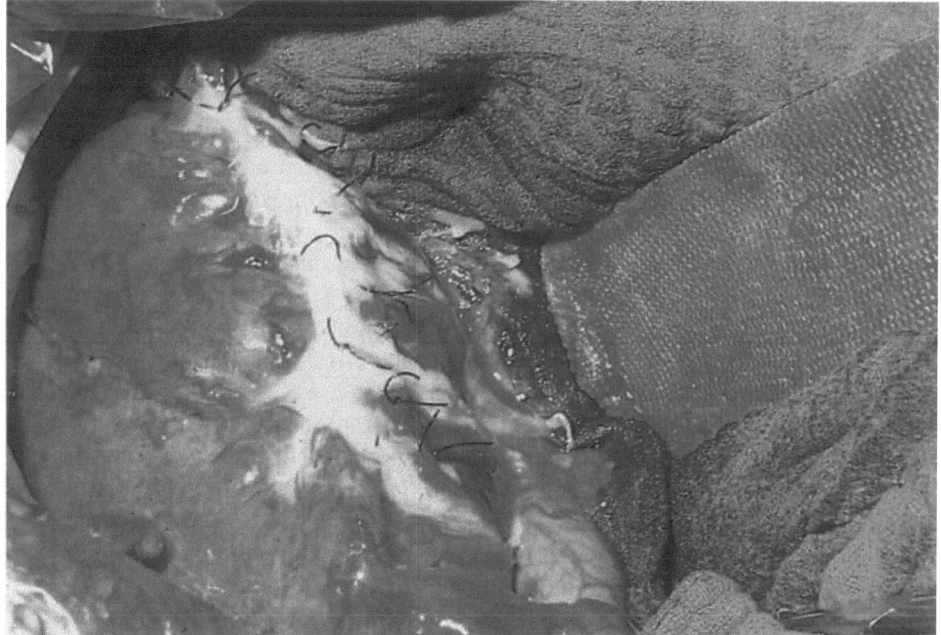

Abb. 3. Weißlicher verfestigter Fibrinkleber (Tissucol, Fa. Immuno) nach Blutstillung auf einer Leberresektionsfläche. (Foto: Prof. Dr. H.-J. Eisenhardt, Evang. Johannes-Krankenhaus, Bielefeld)

Für schwer zugängliche Operationsgebiete wird heute ein Sprühkatheter mit Form-draht verwendet, bei der endoskopischen Fibrinklebung kommen mehrlumige Katheter zum punktuellen Auftragen (siehe Beitrag Groitl, Abb. 18, S. 56), zum Sprühen oder – unter besonderen Voraussetzungen – zur Injektion ins Gewebe zur Anwendung.

Auch die Kombination mit anderen Materialien, wie z.B. Kollagenvlies zur flächen-haften Blutstillung (siehe Beitrag Pfab, Abb. 5, S. 71), Dacron Patches, lyophilisierter Dura, Knochenmehl (siehe Beitrag Knöringer, Abb. 4, S. 198), Hydroxylapatit oder Antibiotika ist möglich.

Fibrinklebung – ein Beitrag zur Kostensenkung durch therapeutischen Fortschritt!

Die therapeutische Wirksamkeit des Fibrinklebers steht außer Zweifel, dennoch ergibt sich bei den – schon durch das Ausgangsmaterial Plasma bedingten – relativ hohen Präparatekosten des Fibrinklebers die Frage, ob der therapeutische Nutzen die Kosten rechtfertigt oder sogar einen Beitrag zur Kostensenkung leisten kann.

Bei einer Kosten-Nutzen-Betrachtung sollten nicht nur die unmittelbaren Präparate-kosten, sondern auch Überlegungen Berücksichtigung finden, ob durch den Einsatz eines Medikaments an anderer Stelle Kosten gespart werden können. Hier kommen z.B. der Wegfall anderer Präparatekosten, die Senkung der sehr kostspieligen Kompli-kationsraten, die mit der Verkürzung der Operationszeiten verbundenen geringeren Personalkosten oder die Vermeidung und Verkürzung von Krankenhausaufenthalten in Frage.

Volkswirtschaftlich gesehen, spielen auch die Erhaltung der Arbeitskraft oder die Verkürzung von Ausfallzeiten eine Rolle. Durch den Einsatz eines Medikamentes können daher die verschiedensten Interessengruppen – der Patient, Krankenkasse, Krankenhausträger, Arbeitgeber – oder aus übergeordneten Gesichtspunkten – die Volkswirtschaft betroffen sein. Trotz der notwendigen Abwägung der Kosten-Nutzen-Aspekte sollte dennoch das primäre Ziel der Medizin immer im Vordergrund stehen: Menschen von einer Krankheit zu befreien oder diese zumindest erträglicher zu machen.

Wenn ein Medikament verschiedene Einsatzmöglichkeiten hat, so müßte bei einer „objektiven Kosten-Nutzen-Betrachtung" jede einzelne für sich von verschiedenen Gesichtspunkten her geprüft und bewertet werden. Eine wichtige Hilfe dafür können klinische Studien sein. Von den zahlreichen Anwendungsmöglichkeiten der Fibrinkle-bung sind nur wenige in prospektiven vergleichenden Studien geprüft worden – zu eindeutig waren die während und nach der Operation beobachteten Vorteile. Studien wären schon deswegen aus ethischen Gründen nicht vertretbar gewesen.

Im Rahmen der Zulassung des Fibrinklebers in den USA wurde eine Studie an mehreren Kliniken zur Überprüfung der Effektivität der Fibrinklebung bei der Blutstil-lung in der Herzchirurgie durchgeführt. Es zeigte sich, daß die Erfolgsrate bei der Blutstillung mit Fibrinkleber 92,6 % betrug, herkömmliche lokale Blutstillungssubstan-zen jedoch nur in 12,4 % der Fälle innerhalb von 5 Minuten zum Erfolg führten. Der Blutverlust konnte in der Gruppe mit Fibrinklebung signifikant gesenkt werden. Auch die Reoperationsrate (Resternotomie) sank von 10 % auf 5,6 % (10).

Neben dem enormen therapeutischen Nutzen wird hier auch sofort der wirtschaftliche Nutzen für die Krankenkassen sichtbar, da allein die Kosten für eine Reoperation und den verlängerten Krankenhausaufenthalt ca. 15.000–20.000 DM betragen würden.

Auch bei der Blutstillung nach Zahnextraktion bei Patienten mit angeborenen und erworbenen Blutgerinnungsstörungen (Bluter, bzw. Antikoagulantien-Patienten), konnte die Fibrinklebung nicht nur das Risiko für die Patienten, sondern auch die Kosten für die Krankenkassen erheblich senken. Durch die effektive lokale Blutstillung mit Fibrinkleber konnte auf die Substitution von Gerinnungsfaktoren wie z.B. Faktor VIII oder Faktor IX (diese Faktoren fehlen den Blutern) zum größten Teil oder ganz verzichtet werden.

Die Kosten *einer* Behandlung mit Zahnextraktionen konnten durch Einsparung an sehr teuren Faktorenkonzentraten durch den Fibrinkleber um durchschnittlich 17.000,-- DM gesenkt werden (4, 14). Die kostensparende Bedeutung wird noch deutlicher, wenn man überlegt, daß in der Bundesrepublik mehrere tausend Bluter leben, bei denen im Laufe des Lebens mehrfach Zahnextraktionen durchgeführt werden.

Eigentlich nicht in Geld zu messen ist die Bedeutung, die Transplantatnieren für ihre Empfänger haben. So können sie oft erst nach Jahren des Leidens und Wartens nach einer Nierentransplantation wieder normal leben.

In ca. 3,7 % der Fälle treten jedoch innerhalb von 2 Wochen nach der Transplantation an der Niere Rupturen auf. Die Niere ist dann in der Regel vergrößert – manchmal auch auf das 3–4fache – und äußerst verletzlich. Nähte schneiden schon unter leichtem Zug durch das Nierengewebe und vergrößern damit die Wundfläche. Erst durch die Anwendung des Fibrinklebers konnte eine gewebeschonende Blutstillung erreicht und damit Transplantatnieren gerettet werden (3).

Bei einer Kosten-Nutzen-Betrachtung müßten hier nach dem Verlust der Niere die Kosten für die Dialysebehandlung (bei durchschnittlich zweijähriger Wartezeit auf eine neue Niere mehr als 150.000,-- DM den Kosten des Fibrinklebers (ca. 700,-- DM) gegenübergestellt werden.

Der therapeutische Nutzen steht auch bei folgendem Beispiel im Vordergrund. Als massive Nebenwirkung einer Chemotherapie traten bei einem 16jährigen Mädchen massive Blutungen aus der Harnblasenschleimhaut auf (9). Die Patientin wurde stationär aufgenommen, es wurde Bettruhe verordnet und der Blutverlust durch Transfusion ausgeglichen. Zeitweise war das Mädchen mit einem Blasenkatheter versorgt, über den regelmäßige Spülungen vorgenommen wurden. Da keine Besserung eintrat, mußte der Harn eine zeitlang über Katheter direkt aus der Niere abgeleitet werden. Die übliche Therapie versagte jedoch, von anderen Therapiemöglichkeiten wurde wegen möglicher starker Nebenwirkungen wie Vernarbung der Blasenschleimhaut oder Verschluß des Harnleiters abgesehen.

Angeregt durch die in einigen Arbeiten beschriebene wundheilungsfördernde Wirkung des Fibrinklebers und tierexperimentelle Arbeiten mit Fibrinkleber an der Blasenschleimhaut, unternahm Müller-Mattheis einen Therapieversuch mit Fibrinkleber. Über ein Cystoskop (Endoskop für die Blase) und Sprühkatheter wurde in die aufgeblasene Harnblase Fibrinkleber auf die Blasenschleimhaut gesprüht. Zum Ablassen der Luft aus der Harnblase während der Fibrinklebung war ein kurzfristiges Unterbrechen des Sprühvorganges notwendig.

Schon nach der 2. Behandlung trat eine erhebliche Befundbesserung ein. Der Urin war nur noch minimal rötlich gefärbt, nach ca. 1 Woche stand die Blutung vollkommen. Als wichtigste Vorteile der Fibrinklebung wurden der schnell erzielte therapeutische Erfolg und die vollkommene Nebenwirkungsfreiheit hervorgehoben.

Die Allgemeinsituation des Mädchens vor der Fibrinkleberbehandlung war äußerst schlecht, und die Kosten waren hoch (Liegekosten über 2 Monate: ca. 22.000,-- DM, Kosten für Transfusionen, z.B. Erythrozytenkonzentrate: ca. 10.000,-- DM). Die Therapie mit Fibrinkleber (insgesamt ca. 5 ml = 700,-- DM) führte zu einer kompletten dauerhaften Abheilung, die Harnblase und ihre Funktion konnte erhalten werden. Wenngleich hier der Therapieerfolg absolut im Vordergrund steht, so konnten mit Fibrinkleber auch erhebliche Kosten für die Gemeinschaft der Versicherten gespart werden.

Diese Feststellung kann auch für Patienten zutreffen, bei denen nach Operationen am Verdauungstrakt (z.B. nach Entfernung des Magens) die Nahtreihen undicht wurden (Anastomoseninsuffizienz; postoperative Fisteln). Diese gefährliche Komplikation führt nicht selten zu Reoperationen oder zu langwierigen Krankenhausaufenthalten. (Siehe auch den Beitrag Groitl, S. 55). So werden in der Literatur Fälle beschrieben (7), bei denen trotz Reoperation (Kosten ca. 4.000,-- DM) und über 7monatiger Liegezeit (Kosten über 50.000,-- DM) keine Abheilung erfolgte. Erst die mehrfache endoskopische Fibrinklebung (10 ml = ca. 1.300,-- DM) führte zur Gesundung.

Manchmal scheinen die Kosten einer Behandlung, bei denen teure Präparate vermieden werden und dennoch der gleiche therapeutische Erfolg erzielt wird, auf alle Fälle niedriger zu liegen. Eine Komplikation, die nach neurochirurgischer Versorgung von schweren Schädel- Hirntraumen auftreten kann, ist das Entstehen von subkutanen Liquorfisteln. (Unter der Haut entsteht durch Austritt von Hirnwasser aus dem Operationsgebiet ein mit Hirnwasser gefüllter Hohlraum). Solche Liquorfisteln können einfach punktiert werden (minimale Materialkosten; 1 Woche zusätzlicher Krankenhausaufenthalt in der Neurochirurgie: ca. 5.000,-- DM). Manchmal wird auch eine Drainage gelegt (zusätzliche Krankenhausaufenthaltskosten: ca. 7.000,-- DM). Eine erneute Operation – sie wird erst nach erfolgloser Behandlung mit oben genannten Methoden durchgeführt – bringt allein durch verlängerte Liegezeiten zusätzliche Kosten in Höhe von ca. 6.000,-- DM. Eine Methode, die zunächst wegen der hohen Präparatekosten sehr teuer zu sein scheint, ist die perkutane Fibrinklebung (5). Dabei wird das Hirnwasser abgesaugt und anschließend mit einer Kanüle der Fibrinkleber (ca. 4 ml; Kosten ca. 560,-- DM) durch die Haut appliziert. Damit wird ein sofortiges Abdichten der Fistel erreicht. Die Behandlung kann entweder ambulant erfolgen (Gesamtkosten ca. 700,-- DM) oder in der Klinik (4 Tage Pflegesatzkosten: ca. 2.800,-- DM).

Dieses Beispiel zeigt eindrucksvoll, daß, trotz relativ hoher Präparatekosten für den Fibrinkleber, diese Methode bei Berücksichtigung von Liegekosten doch am günstigsten ist.

Daß der Patient auch schneller gesund und wieder arbeitsfähig ist (volkswirtschaftlicher Vorteil), ist in diesem Beispiel nur ein willkommener „Nebeneffekt".

Oft sichert die Kombination verschiedener Methoden den therapeutischen Erfolg und senkt gleichzeitig die Kosten. So kann z.B. bei Versorgung von parenchymatösen Organen (z.B. Leber-, Milz und Nierenrupturen) manchmal die alleinige Anwendung des Infrarotkoagulators (Anschaffungskosten ca. 2.500,-- DM) die Blutstillung bewirken, nicht selten führt aber erst die gezielte Kombination mit Fibrinkleber zum Erfolg. Hier wäre die alleinige Anwendung des Fibrinklebers zwar ebenfalls erfolgreich und außerdem gewebeschonender, die Gesamtkosten der kombinierten Anwendung sind aber niedriger (13).

Bei besonderen Situationen, z.B. wenn die Blutstillung in der Nähe von größeren Blutgefäßen durchgeführt werden muß, wäre jedoch die Gewebeschädigung durch den Infrarotkoagulator zu gefährlich, so daß hier die gewebeschonende physiologische Wundversorgung mit Fibrinkleber auf alle Fälle vorzuziehen ist.

Die sorgfältige Abwägung des therapeutischen Nutzen von Methoden oder Präparaten und von anfallenden Kosten bleibt eine wichtige Aufgabe des Arztes bei den Bestrebungen zur Kostensenkung. Die Fibrinklebung leistet dazu in vielfältiger Weise – z.B. durch neue therapeutische Möglichkeiten, Senkung von Komplikationsraten, Verkürzung der Operations- und Krankenhausliegezeiten – ihren Beitrag.

Resümée

Die auf physiologische Prinzipien beruhende Fibrinklebung hat bei der Wundversorgung, Gewebeklebung und Blutstillung entscheidende therapeutische Fortschritte gebracht.

Die Entwicklung neuer Applikationstechniken, wie zB. die endoskopische Fibrinklebung mittels spezieller Katheter eröffnet, zusätzlich neue Einsatzgebiete.

Die überlegtem Einsatz leistet die Fibrinklebung einen erheblichen Beitrag zur Kostensenkung.

Literatur

1. Bauer HG, Vogt-Moykopf I (1987) Fibrinklebung bei Thoraxerkrankungen und in der Thoraxchirurgie. Steinkopff, Darmstadt
2. Cotta H, Braun A (1982) Fibrinklebung in Orthopädie und Traumatologie. Thieme Stuttgart
3. Hanke P, Knöner M, Bickeboller R, Brox G, Weber W (1985) Nierentransplantatruptur. Fibrinklebung in der Urologie, 41–52. Springer, Berlin Heidelberg New York Tokyo
4. Keresztesi K, Wutka P (1979) Neue Methoden der Blutstillung nach Zahnextraktionen bei Blutgerinnungsstörungen. Zahnärztliche Praxis 2: 52–58
5. Knöringer P (1985) Perkutane Fibrinklebung bei subkutanen Liquorfisteln nach Operationen am Gehirn und Rückenmark. Zbl Neurochir 46: 256–262
6. Kubli F, Schmidt W, Gauwerky J (1987) Fibrinklebung in der Frauenheilkunde und Geburtshilfe. Springer, Berlin Heidelberg New York Tokyo
7. Manegold BC, Jung M (1989) Fibrinklebung in der Endoskopie. Springer, Berlin Heidelberg New York Tokyo
8. Melchior H (1985) Fibrinklebung in der Urologie. Springer Berlin Heidelberg New York Tokyo
9. Müller-Mattheis V, Jürgens H, Göbel U, Ackermann R (1988) Humaner Fibrinkleber als neues Therapiekonzept bei Cyclophosphamidinduzierter Zystitis und Makrohämaturie. Klin Pädiatr 200: 274–278
10. Rousou J, Levitsky S, Gonzalez-Lavin L, Cosgrove D, Magilligan D, Weldon C, Hiebert C, Hess P, Joyce L, Bergsland J, Gazzaniga A (1989) Randomized clinical trial of fibrin sealant in patients undergoing resternotomy or reoperation after cardiac operations. J Thorac Cardiovasc Surg 97: 194–203
11. Schlag G, Redl H (1986) Fibrin Sealant in Operative Medicine
    Vol. 1 Otorhinolaryngology.
    Vol. 2 Ophtalmology-Neurosurgery.
    Vol. 3 Gynaecology and Obstetrics – Urology.
    Vol. 4 Plastic-Surgery – Maxillofacial and Dental Surgery.
    Vol. 5 Thoracic and Cardiovascular Surgery.
    Vol. 6 General Abdominal Surgery.
    Vol. 7 Traumatology and Orthopaedics.
    Springer, Berlin Heidelberg New York Tokyo

12. Spängler H-P, Braun F (1983) Fibrinklebung in der operativen Medizin. Edition Medizin
13. Trede M, Raute M (1988) Übernähungen, Anastomosen- und Drainage-Techniken an der Leber. Chirurg 59: 805–814
14. Wefers H, Körbner I, Arends P, Sutor AH (1981) Zahnärztliche- chirurgische Eingriffe bei Hämophilie, v. Willebrand-Jürgens-Syndrom und Thrombozytenfunktionsstörungen unter Verwendung von Fibrinkleber und DDAVP. Deutsche Z. Mund-Kiefer-Gesichts-Chir. 5: 311–317
15. Zellner PR (1988) Fibrinklebung in der Verbrennungschirurgie – Plastischen Chirurgie. Springer, Berlin Heidelberg New York Tokyo

Anschrift des Verfassers:
Dr. J. Odar
Banatstraße 2a
6909 Walldorf

Moderne bildgebende Verfahren in der Neurochirurgie – Funktionsweise, Einsatzgebiete, Nutzen

P. Knöringer

Neurochirurgische Abteilung der Universität Ulm (Direktor: Prof. Dr. med. K. Schmidt) Bezirkskrankenhaus Günzburg

Die Notwendigkeit bildgebender Verfahren

Am 9. Juni 1887 entfernte der Londoner Chirurg Horsley bei einem angesehenen Kaufmann namens Gilbey einen gutartigen Rückenmarkstumor (Meningeom) im Bereich der Brustwirbelsäule. Der Tumor war vorher durch den Neurologen Gowers diagnostiziert worden. Dieser lokalisierte die Geschwulst aufgrund einer eingehenden neurologischen Untersuchung zwischen dem 5. und 6. Brustwirbel. Als Horsley bei der Operation den Wirbelbogen des 5. und 6. Brustwirbels entfernte und die Rückenmarkshaut eröffnete, war in diesem Bereich kein Tumor vorhanden. Er suchte nach unten, indem er den 7. Brustwirbelbogen fortnahm, und ging dann nach oben vor. Als er den 4. Brustwirbelbogen entfernt hatte, wurde der mandelgroße Tumor sichtbar und konnte schließlich entfernt werden.

Dieses Beispiel belegt, das selbst ein erfahrener Arzt nicht immer in der Lage ist, durch die Untersuchung allein die Höhe eines Rückenmarks-Tumors ausreichend genau festlegen zu können. Als später anläßlich weiterer Operationen an Gehirn und Rückenmark ähnliche Unsicherheitsfaktoren offenkundig wurden, die den Eingriff unnötig erschwerten oder ungünstig enden ließen, verstärkte sich vor allen bei den Skeptikern der Zweifel am Wert einer ausschließlich auf neurologische Befunde aufgebauten Diagnose von Lokalisation, Ausdehnung und Art eines krankhaften Prozesses. Die Notwendigkeit objektive Kriterien zu finden, um die klinische Diagnose überprüfen zu können, war erkannt. Dies schien eminent wichtig, um einerseits die Eingriffe gezielter und damit sicherer zu gestalten und andererseits solche Fälle, die keinerlei Aussicht auf Erfolg erwarten ließen, von vornherein von einer Operation ausschließen zu können. Nur bildgebende Verfahren konnten hierzu die notwendige Sicherheit liefern. Mit der Entdeckung der Röntgenstrahlen durch den Würzburger Physiker K. W. Röntgen im Jahre 1895 wurde in dieser Richtung der erste und wichtigste Schritt getan. Die sich rasch ausbreitende Röntgendiagnostik fand zwar bald auch in der Neurochirurgie Eingang, doch erst als Dandy 1918 ein Kontrastverfahren, die Pneumenzephalographie (siehe auch S. 87), entwickeln konnte, war es möglich geworden, verschiedene krankhafte Veränderungen des Gehirns bildlich darzustellen. Von da an wurden in rascher Folge weitere bildgebende Verfahren hinzugewonnen, womit nicht nur der diagnostische, sondern auch der operative Fortschritt des neuen Fachs beflügelt wurde.

Röntgenleerdiagnostik

Die Entdeckung der Röntgenstrahlen durch den Würzburger Physiker K. W. Röntgen im Jahre 1895 stellt einen wichtigen Meilenstein in der Geschichte der Medizin dar, indem nunmehr ein erstes bildgebendes Verfahren mittels Röntgenröhre und Röntgenfilm entwickelt werden konnte.

Röntgenstrahlen sind elektromagnetische Wellen, die entstehen, wenn Kathodenstrahlen (schnell fliegende Elektronen) auf Hindernisse wie Metalle auftreffen (Abb. 1). Die kinetische Energie der Elektronen wird dabei in Strahlenenergie umgewandelt. Aufgrund ihrer kleinen Wellenlänge können Röntgenstrahlen den menschlichen Körper durchdringen. Bei der Körperpassage erfolgt durch Teilabsorption eine Schwächung. Da der Grad der Schwächung je nach Art des durchdrungenen Gewebes unterschiedlich ist und diese Strahlen fotochemisch wirksam sind, kann durch die verschieden starke Schwärzung eines Films ein Summationsbild des durchdrungenen Körpers gewonnen werden. Diese Röntgennativ- oder Röntgenleerdiagnostik stellt auch heute noch ein außerordentlich wichtiges und häufig angewandtes bildgebendes Verfahren dar. Vor allem Veränderungen am Knochen lassen sich hiermit schnell, zuverlässig und einfach darstellen. Am Schädel sind dies verletzungsbedingte Veränderungen wie z. B. Spalt-, Berstungs-, Impressionsfrakturen (siehe auch Beitrag Knöringer: „Die Entwicklung der Neurochirurgie und neue therapeutische Möglichkeiten", Abb. 4c) und eingedrungene Fremdkörper oder tumorbedingte Knochenneubildung.

Auch entzündliche Veränderungen wie Stirnhöhlenverschattung bei Stirnhöhleneiterung oder Osteomyelitiden (Knocheneiterungen) können sichtbar gemacht werden. Ein weiteres Gebiet für die Röntgenleerdiagnostik stellen Fehlbildungen wie z. B. der Lückenschädel dar. Gelegentlich geben sich innerhalb der Schädelhöhle gelegene Prozesse zu erkennen, wenn sie zu krankhafter Verkalkung geführt oder eine röntgen-

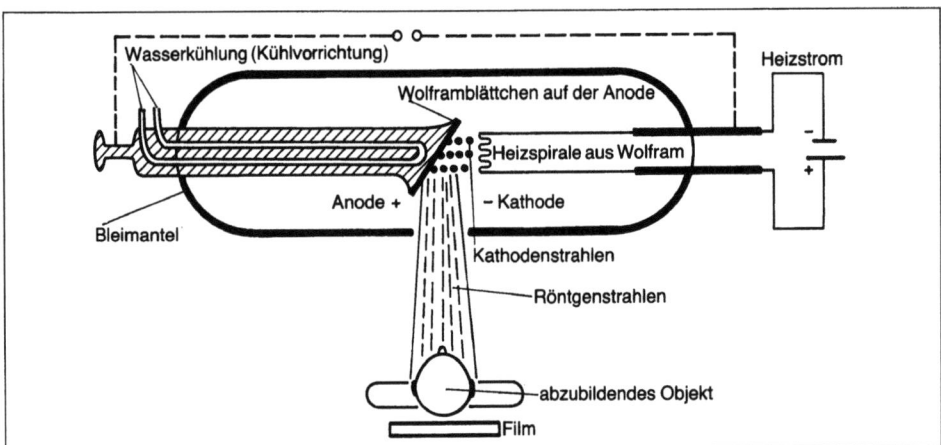

Abb. 1. Prinzip der modernen Röntgenröhre(Hochvakuum-Glühkathodenröhre). Die aus der Heizspirale (Kathode) durch Glühemission austretenden Elektronen (Elektrodenstrahlen) werden im Spannungsfeld der Hochvakuumröhre beschleunigt. Sie treffen auf das Wolframblättchen der Anode. Die kinetische Energie der Elektronen wird dabei in Strahlungsenergie (elektromagnetische Wellen = Röntgenstrahlen) verwandelt. Durch ein Fenster im Bleimantel der Röntgenröhre können die Röntgenstrahlen gezielt austreten.

86

dichte Zirbeldrüse aus ihrer normalen Stelle verlagert haben. Auf Röntgenaufnahmen von Wirbelsäulenabschnitten sind Brüche (Frakturen), Verrenkungen (s. a. Knöringer: „Die Entwicklung der Neurochirurgie und neue therapeutische Möglichkeiten", Abb. 9, 10, S. 206 bzw. 207), tumoröse und entzündliche, aber auch degenerative Knochenveränderungen gut erkennbar. Durch die Übersichtsaufnahmen ist die Weite des Rückenmarkkanals abzuschätzen. Aufnahmen in Normalhaltung zeigen Formabweichungen, und Aufnahmen in Funktionsstellungen lassen eine normale oder pathologische Beweglichkeit erkennen. Die Bandscheiben stellen sich auf den Nativaufnahmen nicht dar, doch kann der Raum zwischen den Wirbelkörpern in seiner Höhe beurteilt und somit unter Umständen auf eine Bandscheibenabnutzung geschlossen werden.

Zur besseren Darstellbarkeit einzelner besonders interessierender Bereiche des Schädels oder der Wirbelsäule ist zusätzlich zu den Routineaufnahmen von vorne und seitlich eine größere Anzahl von Aufnahmen in verschiedenen Spezialprojektionen entwickelt worden. Schließlich ist durch Röntgenschichtaufnahmen eine schichtweise Darstellung interessierender Regionen in den zwei Ebenen möglich. Eine Beurteilungsmöglichkeit des Gehirns oder Rückenmarks selbst ergibt sich aus den Röntgennativaufnahmen in aller Regel nicht.

Bei den genannten Indikationen kann die Nativdiagnostik ausreichend sein. Meist besteht ihre Aufgabe jedoch darin, über einen durch Erhebung der Krankengeschichte und klinisch-neurologische Untersuchung eingegrenzten Bereich eine objektive Übersicht zu liefern, damit die weitere Diagnostik gezielter verlaufen kann.

Die röntgenologische Darstellung von Hirnkammern und Hirnwasserräumen mit Hilfe der Luft (Ventrikulographie und Pneumenzephalographie)

Die Pneumenzephalographie ist ein diagnostisches Verfahren, das im Zeitalter der Computertomographie und Kernspintomographie praktisch nicht mehr nötig ist. Die Ventrikulographie wird nur noch in wenigen speziellen Fällen, dann meist kombiniert mit anschließender Dauerdrainage zur Beseitigung des Überdrucks bis zur definiten operativen Versorgung, vorgenommen.

1918 von Walter Edward Dandy entwickelt, boten diese Verfahren erstmals die Möglichkeit, auch Hirnstrukturen abzubilden.

Bei der Pneumenzephalographie wurde nach einer Punktion in der Lendenregion oder unter dem Hinterkopf (Lumbal- oder Subokzipitalpunktion) am sitzenden Patienten etwas Liquor (Hirnwasser) abgelassen und dann ca. 20 bis 50 ml Luft (später auch Edelgas) eingeblasen. Je nach Haltung des Kopfes konnte bestimmt werden, wohin die Hauptmenge der Luft gelangen sollte. Hierbei machte man sich die Anatomie der Schädel-Nacken-Übergangsregion und die Eigenschaft der Gase, durch Aufsteigen immer den höchstmöglichen Punkt zu erreichen, nutzbar. Sollte die Luft an die Schädelbasis gelangen, um die Ausdehnung eines Tumors der Hirnanhangsdrüse (Hypophyse) darzustellen (Abb. 2), war der Kopf nach hinten zu beugen, sollte sie die Hirnkammern abbilden, war eine Mittelstellung des Kopfes nötig.

Durch Verlagerungserscheinungen der Hirnkammern waren Rückschlüsse auf die Lage und Ausdehnung eines raumfordernden Prozesses, wie eines Tumors, einer Zyste, eines Abszesses oder Blutung, möglich. Tumoren, die innerhalb der Hirnkammern wuchsen, konnten direkt abgebildet werden.

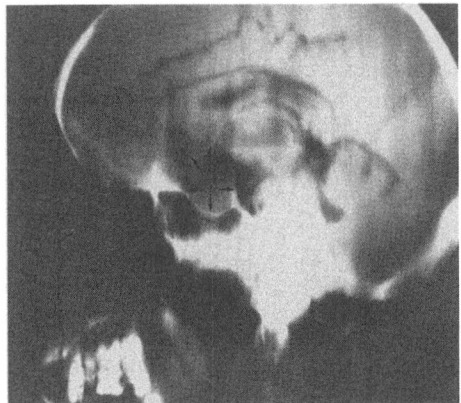

Abb. 2a. Darstellung eines großen Tumors der Hirnanhangsdrüse (Pfeile) durch Luftfüllung im Mittelschicht-Tomogramm. Durch die basal eingefüllte Luft werden die Tumorgrenzen sichtbar. Im Gegensatz zum Kernspintomogramm in Abb. 2b ist über die Struktur des Tumors selbst keine Aussage möglich.

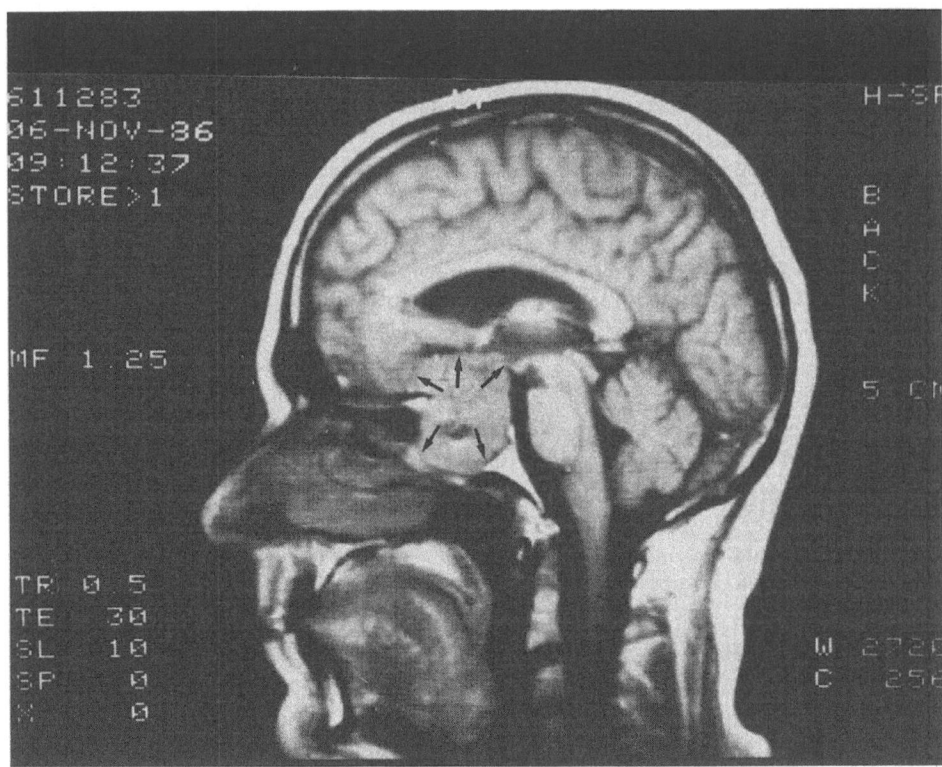

Abb. 2b. Kernspintomographische Darstellung eines Hypophysentumors eines ähnlichen Falles mit Wachstum in Richtung Gehirn und Einbruch in die Keilbeinhöhle (Pfeile).

Auch Prozesse, die durch Abnahme der Hirnsubstanz zur Erweiterung der Hirnkammern und Verbreiterung der Hirnfurchen geführt hatten, waren nunmehr bildlich darstellbar. Schließlich war die Pneumenzephalographie zur Bestimmung des Zielpunktes bei stereotaktischen Eingriffen nötig.

Die Pneumenzephalographie ist trotz aller Verbesserungen wegen möglicher akuter Reizwirkungen, die Übelkeit, Erbrechen und Kollapszustände hervorrufen können, und durch eine im gewissen Prozentsatz auftretende Liquorunterdrucksymptomatik mit Kopfschmerzen eine für den Patienten unangenehme Untersuchung. Sie wird heute daher durch die auch qualitativ wesentlich bessere Darstellung durch Kernspin- bzw. Computertomographie ersetzt.

Bei der Ventrikulographie wird in der Regel ein Bohrloch etwas hinter der Stirnhaargrenze ein bis zwei Querfinger seitlich der Mittellinie oder seltener im Okzipitalbereich (Hinterhauptsbereich) angelegt und nach Eröffnung der harten Hirnhaut (Dura mater) ein Seitenventrikel mit einer stumpfen Kanüle oder einem Verweilkatheter punktiert. Anschließend wird Luft bzw. seit über 15 Jahren fast ausschließlich jodhaltiges wasserlösliches Kontrastmittel eingefüllt. Letzteres hat sich wegen des besseren Kontrastes und der besseren Steuerbarkeit bewährt.

Angiographie

Bei der Angiographie wird Kontrastmittel in Blutgefäße eingespritzt, um sie röntgenologisch sichtbar machen zu können. Während Moniz, der 1927 dieses bildgebende Verfahren publizierte, zur Kontrastmittelinjektion noch das Gefäß (z. B. Halsschlagader) operativ freilegte, werden die Gefäße heute durch die Haut punktiert und vielfach Kathetertechniken angewandt. Bei letzteren wird gewöhnlich die Arteria femoralis (Beinschlagader) in der Leistenbeuge meist in örtlicher Betäubung durch die Haut punktiert und über eine Schleuse ein Katheter eingeführt. Dieser Katheter wird unter Bildwandlerkontrolle bis in das gewünschte Gefäß vorgeschoben und dann eine selektive Arteriographie (getrennte Darstellung einzelner Gefäße) einer der 4 Hirnarterien durchgeführt. Ohne eine erneute Punktion können nacheinander weitere interessierende Gefäßabschnitte untersucht werden. Natürlich wird die Katheterangiographie, wenn auch zahlenmäßig weniger häufig, in der Diagnostik von Gefäßerkrankungen und stark durchbluteten Tumoren des Rückenmarks und der Wirbelsäule eingesetzt. 1953 war es Henson und Croft erstmals gelungen, ein Angiom (geschwulstartige Neubildung von Gefäßgewebe) des Rückenmarks darzustellen.

In den vergangenen Jahren hat die selektive und superselektive Hirn- und Rückenmarks-Angiographie vor allem auch im Hinblick auf eine jetzt mögliche Embolisierung (Verödung) von Angiomen und besonders blutreichen Tumorarten an Bedeutung gewonnen.

Serienangiographie

Bereits Moniz hat die Wichtigkeit der Untersuchung in zeitlicher Abfolge in zwei Ebenen erkannt. Der Vorgang war jedoch damals noch sehr aufwendig und umständlich. So mußte die Darstellung der arteriellen, kapillären und venösen Phase einer

Ebene folgendermaßen durchgeführt werden. Der Untersucher mußte injizieren, ein Assistent zur richtigen Zeit die drei Schüsse aus der Röntgenröhre auslösen und ein weiterer die jeweils belichtete Filmkassette nicht zu früh und nicht zu spät manuell aus dem Magazin ziehen, damit die nächste zur Aufnahme freigegeben wurde.

Heutzutage läuft die Untersuchung in Form einer Serienangiographie ab, wobei durch einen an die Röntgeneinrichtung gekoppelten Infusomaten in vorbestimmter Zeit und Menge das Kontrastmittel appliziert wird. Die beiden Ebenen des Raumes (von vorne und von seitlich) angebrachten Röntgenröhren schießen alternierend in kurzen Zeitabständen (normal 1/s, schnell 2/s, langsam 0,5/s). Die Röntgenfilme, die sich in Magazinen befinden, werden vom Blattfilmwechsler sofort nach der Belichtung aus dem Strahlengang gebracht und so der jeweils nächste Film freigegeben. Eine Serie besteht gewöhnlich aus 18 Bildern (je 9 in einer Ebene des Raumes), wobei für die Routineuntersuchung in 2 Ebenen nur noch eine Kontrastmittelapplikation nötig ist. Werden die dargestellten Gefäße durch Schädelknochenteile überlagert, können diese Knochenteile durch ein Substraktionsverfahren, das Ziedses des Plantes 1934 beschrieb, eliminiert werden. Die Herstellung einer Substraktionsaufnahme erfolgt, indem von dem Leerbild (= 1. Bild) der Serie, das noch vor der Kontrastinjektion geschossen wurde, ein Positiv (= Maske) angefertigt wird. Durch deckungsgleiches Übereinanderliegen von Maske und Angiogramm und nachfolgender Belichtung eines speziellen Substraktionsfilms entsteht dann die Substraktionsaufnahme, die die kontrastmittelgefüllten Gefäße wesentlich besser zeigt, indem Überlagerungseffekte durch den Schädelknochen beseitigt werden.

Die Darstellung von dynamischen Strömungsvorgängen mit der digitalen Substraktionsangiographie (DSA)

Bei der neuesten Entwicklung auf dem angiographischen Sektor, der digitalen Substraktionsangiographie (DSA), erfolgt dieser Substraktionsvorgang mittels Computertechnik. Das Verfahren beruht darauf, daß ein Durchleuchtungsbild vor der Kontrastmittelinjektion als Maske gespeichert wird. Dieses Bild, das vor allem die Knochen darstellt, wird nun laufend per Computer von den nun folgenden Bildern, die kontrastmittelgefüllte Gefäße und Knochen darstellen, abgezogen, so daß nur die Gefäße übrig bleiben. Da diese Gefäßdarstellung fortlaufend per Computer erfolgt, entsteht ein Film, der auf Band gespeichert wird und den gesamten dynamischen Vorgang des Kontrastmitteldurchflusses in den Gefäßen zeigt. Über einen Monitor kann daher der Vorgang der Durchströmung wiederholt beobachtet und studiert werden. Von den auf Band gespeicherten Daten sind von jeder beliebigen Phase des Untersuchungsvorganges digitale Röntgenbilder abrufbar. Weiterhin sind Bildnachverarbeitungen wie Ausschnittsvergrößerungen und Messungen möglich.

Diese neue Methode bietet gegenüber der Blattfilmwechlertechnik den Vorteil, den dynamischen Strömungsvorgang besser studieren zu können, was zur Planung der operativen Entfernung eines Angioms bedeutungsvoll sein kann. Nachteilig ist die gegenüber der konventionellen Angiographie etwas schlechtere Bildqualität, die durch das geringere Auflösungsvermögen des digitalen Computerbildes zustande kommt.

Einsatzgebiete der modernen Angiographie

Der Indikationsbereich für die Angiographie umfaßt heute in erster Linie die Darstellung von Gefäßprozessen wie Stenosen (Verengungen), Abknickungen, Verschlüssen, Aneurysmen und Angiomen. Auch stark durchblutete Geschwülste (Abb. 3) werden gerne arteriographisch abgeklärt, einmal um die Frage einer eventuell möglichen Embolisation zu klären und zum anderen, um die operative Taktik (gezielte Ausschaltung von Tumorgefäßen und Schonung wichtiger Nachbargefäße) besser vorplanen zu können.

Da dem Neurochirurgen in der Computertomographie und in zunehmendem Maße auch in der Kernspintomographie äußerst aussagekräftige, den Patienten kaum belastende Methoden zur Verfügung stehen, ist heutzutage vor einem Hirneingriff sehr häufig keine angiographische Abklärung mehr nötig.

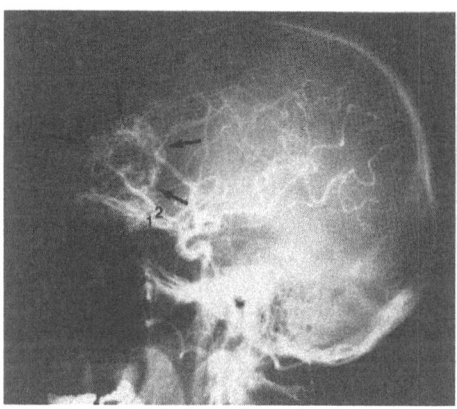

Abb. 3. Angiogramm eines sehr gefäßreichen Olfaktoriusmeningeoms (gutartiger Tumor im Bereich des Riechnervs) links (markiert durch Pfeile). Derselbe Tumor im Hirnszintigramm siehe Abb. 5.

Myelographie

Die Myelographie ist die röntgenologische Darstellung des Rückenmarks mit Hilfe von Kontrastmitteln. Gemeint ist aber auch die Abbildung der Cauda equina (Nervenfaserbündel, das vom Ende des Rückenmarks den untersten Teil des Wirbelkanals durchläuft), der Nervenwurzeln des Wirbelkanals und vor allem eines raumfordernden Prozesses, z.B. eines Tumors oder Bandscheibenvorfalles.

Die Entwicklung der Myelographie war durch die Suche nach geeigneten Kontrastmitteln geprägt. Das 1922 von Sicard und Forestiér verwendete jodierte Mohnöl war schlecht verträglich, andere bis Ende der 60er Jahre verwendete ölige Kontrastmittel waren nicht resorbierbar (Reste verblieben im Wirbelkanal) und wiesen eine relativ hohe Viskosität auf, so daß kein Eindringen in feinere Spalträume wie in die Taschen der Nervenwurzeln erfolgen konnte.

Diese beiden Nachteile waren 1969 durch die Entwicklung des gut verträglichen, wasserlöslichen und resorbierbaren Kontrastmittels Metrizamid (Amipaque) beseitigt. Seither werden keine Spätwirkungen wie z.B. Verklebungen und Verdickungen der Spinnwebenhaut mehr beobachtet. Das neue Myelographikum Iotrolan (Iotrol, Fa.

Schering), das ebenfalls nichtionisierend ist, hat zu einer weiteren Verbesserung der akuten Verträglichkeit in der Verteilungs- und Resorptionsphase geführt. Mit diesen neuen wasserlöslichen Kontrastmitteln ist der gesamte Rückenmarkskanal problemlos darstellbar, wobei sich die ungefährliche Punktion in der Lendenwirbelsäulenregion (Lumbalpunktion) zum Einfüllen allgemein durchgesetzt hat. Da das Rückenmark in Höhe des ersten Lendenwirbels endet und unterhalb punktiert wird, ist seine Verletzung durch die Punktionskanüle ausgeschlossen. Nur wenn eine Lumbalpunktion aus irgendwelchen Gründen nicht möglich ist, wird das Kontrastmittel in der Region unter dem Hinterhaupt (von subokzipital) oder seitlich zwischen den Bögen des 1. und 2. Halswirbels eingefüllt.

Einsatzgebiete der Myelographie

Die Indikation zur Myelographie besteht, wenn es gilt, raumfordernde Prozesse, die das Rückenmark, die Cauda Equina oder die Nervenwurzeln innerhalb des Rückenmarkskanals bedrängen, auszuschließen oder abzubilden, um einen gezielten und kleinstmöglichen Eingriff durchführen zu können. Es handelt sich vor allem um Tumoren, aber auch um Bandscheibenvorfälle oder degenerative Knochenveränderungen, Eiterungen und Blutungen, die raumbeanspruchenden Charakter angenommen haben. Auch Nervenwurzelausrisse oder innere Myelozelen (Vorfall der Rückenmarkshaut) können sichtbar gemacht werden.

Die Häufigkeit der Myelographie hat insbesondere in der Diagnostik von Bandscheibenvorfällen in den vergangenen Jahren durch die verbesserte Computertomographie abgenommen, die hierzu keine Kontrastmittelinjektion erfordert. Von neurochirurgischer Seite werden zum gegenwärtigen Zeitpunkt beide Verfahren weniger als konkurrierende, sondern als sich sinnvoll ergänzende Bereicherung der diagnostischen Palette angesehen. So gelingt die Darstellung von Bandscheibenvorfällen, die außerhalb des Wirbelkanals gelegen sind, nur mit der Computertomographie. Andererseits kann es vorkommen, daß an der Stelle, an der ein Prozeß vermutet wird, das Computertomogramm (CT) negativ ist, weil der Prozeß in Wirklichkeit höher liegt. Auch ist mancher Rückenmarkstumor im Computertomogramm nicht zu erkennen, da er die gleiche Dichte wie seine Umgebung aufweist. Mit der Myelographie dagegen ist in den beiden letztgenannten Fällen eine problemlose Diagnosestellung möglich.

Insgesamt läßt sich sagen, daß die Myelographie der Computertomographie vorzuziehen ist, wenn die Höhenlokalisation unsicher ist und die Computertomographie dann angewandt wird, wenn über die Höhe einige Sicherheit besteht. Die Computertomographie eignet sich keinesfalls als Suchmethode.

Für die Zukunft darf man davon ausgehen, daß die Kernspintomographie die Myelographie vor allem in der Diagnostik der Tumoren und wahrscheinlich auch der Bandscheibenvorfälle in den Hintergrund drängen wird. Schon jetzt ist die Kernspintomographie in der Darstellung von Zysten und Tumoren im Rückenmark allen anderen Methoden überlegen. In der Abbildung der knöchernen Strukturen des Wirbels wird die Computertomographie ihren Wert behalten, da nicht anzunehmen ist, daß die Kernspintomographie in nächster Zeit eine ebenbürtige Abbildungsqualität liefern wird. Über die Leistungsfähigkeit der modernen Myelographie soll die Abbildung 4 einen Eindruck vermitteln.

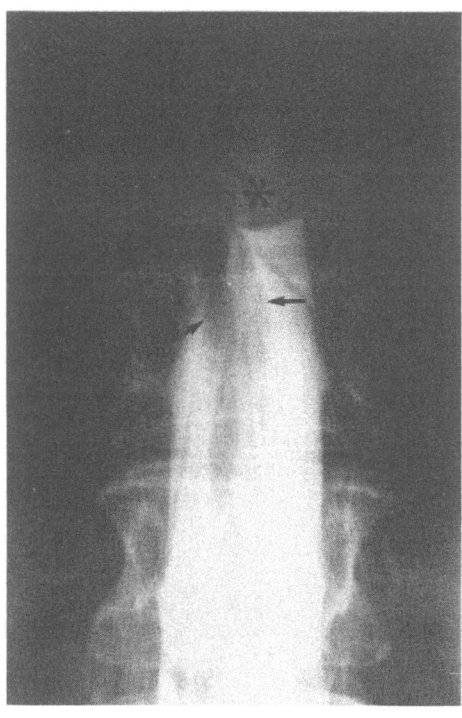

Abb. 4. Myelographische Darstellung eines Meningeoms in Höhe des 11. Brustwirbels links. Das teilweise verkalkte Meningeom (Stern) hat das Rückenmark nach rechts verdrängt. Es hat zum Kontrastmittelstop geführt. Dieser ist am unteren Tumorpol typischerweise rundlich. Rückenmark zwischen Pfeilen.

Szintigraphie – Nuklearmedizinische Verfahren

Nuklearmedizinische Verfahren nutzen die radioaktive Strahlung kurzlebiger Isotope zur Bildgebung oder zu Meßzwecken aus. Diese Methoden sind wichtig, ihr Einsatz ist aber selten erforderlich.

So hat z. B. die Hirnszintigraphie (Abb. 5) mit Natrium-Pertechnetat in der Diagnostik pathologischer Prozesse (Tumor, Blutung, Infarkt, Abszeß) seit der Ära der Computertomographie keine Bedeutung mehr. Sie wird allenfalls mittels Gamma-Kamera zur globalen Erkennung von seitenunterschiedlichen Durchblutungsstörungen (dynamisches Hirnszintigramm) eingesetzt.

Größere Bedeutung hat hingegen die regionale Hirndurchblutungsmessung mit radioaktivem Xenon in Form der Positronen-Emissions-Tomographie gewonnen.

Die Liquorszintigraphie mit Indium stellt ebenfalls eine wichtige Meßmethode bzw. ein bildgebendes Verfahren dar, wenn es gilt, einen z. B. unfallbedingten Ausfluß von Liquor durch Nase oder Ohr nachzuweisen und zu lokalisieren (Abb. 6).

Mit der Knochenszintigraphie, die mit Technetium-Phosphat arbeitet, können Tumoren, Metastasen, Entzündungen und Frakturen als pathologische Speicherungen des Radiopharmakons schon erkannt werden, wenn sie im Röntgenbild noch nicht sichtbar sind. Allerdings läßt die Szintigraphie keine Aussage über die Art des Prozesses zu.

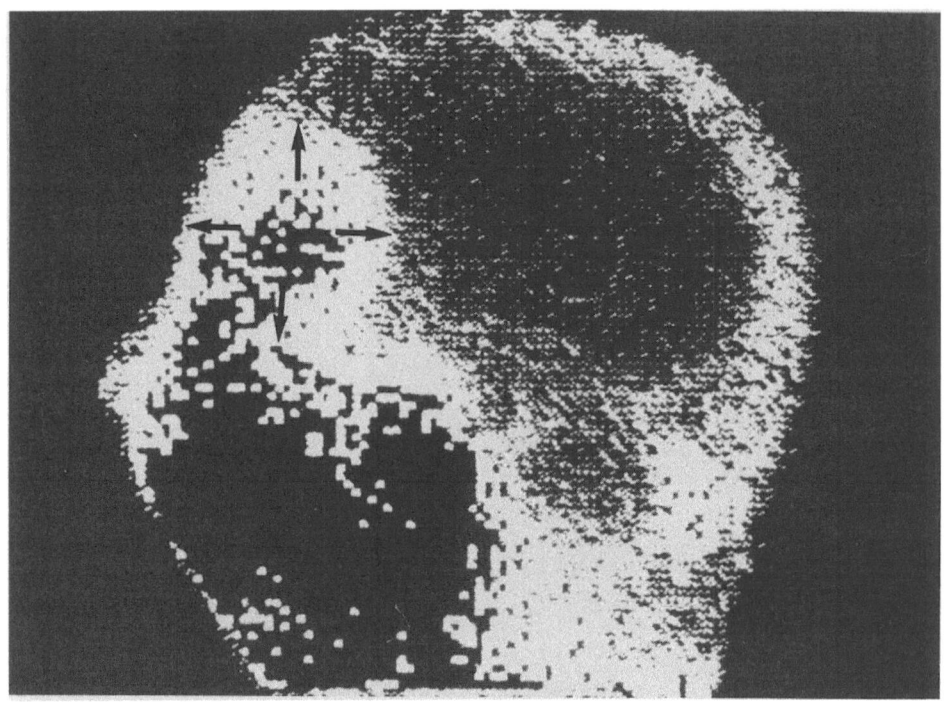

Abb. 5. Hirnszintigraphische Darstellung eines Hirntumors (Pfeile) durch Aktivitätsanreicherung in ihm (Olfaktoriusmeningeom links, derselbe Patient wie in Abb. 3).

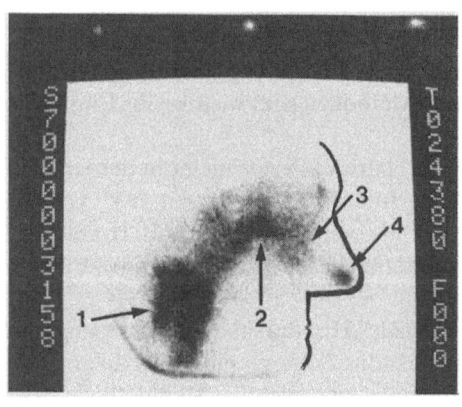

Abb. 6. Indium[111]-Szintigramm bei Liquorfistel im Bereich der vorderen Schädelbasis (gemessen von rechts). Nach Einspritzung (Pfeil 1) von Indium in das Nervenwasser findet sich neben einer Mehranreicherung des Radiopharmakons an der Schädelbasis (Pfeil 2) eine durch Indium markierte Liquorstraße zur Nase (Pfeil 3) und eine deutliche Aktivitätsansammlung im Nasentupfer (Pfeil 4).

Die Computertomographie (CT)

Das Prinzip

W. H. Oldendorf hat 1961 als erster auf die Möglichkeit einer neuartigen radiologischen Untersuchungstechnik zur zweidimensionalen Darstellung von Absorptionsdifferenzen (unterschiedliche Schwächung der Strahlungsintensität) eines Mediums hingewiesen.

Unabhängig davon entwickelte der englische Physiker G. H. Houndsfield 1969 ein für den Schädel konzipiertes Röntgentomographieverfahren, mit dem es erstmals gelang, die geringen Dichteunterschiede innerhalb des Hirngewebes in einer genau definierten axialen (quer zur Längsachse des Körpers) Schicht zu messen und computermäßig zu einem Bild zu verarbeiten. Die erste klinische Erprobung dieses neuen Verfahrens fand Ende 1971 durch J. J. Ambrose im Atkinson-Morsley's-Hospital in Wimbledon statt.

Bei der axialen Computertomographie werden Dichteunterschiede der Gewebe mit Hilfe gebündelter Röntgenstrahlen gemessen. Im Gegensatz zur konventionellen Röntgenologie, bei der die nach Körperpassage unterschiedlich geschwächten Strahlen einen Film belichten, wird bei der Computertomographie die Schwächung durch Detektoren (Meßelemente) gemessen. Bei den neuen Geräten sind 300 bis 1000 Detektoren ringförmig (Abb. 7a) um das Objekt, z. B. Kopf, angeordnet. Eine Röntgenröhre sendet einen Fächerstrahl aus und kreist inner- oder außerhalb des feststehenden Detektorenrings um 180° um das Objekt. Der Fächerstrahl durchdringt dabei z. B. den Kopf aus verschiedenen Winkeln. Die Schwächung des Strahls wird von den gegenüberliegenden Detektoren gemessen und im Rechner gespeichert. Durch einen komplizierten Rechenvorgang werden mittels Computer die Absorptionseffizienten (Dichtewerte – Houndsfield-Zahlen) von kleinen Volumenelementen (Pixels) errechnet und auf Band bzw. später auf Platte gespeichert (Abb. 7b). Diese errechneten Dichtewerte können Grautönen zugerechnet oder, wie man sagt, in Grautöne umgesetzt werden, wodurch ein Bild entsteht. Dieses kann auf einem Bildschirm sichtbar gemacht und auf einem Röntgenfilm bzw. Polaroidbild festgehalten werden.

Bei der Erstellung des computertomographischen Schichtbildes rotiert also die Röntgenröhre innerhalb des Detektorenrings, und der Patient liegt auf festgestelltem Untersuchungstisch. Für die nächste Schicht wird der Untersuchungstisch mit dem Patienten um die gewünschten Millimeter weitergefahren und so fort, bis die gesamte gewünschte Region erfaßt ist.

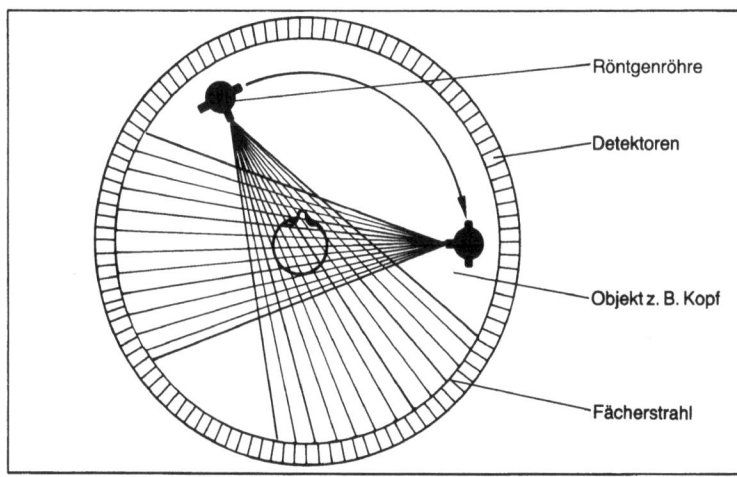

Abb. 7a. Abtastprinzip bei der Computertomographie. Ringförmig angeordnete Detektoren messen die Schwächung der Strahlen aus der Röntgenröhre. Die Röntgenröhre mit dem fächerartigen Röntgenstrahl bewegt sich um das Objekt. Die Meßwerte werden gespeichert und die Dichtewerte von Volumenelementen errechnet (Abb. 7b).

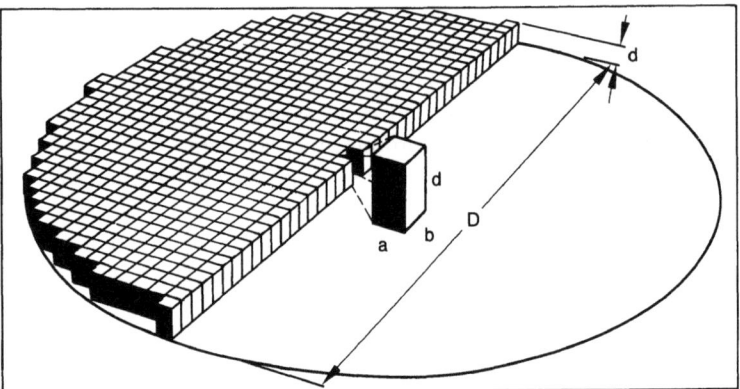

Abb. 7b. Das computertomographische Bild (z.B. Abb. 8, 9, 10) setzt sich rasterartig aus den Dichtewerten der Volumenelemente zusammen. Die Dichtewerte werden Grautönen zugeordnet. Das Volumenelement (Pixel) hat die Kantenlängen a, b und d. d = Schichtdicke. D = Scanfelddurchmesser.

Die Abtastzeit (Scan-Zeit) für eine Schicht beträgt 3–8 Sek. Die Schichtdicke kann verschieden gewählt werden. In der Neurochirurgie sind Schichtdicken von 2 – 4 – 8 mm (Gesamtspielraum der modernen Geräte 1,5 bis 10 mm) je nach zu untersuchunder Region üblich. Bei der Untersuchung kann nahtlos Schicht an Schicht gereiht werden, oder es wird mit Vorschub gefahren, d.h. es liegen nichtuntersuchte Schichten von wählbarer Dicke dazwischen. Das zweidimensionale Computerbild ist ein Rasterbild, das aus den Dichtewerten dreidimensionaler Volumenelemente (Pixels) aufgebaut ist (Abb. 7b). Die Kantenlängen a und b (a = b) des Pixels sind für das Auflösungsvermögen verantwortlich. D.h. das Auflösungsvermögen oder die Exaktheit der Wiedergabe ist um so größer, je kleiner die Kantenlänge a und b ist. Auch die Schichtdicke (Kantenlänge d des Pixels) ist von großer Wichtigkeit. Ist eine hohe Schichtdicke (10 mm) gewählt und liegen Grenzzonen unterschiedlich dichter Gewebe wie Knochen und Fettgewebe in der untersuchten Schicht, geht nur der Mittelwert in die Untersuchung und damit in die Bildgebung ein, was zu einer deutlichen Ungenauigkeit führt. An einem Beispiel erläutert, würde das bedeuten, ein Mikroadenom (Adenom = gutartige Geschwulst) der Hypophyse von 4 × 4 mm Ausdehnung würde bei einer Schichtdicke von 8 mm selbst bei bestem Auflösungsvermögen nicht darstellbar sein, während es bei einer Schichtdicke von 1,5 bis 2 mm ohne weiteres hätte abgebildet werden können.

Das Topogramm – Exakte anatomische Zuordnung von Schnittbildern

Damit die untersuchten Schichten jederzeit auch von einem an der Untersuchung nicht beteiligten Arzt topographisch, d.h. lagemäßig genau der untersuchten Region zugeordnet werden können, ist die Erstellung eines Topogramms nötig. In diesem Topogramm sind Neigungswinkel und Lage der Schichten durch gestrichelte Linien eingezeichnet. Jede gestrichelte Linie trägt eine Nummer, die der untersuchten Schicht entspricht. Durch eine entsprechende Nummer auf dem Topogramm und dem Schnittbild ist eine exakte anatomische Zuordnung jedes Schichtbildes möglich. Dies ist besonders für Untersuchungen an Wirbelsäule und Rückenmark wichtig.

Patientendisziplin – Eine Voraussetzung für das CT

Der Patient muß für die Untersuchungsdauer absolut ruhig lieben bleiben. Bewegt er sich während der Untersuchung einer Schicht, treten schwere Rechenfehler auf, so daß ein total artefaktgestörtes, unbrauchbares Bild entsteht. Bewegt sich der Patient zwischen der Abtastung der einzelnen Schichten, treten seitliche und höhenmäßige Veränderungen in der Relation der untersuchten Schichten auf, so daß eine nachfolgende Bildverarbeitung wie eine Rekonstruktion in einer anderen Ebene mit erheblichen Fehlern behaftet und somit nicht mehr sinnvoll ist. Die Untersuchung setzt somit eine strenge Patientendisziplin voraus. Nicht kooperationsfähige und unruhige, bewußtseinsgestörte Patienten müssen mit Beruhigungsmitteln behandelt oder in Narkose untersucht werden.

Die Bildnachverarbeitung

Mit den gewonnenen Daten kann eine Bildnachverarbeitung erfolgen. Hierzu gehören Ausschnittsvergrößerungen, die eine bessere Detailerkennbarkeit zum Ziel haben. Generell geschieht dies bei Wirbelsäulenuntersuchungen. Durch die Veränderung der Fensterbreite können bestimmte Gewebe detaillierter abgebildet werden. Kommt es beispielsweise auf die knöchernen Strukturen wie bei der Detailerkennbarkeit eines Wirbelbruches (Abb. 8a) an, wird eine Knochenfenstereinstellung benutzt, während für die Erkennbarkeit eines Bandscheibenvorfalles (Abb. 8b) eine Weichteileinstellung

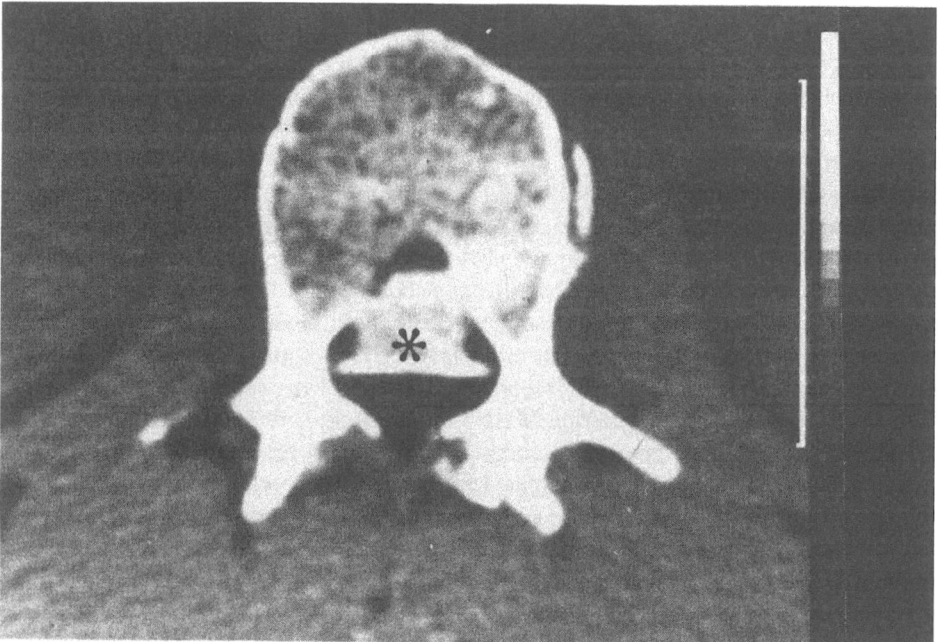

Abb. 8a. Computertomogramm/Knochenfenstereinstellung. Untersuchung eines Berstungsbruches des 1. Lendenwirbels in Knochenfenstereinstellung. Die Kortikalis (feste Außenseite des Knochens) und Spongiosa (schwammartige Knochenbälkchen) sind gut dargestellt. Ein Knochenfragment (Stern) verlegt das Lumen des Rückenmarkkanals und komprimiert das Rückenmarksende.

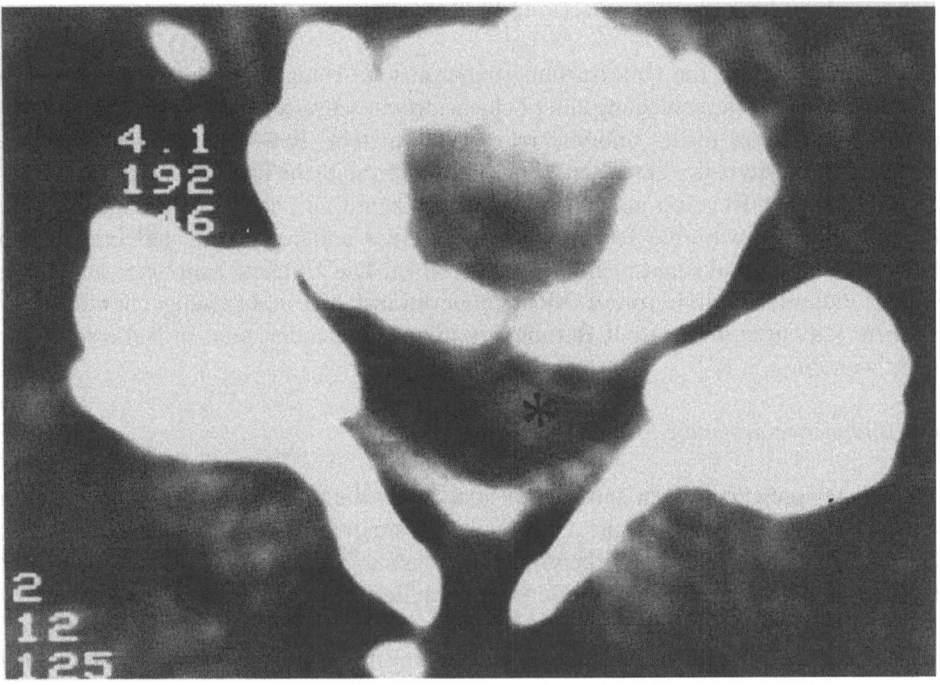

Abb. 8b. Computertomogramm/Weichteilfenstereinstellung. Halsbandscheibenvorfall zwischen 5. und 6. Halswirbel (C 5/6). Bei Weichteilfenstereinstellung ist der Bandscheibenvorfall (Stern) gut sichtbar, am Knochen sind keine Einzelheiten zu erkennen (derselbe Fall im KST siehe Abb. 12a).

erforderlich ist. Diese sogenannte Fenstereinstellung ist für die Bildgebung außerordentlich wichtig. Da die gemessenen Schwächungswerte der Pixels Grautönen zugeordnet werden, einerseits das Auge aber nur eine begrenzte Anzahl von Grautönen unterscheiden kann und andererseits die Dichtewerte der sog. Houndsfield-Skala von minus 1000 bis plus 1000 reichen, sind, wenn die gesamte Skala als Grundlage für die Zuteilung von Grautönen dient, kleine Dichteunterschiede in einem zu untersuchenden Gewebe nicht mehr visuell darstellbar. (Minus 1000 = Luft, 0 = Wasser, plus 1000 = kompakter Knochen.) Aus diesem Grund wird aus der Houndsfield-Skala nur ein mehr oder weniger breiter Bereich gewählt und zur Bildgebungsgrundlage gemacht. Diesen Vorgang nennt man Auswählen der Höhe und Breite des Fensters. Will man etwa einen Hirntumor, dessen Dichtewert bei 25 HE (Houndsfield-Einheiten) liegt (Abb. 9a), darstellen, so wählt man einen Dichtebereich von plus 128 bis minus 44. Der Schädelknochen, dessen Dichtewerte von plus 150 bis plus 1000 reichen, wird dann zwar homogen weiß, so daß an ihm keine Einzelheiten erkennbar sind, doch stehen nun für den interessierenden Tumor-Bereich mehr Grautöne zur Verfügung. Auf diese Weise können dann Strukturen mit nur gering unterschiedlichen Dichten noch erkennbar abgebildet werden.

Wenn das Schnittbild auf dem Monitor erschienen ist, lassen sich die Dichtewerte einzelner Strukturen, die durch Leuchtgriffel anwählbar sind, abrufen, wodurch diagnostische Rückschlüsse z.B. auf die Beschaffenheit des Gewebes gezogen werden können. Weiterhin sind Distanz- und Flächenmessungen möglich.

Zur Bildnachverarbeitung gehören auch die Rekonstruktionsmöglichkeiten in anderen Ebenen, so daß man sich schwierige räumliche Verhältnisse besser plastisch vorstellen kann. Hierbei wird aus den Daten mehrerer hintereinander folgender axialer Schnitte in einer dazu senkrecht stehenden, aber sonst völlig frei wählbaren Ebene ein neues Schnittbild hergestellt. In jüngster Zeit können auch dreidimensionale Abbildungen mit Hilfe des Computers erstellt werden.

Kontrastmittelunterstützte CT

Bestimmte pathologische Prozesse sind mit den Geweben ihrer Umgebung nahezu isodens, d. h. sie haben die gleiche Dichte. In diesem Falle würden sie sich der computertomographischen Diagnostik entziehen. Als Beispiel seien Neurinome (Nervenfasergeschwulst), insbesondere des Hörnervs, oder chronische Blutergüsse unter der Hirnhaut (subdurale Hämatome) in einem bestimmten Stadium des Krankheitsverlaufs genannt. Durch eine intravenöse Kontrastmittelapplikation kann in den meisten Fällen Abhilfe geschaffen werden, denn gewöhnlich nehmen Tumoren oder die Kapsel um einen Abszeß bzw. um einen chronischen Bluterguß unter der Hirnhaut das jodhaltige Kontrastmittel besser als die Umgebung auf, wodurch ein Dichteanstieg erfolgt. Nun kann der krankhafte Prozeß wesentlich besser abgebildet werden (Abb. 9b).

Bei der Computertomographie der Wirbelsäule kann zur besseren Abgrenzung von Rückenmark und Dura gegen die Weichteilstrukturen der Wirbelsäule (Bandscheiben)

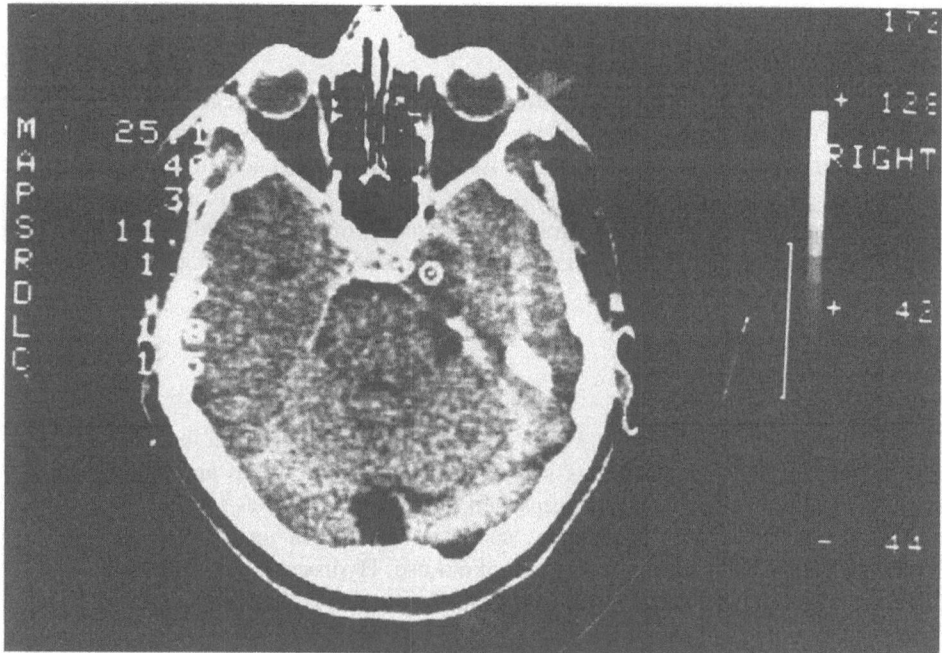

Abb. 9a. Computertomogramm einer gutartigen Geschwulst des V. Hirnnerven (Trigeminusneurinom) ohne Kontrastmittelgabe. Die Dichte des Tumors ist nur etwas geringer als die des Gehirns. Durch entsprechende Fenstereinstellung kann dieser interessierende Dichteunterschied noch sichtbar gemacht werden. Fenstereinstellung am rechten Bildrand sichtbar (von + 128 bis −44). Tumor ⊙.

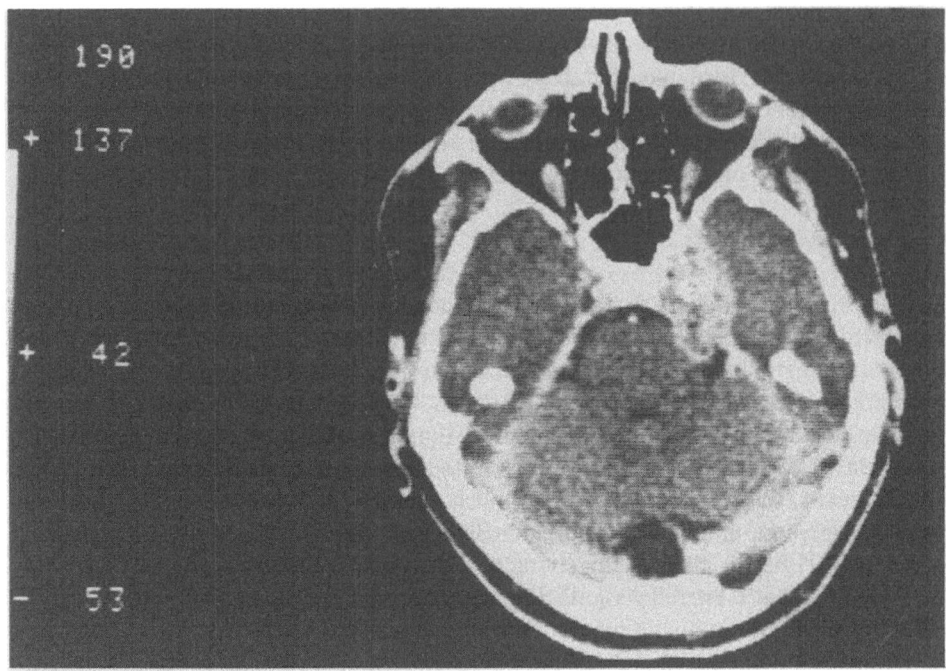

Abb. 9b. Ein intravenös appliziertes Kontrastmittel wird bevorzugt im Tumor gespeichert und führt zur Dichteanhebung, wodurch er besser erkennbar wird.

oder gegen einen Tumor Kontrastmittel in den Liquorraum eingegeben werden. Man bezeichnet dies als computerassistierte Myelographie oder Myelocomputertomographie. In der Klinik läuft dieser diagnostische Vorgang meist folgendermaßen ab: Ist durch eine Myelographie der pathologische Prozeß, z.B. ein Rückenmarkstumor, lokalisiert und es besteht das Bedürfnis zur weiteren Information, wird innerhalb von ein bis zwei Stunden nach der Myelographie der interessierende Bereich gezielt computertomographisch weiter abgeklärt.

Einsatzgebiete der CT

Die Computertomographie stellt wegen der sehr hohen Aussagekraft ihrer Schnittbilder zum gegenwärtigen Zeitpunkt das wichtigste und am häufigsten angewandte bildgebende Verfahren in der neurochirurgischen Diagnostik dar. Das Indikationsspektrum umfaßt traumatische Veränderungen, spontane Blutungen und Infarkte, Tumoren, Zysten, Abszesse, Parasitosen wie Echinokokkose, Hydrocephalus, Bandscheibenvorfälle und angeborene Fehlbildungen im kranialen und spinalen Bereich (Schädel- und Wirbelsäulenbereich) (Abb. 8, 9, 10).

Nicht mit ausreichender Präzision darstellbar sind Gefäßveränderungen wie Aneurysmen und arteriovenöse Angiome sowie Gefäßverlagerungen, -stenosen und -verschlüsse. In diesen Fällen wird nach wie vor die Angiographie benötigt. Bei Veränderungen im Bereich der Wirbelsäule ergänzen sich vielfach Computertomographie und

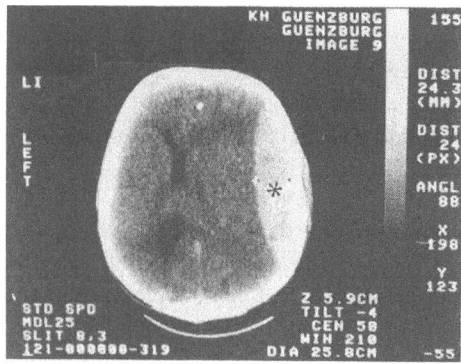

Abb. 10. Bluterguß (Stern) zwischen harter Hirnhaut und Schädelknochen rechts mit erheblicher Verlagerung der Hirnkammern nach links.

Myelographie, wobei hier nochmals festgestellt werden muß, daß die Computertomographie die Myelographie nicht ersetzbar gemacht hat. In der Zukunft wird die Computertomographie durch die Kernspintomographie eine deutliche Einschränkung erfahren.

Kernspintomographie (KST)

1946 wurde die Kernspinresonanz von den späteren Nobelpreisträgern für Physik F. Block (Universität Stanford) und G. M. Purzel (Universität Havard) entdeckt.

1973 gelang Lauterbur die kernspintomographische Abbildung von 2 mit Wasser gefüllten Röhren.

Schon 1974 konnte ein Schnittbild einer lebenden Maus und 1979 das erste Kernspintomogramm des menschlichen Körpers hergestellt werden.

Bei der Kernspintomographie werden die biophysikalischen Eigenschaften von paramagnetischen Atomkernen wie z. B. Wasserstoff unter elektromagnetischen Veränderungen gemessen. Mittels Computertechnik werden diese Meßwerte zur Bildgebung genutzt.

Gegenwärtig entsprechen die Kernspintomogramme der Konzentration und Verteilung von Wasserstoffprotonen in der untersuchten Körperschicht. Mit diesem Verfahren können daher nicht nur anatomische Verhältnisse abgebildet, sondern auch Einblicke in den Gewebsstoffwechsel gewonnen werden. Da für Stoffwechselvorgänge auch andere paramagnetische Atomkerne von Interesse sind, wird man in Zukunft versuchen, auch Kernspintomogramme von weiteren paramagnetischen Atomkernen zu erzeugen. Während die Kernspintomographie der Wasserstoffprotonen die Schwelle zur Routineanwendung bereits überschritten hat, wird die Kernspintomographie von anderen interessierenden Atomkernen wie Phosphor ($31\,P$), Stickstoff ($14\,N$) und Kohlenstoff ($13\,C$) erst entwickelt. Hierzu sind wegen der geringeren Konzentrationen und der dadurch bedingten niedrigeren Nachweisempfindlichkeit wesentlich höhere Feldstärken der Magnetspulen nötig, als sie jetzt realisiert werden können.

Die heute in der Klinik routinemäßig angewandte Kernspintomographie beruht auf der Messung von paramagnetischen Wasserstoffprotonen (Abb. 11). Wasserstoffatome (^1H) eignen sich für die KST besonders, da ihre Konzentration im menschlichen Körper

101

sehr hoch ist – über 70 % des Körpers bestehen aus Wasser. Außerdem besitzt das Proton des Wasserstoffs ein hohes gyromagnetisches Verhältnis. (Das gyromagnetische Verhältnis ist eine für jeden Atomkern charakteristische Konstante. Sie beruht auf magnetischen und mechanischen Eigenschaften des Atomkerns.)

Infolge ihrer elektrischen Ladung sind Wasserstoffprotonen winzigen Magnetnadeln vergleichbar. Sie besitzen eine Eigenrotation, den sog. Kernspin. Im natürlichen Zustand haben die Nord- und Südpole dieser „Magnetnadeln" verschiedene Richtungen, d. h. sie sind ungerichtet im Gewebe verteilt (Abb. 11a). Diese ungerichteten Protonen werden durch Anlegen eines äußeren Magnetfeldes (Grundfeldspule) gleichgerichtet (Abb. 11b). Wenn nun durch ein zu diesem senkrecht stehendes elektromagnetisches Wechselfeld (Wechselfeldspule), dessen Impulse der charakteristischen Frequenz der Protonen entsprechen, diese abgelenkt werden, verstärken sie ihre Präzipitationsbewegung (die Präzipationsbewegung ist eine taumelnde Bewegung, vergleichbar der Bewegung eines sich drehenden Spielzeugkreisels, der an eine Wand gestoßen ist, sich weiter dreht, aber nunmehr zusätzlich taumelnde Bewegungen ausführt) (Abb. 11c). Wird die Wechselfeldspule abgeschaltet, induziert diese Präzipitationsbewegung in der Wechselfeldspule, die jetzt als Meßspule verwendet wird, eine Spannung, das Kernresonanzsignal (Abb. 11d). Die Signalintensität ist proportional der Protonenkonzentration im jeweiligen Gewebe.

In einem durch die Grundspule erzeugten homogenen Magnetfeld werden, wenn die Resonanzbedingung erfüllt ist, alle Protonen des Untersuchungsobjektes angeregt, und die Abbildung einer bestimmten Schicht wäre nicht möglich (s. Abb. 11d). Zur Erzeugung von Schnittbildern wird daher durch ein in Richtung des Grundfeldes zusätzliches linear ansteigendes Gradientenfeld dafür gesorgt, daß die Resonanzbedingung nur in einem bestimmten Abschnitt (der zu untersuchenden Schicht) erfüllt wird (Abb. 11e). Nur in dieser Schicht können die Protonen angeregt, ihre Präzipitationsbewegung beim Einschalten des Wechselfeldes verstärkt und ihre spannungsinduzierende Wirkung beim Abschalten des Wechselfeldes gemessen werden. Durch schrittweises Drehen des Gradientenfeldes um das Objekt werden aus vielen Richtungen die Impulse gesendet und die Kernresonanz gemessen (Abb. 11f).

Durch computergesteuerte Rechenvorgänge geschieht die räumliche Zuordnung der Intensitätssignale aus der angeregten Schicht. Die ermittelten Intensitätswerte, die wie bei der CT Volumenelementen zugeordnet werden (Abb. 11g), entsprechen bestimmten Grautönen, so daß ein Schnittbild – das Kernspinresonanz-Tomogramm – hergestellt werden kann (Abb. 11h).

Bei der Kernspintomographie muß der Patient nur zur Herstellung der ersten Schicht positioniert werden, die nächsten Schichten werden durch Veränderung des Gradientenfeldes angewählt.

Eine Änderung des Kontrastverhaltens wird bei der Kernspintomographie durch Aufnahmetechniken erreicht, die sich verschiedener Anregungsimpulsfolgen und Impulsausleseverfahren bedienen. Während Protonendichte und Relaxationszeiten gewebsabhängig und somit nicht änderbar sind, können Aufnahmesequenz, Echozeit (Echozeit = Zeit zwischen Anregung und Auslese des Signals) und Pulswiederholzeit variiert werden. Auf diese Weise erhält man Abbildungen mit verschiedenem Kontrastverhalten, die man T_1- und T_2-betont nennt. Wenn diese Maßnahmen nicht ausreichen, den krankhaften Prozeß durch Kontrastunterschiede kenntlich zu machen, kann die i.v.-Gabe von paramagnetischen Substanzen weiterhelfen. Ein zu diesem Zwecke geeigne-

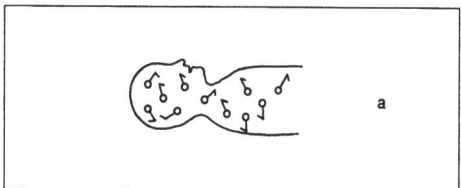

a) Ungerichtete Wasserstoffprotonen im Körper

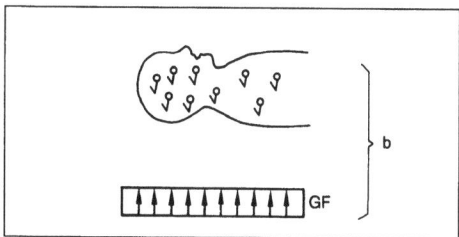

b) Durch ein Magnetfeld (Grundfeld = GF), das die Resonanzbedingung erfüllt, werden die Protonen gleichgerichtet und angeregt.

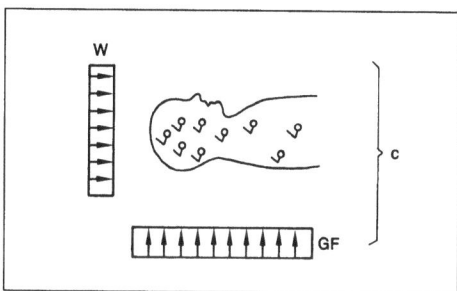

c) Die eingeschaltete Wechselspule (W) erzeugt ein weiteres Magnetfeld, und die gleichgerichteten Protonen erhalten einen zusätzlichen Impuls (verstärkte Präzipitationsbewegung).

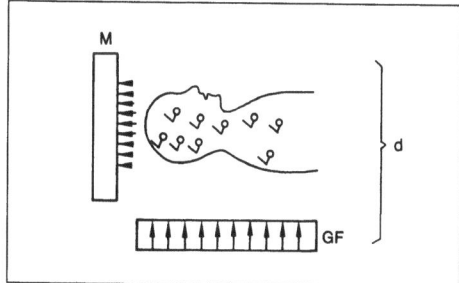

d) Das Wechselfeld wird ausgeschaltet. Die je nach Gewebe unterschiedlich konzentrierten Protonen bewegen sich weiter und erzeugen in der jetzt als Meßspule (M) dienenden Wechselspule eine Spannung (Kernresonanzsignal). Diese ist von der Protonenkonzentration abhängig.

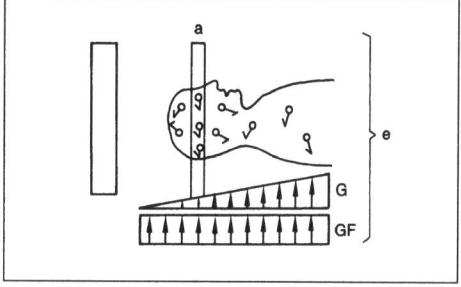

e) Ein Gradientenfeld (G) sorgt dafür, daß nur im Bereich a – der abzubildenden Körperschicht – die Resonanzbedingung erfüllt ist. Nur Protonen dieser Schicht bewirken Kernresonanzsignale.

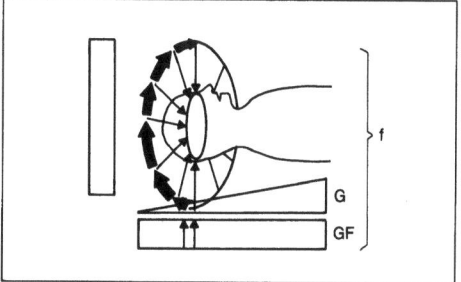

f) Durch schrittweises Drehen der Grund/Gradientenspule werden Impulse aus allen Richtungen auf das Objekt gesandt und die jeweilige Resonanz, die wegen des unterschiedlichen Protonengehalts bei unterschiedlichen Richtungen differiert, gemessen.

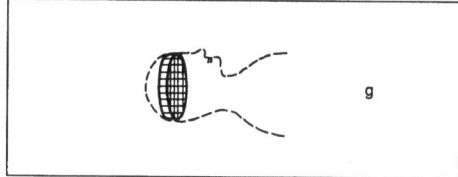

g) Durch computerunterstützte Rechenvorgänge wird einzelnen Volumenelementen eine bestimmte Intensität zugeordnet. (Ähnlich wie beim Computertomogramm Abb. 7b)

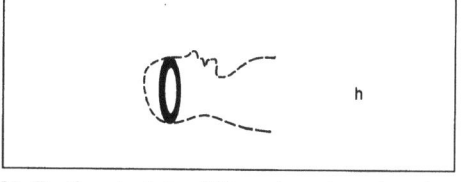

h) Bestimmte Intensitätswerte entsprechen bestimmten Grauwerten – das Kernspintomogramm ist fertig.

Abb. 11. Technik der Kirnspintomographie (KST) (vereinfachte Darstellung)

tes Medikament, das durch 7 ungepaarte Elektronen ein sehr großes magnetisches Moment hat, ist Gadolinium (Magnevist, Fa. Schering).

Vorteile und Qualität der Kernspintomographie

Für den Patienten hat die Kernspintomographie den großen Vorteil, daß sie ohne ionisierende Strahlen auskommt und bei den derzeit benutzten Feldstärken bisher keine schädlichen Gesundheitseinflüsse festgestellt werden konnten. In der Abbildungsqualität der Weichteilgewebe wie der Gewebe von Gehirn, Rückenmark und Bandscheiben ist sie schon jetzt der Computertomographie ebenbürtig, in der Diagnostik am Rückenmark selbst sogar deutlich überlegen. In der Wiedergabequalität von knöchernen Veränderungen übertrifft die Computertomographie die Kernspintomographie und wird hier auf absehbare Zeit ihre Stellung behaupten können. Einer weiteren Verbreitung stehen jetzt noch die Kostenprobleme, die durch hohe Anschaffungs- und Unterhaltskosten sowie den Doppelbetrieb durch das zusätzlich benötigte Computertomographie-Gerät verursacht werden, entgegen. In der Notfallmedizin bestehen ebenfalls noch Hemmnisse, die jedoch behebbar scheinen. So benötigt die Inbetriebnahme eines abgeschalteten Gerätes zum Beispiel nachts noch eine zu lange Zeit, und Wiederbelebungsmaßnahmen (Reanimationsmaßnahmen), die am Patienten während der Untersuchung laufen, sind aus verschiedenen Gründen erschwert.

Die Indikationen zur Kernspintomographie sind im wesentlichen die gleichen wie zur Computertomographie.

Einen Eindruck über die kernspintomographische Bildgebung vermitteln die Abbildungen 12 und 13 (siehe auch Abb. 2b). Vergleichen Sie sie bitte mit den computertomographischen Abbildungsmöglichkeiten (Abb. 8, 9, 10).

Zur Wertung bildgebender Verfahren in der Neurochirurgie

Während heute noch die Erstuntersuchungen an Schädel und Wirbelsäule/Rückenmark mit der Computertomographie durchgeführt werden und die Kernspintomographie nur bei notwendiger weiterführender Diagnostik herangezogen wird, dürfte sich das Vorgehen in der Zukunft mit Sicherheit umkehren. Im spinalen Bereich werden Wirbel- und Rückenmarkstumoren, aber auch Zysten und Fehlbildungen primär mit sagittalen und koronaren Kernspintomogrammen gesucht und in der entsprechenden Höhe durch axiale Schnitte ergänzt. Wenn dies ausnahmsweise nicht zum Ziele führt, kommen andere Untersuchungen wie Myelographie und Myelocomputertomographie sowie spinale Angiographie zum Einsatz. Geringe Bedeutung haben die Sonographie und die Thermographie (Messungen von Ultraschallwellen bzw. Wärmestrahlen zur Bildgebung).

Die Kernspintomographie wird dank der guten Darstellbarkeit des gesunden und kranken Bandscheibengewebes Fragen der Bandscheibenerkrankung beantworten helfen. Wie weit sie in der Diagnostik der Bandscheibenvorfälle die Myelographie und die Computertomographie entbehrlich macht, ist jetzt noch nicht sicher voraussagbar. Wahrscheinlich wird die native spinale Computertomographie voll ersetzbar und die Myelographie und Myelocomputertomographie dann nötig, wenn nach einer Kernspintomographie noch Fragen offen sind.

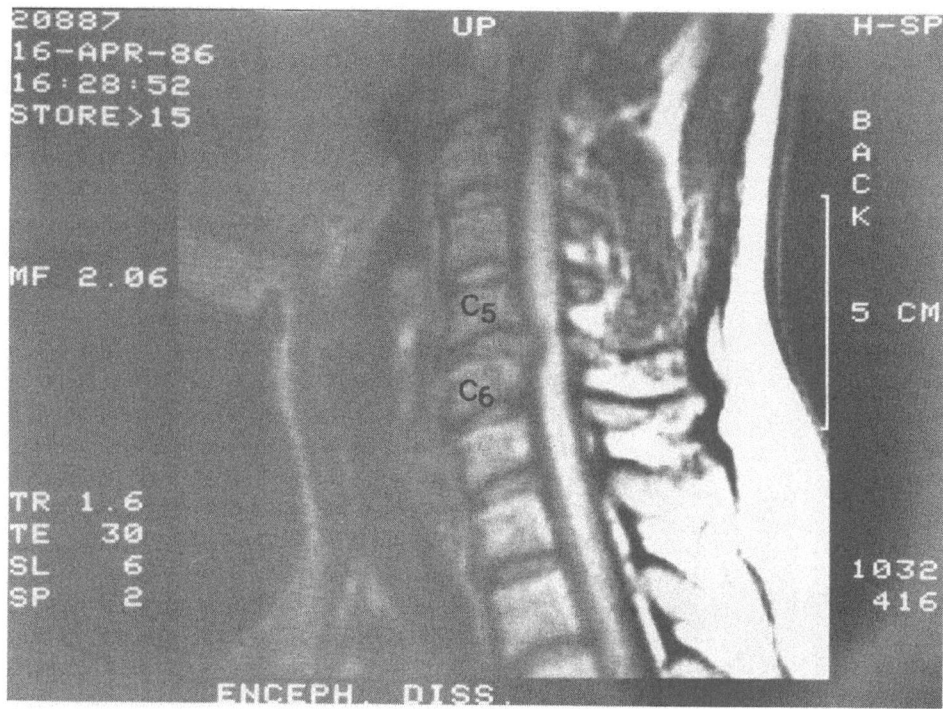

Abb. 12a. Kernspintomogramm (KST). Halsbandscheibenvorfall zwischen 5. und 6. Halswirbel. Der Bandscheibenvorfall und das komprimierte Rückenmark sind dargestellt. (Vergleiche mit CT Abb. 8b)

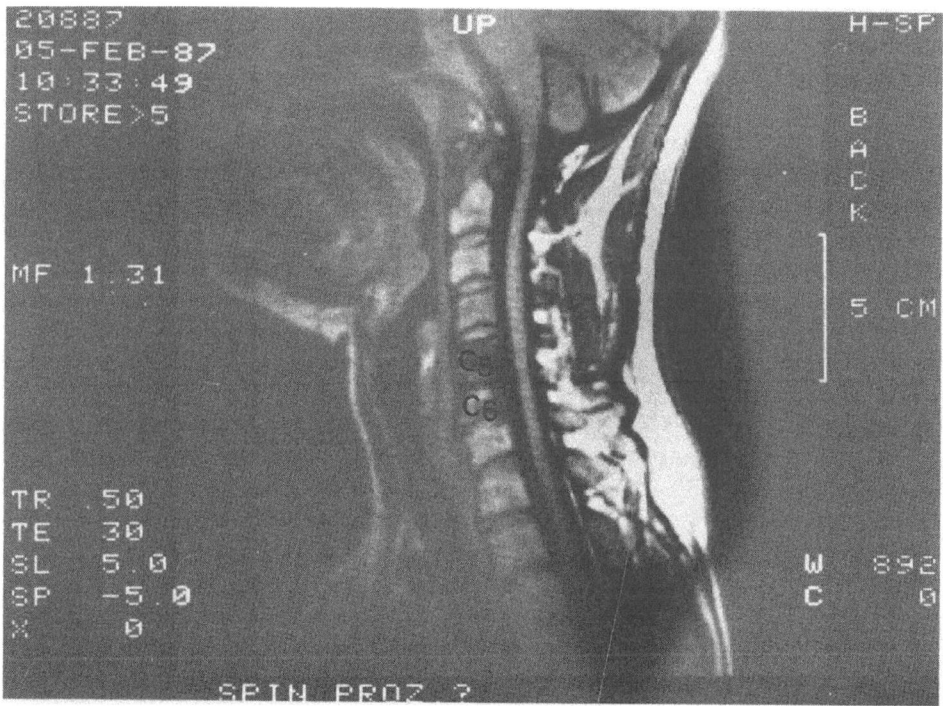

Abb. 12b. Derselbe Patient nach Entfernung des Bandscheibenvorfalls.

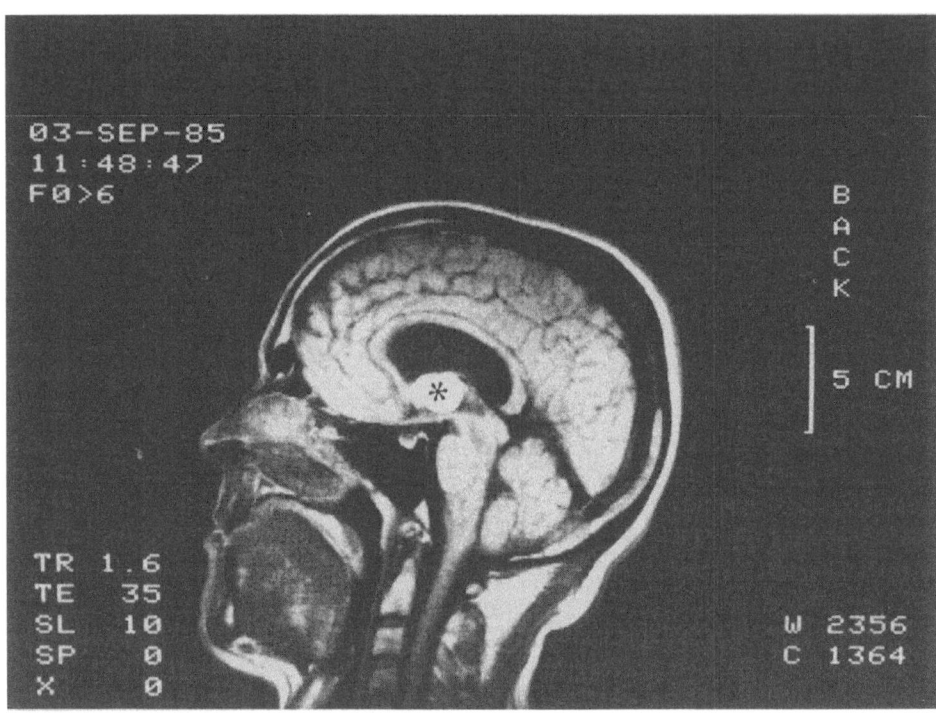

13a

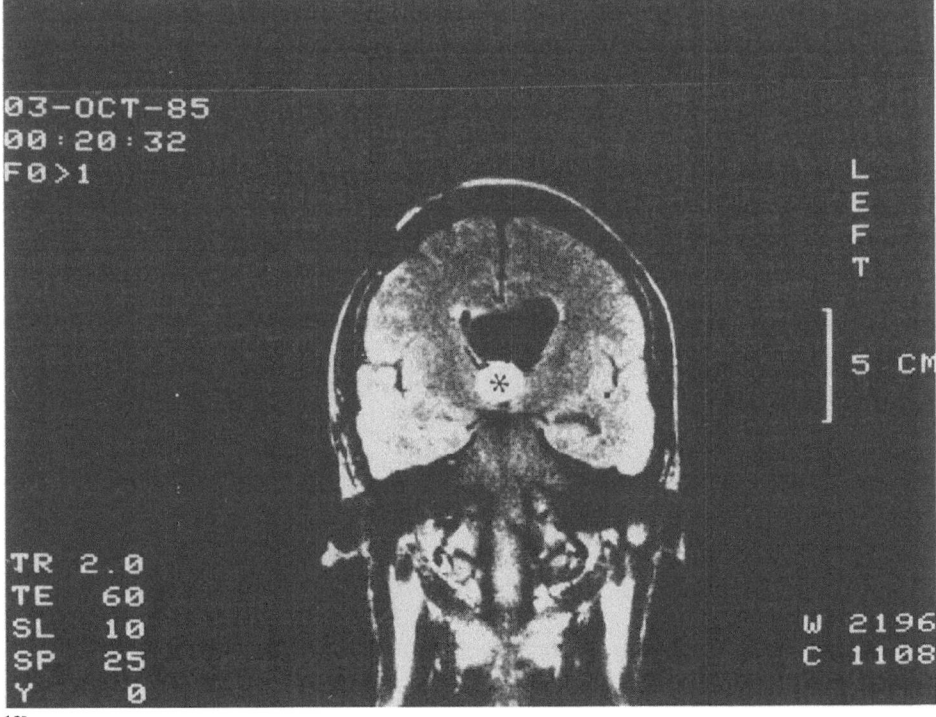

13b

106

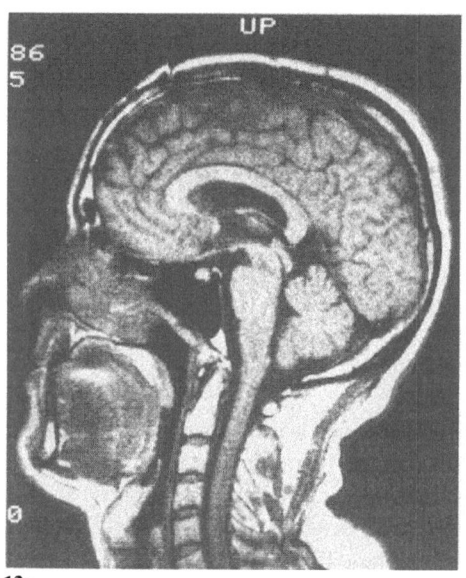

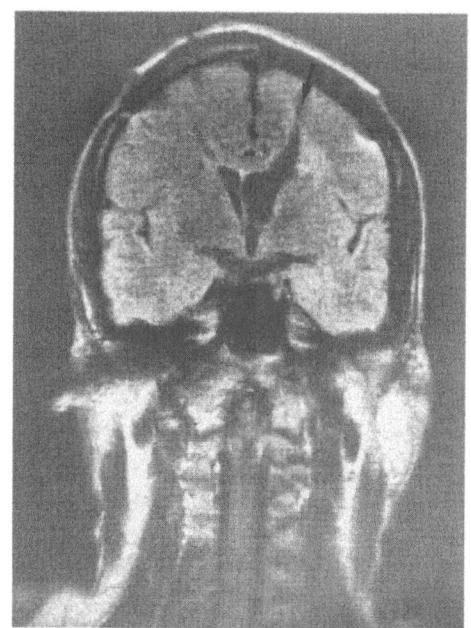

13c 13d

Abb. 13. Kernspintomogramme eines Plexuspapilloms (meist gutartige Zottengeschwulst) in der 3. Hirnkammer mit massivem Aufstau des Nervenwassers in der linken Seitenkammer (die rechte Seiten-kammer ist durch ein früher gelegtes Ventil abdrainiert).
a) präoperatives KST im Seitbild
b) präoperatives KST in koronarer Schicht (Ansicht von vorne)
c) postoperatives KST im Seitbild.
d) postoperatives KST in koronarer Schicht
Tumor total entfernt. Seitenventrikel wieder enger und III. Ventrikel sichtbar – Liquoraufstau beseitigt. Operativer Zugangsweg: ↓
(Die Röntgenaufnahmen zur Leerdiagnostik, Angiographie und Myelographie , die Computertomo-gramme und die Kernspintomogramme wurden mit Geräten der Fa. Siemens ausgeführt.)

Anschrift des Verfassers:
Dr. med. Peter Knöringer
Arzt für Neurochirurgie und Neuroradiologie
Geschäftsführender Oberarzt der Neurochirurgischen Abteilung der Universität Ulm
Bezirkskrankenhaus Günzburg
Ludwig-Heilmeyer-Str. 2
8870 Günzburg

Computer helfen operieren. Das dreidimensionale Knochenmodell

G. Giebel

Unfallchirurgische Klinik der Universität des Saarlandes, Homburg/Saar

Grundsätzliche Überlegungen bei Knochenbrüchen

Hat der Chirurg bei einem Unfallverletzten aufgrund der körperlichen Untersuchung den Verdacht auf einen Knochenbruch, so läßt er eine Röntgenaufnahme anfertigen. Erst wenn er das Röntgenbild gesehen hat, kann er in vielen Fällen die Diagnose stellen und sich ein Bild von der Lage (Lokalisation) des Bruches und von der Bruchart machen. Er weiß nun, ob es sich um einen einfachen Bruch, der aus lediglich zwei Bruchstücken besteht, oder um einen Mehrfragment- oder gar einen Trümmerbruch handelt, der aus vielen Fragmenten besteht.

Nachdem nun der erste Schritt, die Diagnosestellung, vollzogen ist, besteht der nächste Schritt in der Überlegung, welches Behandlungsverfahren für den Patienten das beste ist. Es ist meistens das Verfahren, welches dem Verletzten eine möglichst schnelle Heilung unter der bestmöglichen Wiederherstellung der Körperfunktion verspricht. Bei Knochenbrüchen ist das Augenmerk vor allem darauf zu richten, daß möglichst keine Fehlstellungen oder Bewegungseinschränkungen der Gelenke verbleiben. Nicht selten gibt es mehrere konkurrierende Behandlungsverfahren.

Der Chirurg bespricht mit dem Verletzten vor der Operation, welche therapeutischen Möglichkeiten es gibt. Bei der Marknagelung wird ein Rohr-Schlitz-Nagel in die Markhöhle geschlagen, wo er sich verklemmt und den Bruch stabilisiert. Hierbei handelt es sich um ein „schnelles" Behandlungsverfahren.

Der Verletzte kann oft schon nach wenigen Tagen das Bett aus eigener Kraft verlassen und nicht selten das Bein voll belasten. Allerdings ist dieses Verfahren mit dem höheren Risiko einer langdauernden Knochenentzündung, der Osteomyelitis, verbunden als die herkömmliche konservative Behandlungsart mit mehrwöchigem Streckverband.

Dabei muß der Patient ständig auf dem Rücken liegen und kann frühestens nach drei Wochen mit einem Oberschenkelgehgips und Krücken mobilisiert werden. Dieses Verfahren ist zwar langwieriger, aber für den Patienten sicherer, da es hierbei praktisch nie zu einer Knochenentzündung kommt. Der Unterschenkelbruch kann aber auch mit einer Platte oder einem äußeren Festhalter stabilisiert werden.

Grenzen der zweidimensionalen Darstellung von Knochenbrüchen

Die Überlegungen, die zur Entscheidung für ein spezielles Stabilisierungsverfahren führen, orientieren sich auch zu einem großen Teil an der Bruchart und damit zunächst an dem Röntgenbild. Dieses bildet den Knochen ohne die umgebenden Weichteile ab. Je nach Stellung der Röntgenröhre bei der Aufnahme sieht man auf dem Röntgenbild den Knochen von vorn, von der Seite oder auch in einer schrägen Projektion.

Der Chirurg versucht aufgrund der vorliegenden zweidimensionalen Röntgenbilder eine räumliche Vorstellung von der Stellung der Bruchstücke zueinander zu gewinnen. Bei einfachen Zweifragmentbrüchen, d.h. Brüchen, die nur aus zwei Teilen bestehen, ist dies in der Regel gut möglich. Je mehr Bruchstücke vorhanden sind und je mehr der Bruch in verschiedenen räumlichen Ebenen verschoben ist, umso schwieriger kann sich der Chirurg eine räumliche Vorstellung vom tatsächlichen Zustand des Bruches machen. Schon bei mittelschweren Brüchen sind die räumlichen Vorstellungen manchmal unzureichend. Das normale, bekannte zweidimensionale Röntgenbild in zwei verschiedenen Projektionen läßt oft eine exakte Vorbereitung der Operation, die in der Stabilisierung des Bruches mit metallischen Implantaten besteht, nicht zu, weil es den dreidimensionalen Gegenstand „Knochen" nur zweidimensional abbilden kann.

Besonders bei Brüchen in anatomisch komplizierten Regionen wie Becken und Wirbelsäule kann sich der Chirurg manchmal nur unzureichende Vorstellungen von den tatsächlich vorliegenden Gegebenheiten machen. Er kann daher sein operatives Vorgehen nicht exakt planen und festlegen. Beispielsweise ist es oft nicht möglich, die Länge von Marknägeln, Schrauben und Bohrdrähten sowie ihre Position vorher exakt zu bestimmen. Bei der Operation selbst muß der Operateur auf Überraschungen gefaßt sein, etwa in der Weise, daß der Bruchverlauf anders ist als erwartet. Das hat zur Folge, daß der Operationsplan geändert und die Operation oft schrittweise erweitert werden muß. Unter entsprechendem Zeitaufwand ist es dann notwendig, den Knochen soweit freizulegen, bis man sich ein gutes räumliches Bild von der Situation machen kann, um die einzelnen Bruchstücke einrichten, d.h. richtig zusammensetzen zu können.

Besonders bei den schwierigen Brüchen muß der Operateur relativ viel Knochen von den Weichteilen befreien, um eine genaue Vorstellung zu bekommen. Je mehr er aber den Knochen freilegt, umso mehr Blutgefäße werden durchtrennt, so daß die Ver- und Entsorgung des Knochens zunehmend gestört und damit die Knochenernährung geschädigt wird. In der Folge kann der für das Zusammenheilen der knöchernen Bruchstücke notwendige Knochenleim, der Kallus, immer schlechter und schließlich gar nicht mehr gebildet werden. Die knöcherne Heilung wird stark verzögert, oder sie tritt im schlimmsten Fall überhaupt nicht ein, es entsteht eine Pseudarthrose (Falschgelenk), d.h. ein nicht knöchern verheilter Bruch, der auch beweglich sein kann. Zusätzlich erhöht sich die Gefahr einer Knocheninfektion.

Das Computertomogramm – ein Fortschritt mit Grenzen

Das Computertomogramm des Knochens, das vor der Operation hergestellt werden kann, liefert mehr Informationen. Bei diesem relativ neuen Verfahren wird nicht nur wie bei der herkömmlichen Röntgenaufnahme ein Bild „geschossen", sondern es werden in Abständen von wenigen Millimetern Aufnahmen gemacht, welche den jeweiligen Querschnitt des Organs oder Knochens abbilden (Abb. 1). Die einzelnen Bilder zeigen praktisch die Aufsicht von Scheiben, in die der menschliche Körper optisch zerlegt wurde.

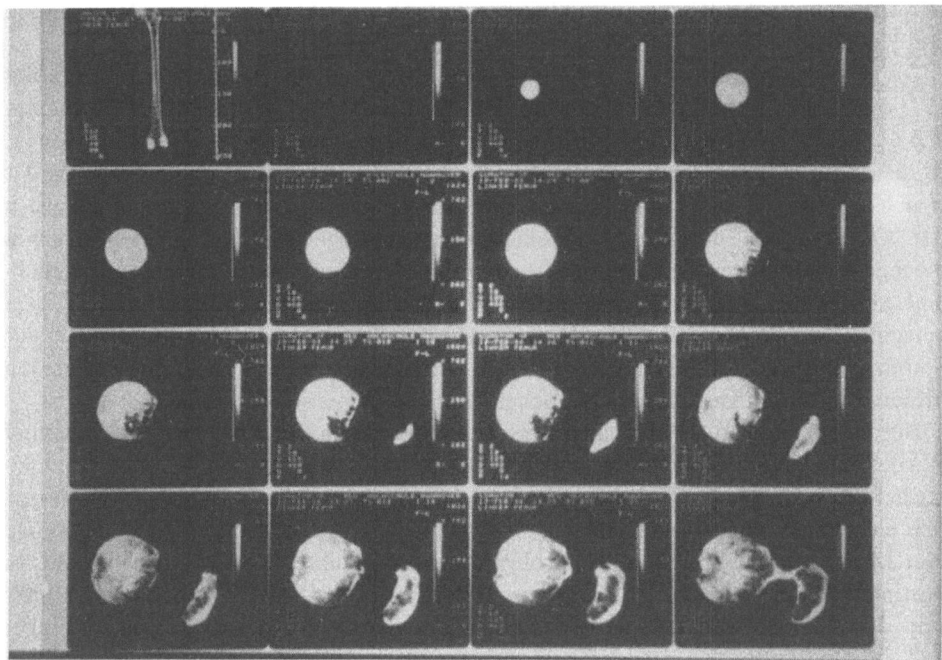

Abb. 1. Das Computertomogramm liefert Querschnitte des menschlichen Körpers. Serie von Computertomographieschnitten, die parallel durch den Oberschenkel führen.

Diese Bilder werden mit modernen Computern verarbeitet und digital abgebildet. Sie zeigen den Knochen und lassen auch einzelne Organe abgrenzen und beurteilen. Nach einer gewissen Einarbeitung und Übung kann sich der Chirurg hierdurch von manchen Brüchen ein besseres Bild machen.

Da es sich aber auch hier um zweidimensionale Abbildungen des dreidimensionalen Knochens handelt, können auch sie die realen Lagebeziehungen nicht plastisch wiedergeben. Die Übertragung der zahlreichen zweidimensionalen Abbildungen in dreidimensionale räumliche Vorstellung überfordert nicht selten den Operateur. Dies umso mehr, je komplexer und ausgedehnter die Abweichungen von der normalen Knochenanatomie sind. Nicht selten liegen 20 und mehr Schichtbilder vor. Durch die Vielzahl kann sich der Chirurg oft nur unzureichende Vorstellungen von dem tatsächlichen Verlauf der Bruchlinien, der Form der Knochenbruchstücke oder auch der Fehlstellung eines intakten Knochens bilden. Es ist daher in diesen Fällen eine exakte Operationsplanung ausschließlich aufgrund der vorliegenden Aufnahmen nicht möglich.

Trotz des Computertomogramms ist der Operateur daher manchmal gezwungen, den vorgesehenen Eingriff schrittweise probierend mit Hilfe von Röntgen-Fernseh-Bildverstärkern und Röntgenbildern, die während der Operation gemacht werden, vorzuneh-

110

men. Die Folge ist eine verlängerte Operationsdauer mit erhöhten Blutverlusten, vermehrte Narkose- und Strahlenbelastung. So kann sich trotz einwandfreier Operationstechnik die Notwendigkeit von Reoperationen ergeben, deren Ursache mit der eingeschränkten diagnostischen Information des Operateurs zusammenhängt.

Die geschilderten Probleme lassen sich also auch mit Hilfe der Computertomographie nicht grundsätzlich lösen, da die räumliche Vorstellung und Abbildung des Bruches für die Operationsvorbereitung und Durchführung häufig nicht ausreicht.

Ein Fortschritt für die Knochenchirurgie ist die räumliche Darstellung eines Knochenbruches oder einer Verbiegung des intakten Knochens auf dem Fernsehmonitor. Mit einem aufwendigen Software-Programm können die gespeicherten Daten der Computertomographiebilder so miteinander in Verbindung gebracht werden, daß eine räumliche Abbildung auf dem Bildschirm resultiert. Dies ist zwar eine weitere Erleichterung der Operationsplanung, sie ist jedoch begrenzt, da trotz einer dreidimensionalen Vision der Bildschirm nur zweidimensional abbilden kann. (Abb. 2).

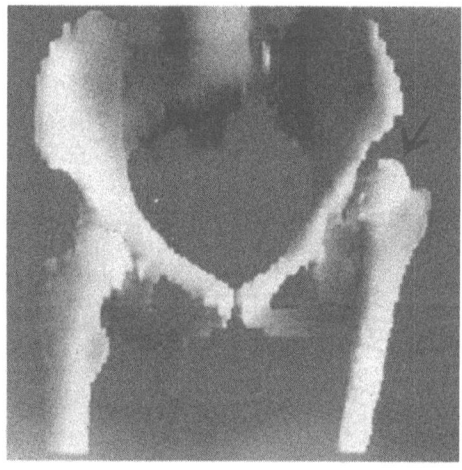

Abb. 2. Räumliche Darstellung des Beckens mit einseitiger Hüftgelenksverrenkung (↑) am Fernsehmonitor. Das mit Computern hergestellte Bild beruht auf den Daten zahlreicher Computertomographien.

So ist es bei komplexen Fehlstellungen des intakten Knochens, beispielsweise nach fehlverheilten Brüchen oder auch bei schwierigen Bruchformen, wie sie bei Wirbel-, Becken- und Fersenbeinbrüchen vorkommen, oft nicht möglich, mit allen bisher erwähnten zweidimensionalen bildgebenden Techniken aus konkurrierenden Operationsverfahren das optimale Verfahren auszuwählen.

Das dreidimensionale Knochenmodell – Computer ermöglichen die Herstellung

Der Wunsch der Chirurgen bei komplizierten Knochenbrüchen war es, eine echte dreidimensionale Darstellung des Knochens zur Verfügung zu haben, um sie von allen Seiten betrachten, vermessen und bearbeiten zu können. Diese vielfältigen Anforderungen erfüllt nur ein Eins-zu-eins-Modell des Patientenknochens aus Kunststoff. Denn nur hiermit kann der Chirurg den konkreten Eingriff an einem Modell realistisch planen und probeweise vorher ausführen.

Mit Hilfe der modernen Computertechnologie gelang es, eine Art „Kopiermaschine" für die dreidimensionale Darstellung von Knochen herzustellen. Durch sie erhält der Chirurg bereits vor der Operation ein Modell des Patientenknochens. Zur Realisierung dieser „Kopiermaschine" wurden Verfahren in den USA und in der Unfallchirurgischen Klinik der Medizinischen Hochschule Hannover vom Autor in Zusammenarbeit mit der Technischen Universität Hannover entwickelt.

Als Ausgangsbasis dienen die Daten von Computertomographiebilderserien, die mit modernen Computern bearbeitet werden. Es kann nun die Herstellung über computergestützte Abbildungs- und Herstellungssysteme, insbesondere das Duct-System, erfolgen. Nach dem Duct-Schnittlinienmodell fräst schließlich eine computergesteuerte Maschine das dreidimensionale Knochenmodell.

Mit einer anderen Entwicklung aus der Medizinischen Hochschule Hannover kann man Modelle schneller und billiger herstellen. Mit ihr lassen sich vor allem auch Hohlräume wie die Markhöhle darstellen. Die Knochenumrisse der Computertomographie-Schichten werden dabei als Randleisten von Scheiben aufgefaßt (Abb. 3). Die Scheibenhöhe entspricht dem Computertomographie-Schichtabstand. In einer Reihe von Arbeitsschritten werden mit einer computergesteuerten Laser-Schneidmaschine (Schnittgeschwindigkeit bis 40 m/min) Scheiben ausgeschnitten und miteinander verklebt. Die kleinen scheibenbedingten Stufen werden mechanisch geglättet.

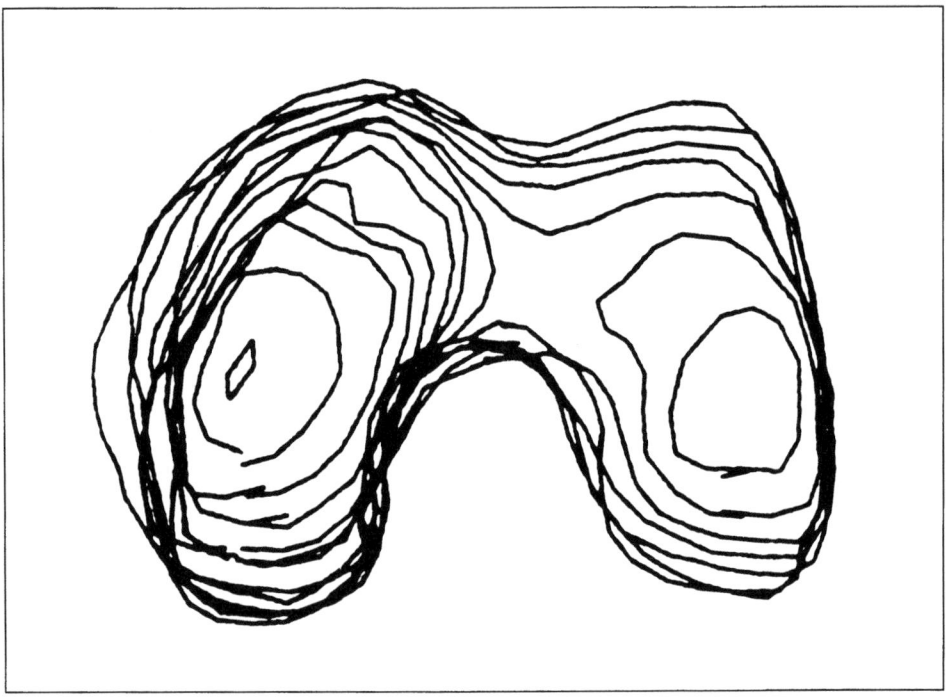

Abb. 3. Übereinanderprojezierte Knochenumrisse mehrerer Computertomographieschichten von der Oberschenkelrolle.

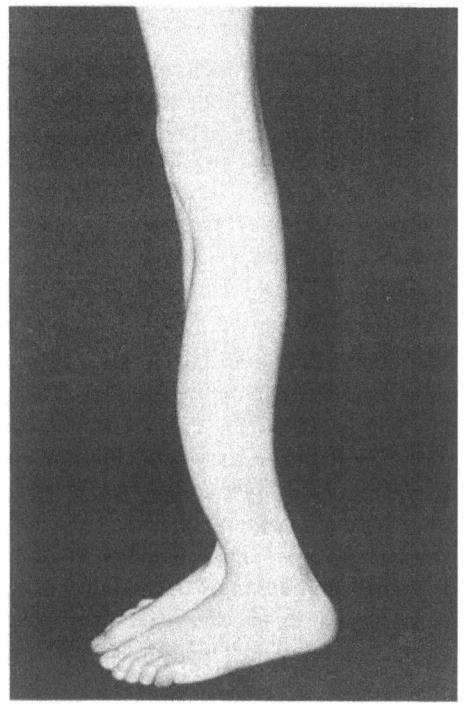

4a

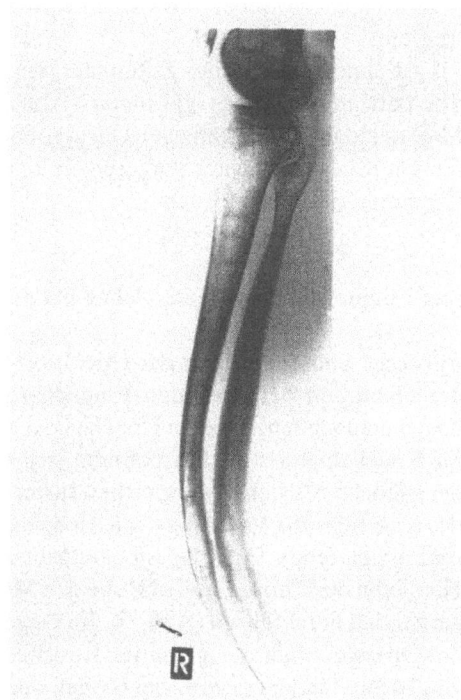

4b

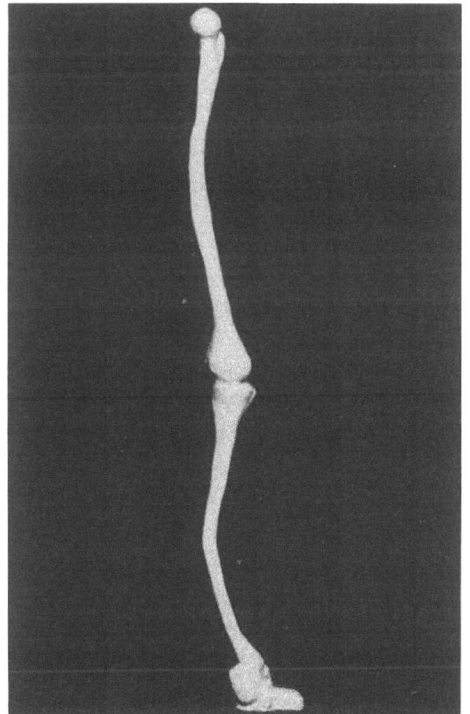

4c

Abb. 4 a. Bein eines Patienten mit einer Knochenerkrankung.
b. Röntgenbild des Unterschenkels.
c. Dieses Knochenmodell stellt das gesamte Bein
des jungen Mannes dar. Der Knochen ist in mehreren Raumebenen verbogen.

Es können sowohl Positiv- als auch Negativformen hergestellt und auch ausgegossen werden.

Fast ohne menschliches Zutun läßt sich so ein naturgetreues Modell, also eine Kopie des Patientenknochens gewinnen (Abb. 4a, b, c). Das Modell besteht aus einem Material, das mit den gängigen chirurgischen Instrumenten einfach zu bearbeiten ist. An diesem Modell kann der vorgesehene operative Eingriff in allen Einzelheiten vor der Operation simuliert werden.

Der Einsatz von Knochenmodellen bei der Operation

Entweder unmittelbar vor der Operation bei Notfalleingriffen oder bereits am Tag vor der Operation bei geplanten Eingriffen geht der Chirurg mit mehreren identischen Knochenmodellen, die dem Knochen des Patienten entsprechen, an seinen Arbeitsplatz für Knochenmodelle. Hier befindet sich ein spezieller Schraubstock zum Einspannen der Modelle. Es stehen die gleichen Instrumente wie im Operationssaal zur Bearbeitung des Knochens zur Verfügung, wie Bohrmaschine, Bohrer, Gewindeschneider, Bohrhülsen, oszillierende Säge, Schrauben, Metallplatten, Plattenspanner, Nägel und Meißel. Hier kann der Chirurg nun in Ruhe den Modellknochen studieren und die Stabilisierung am Modell durchführen (Abb. 5). Im Gegensatz zur Operation am Menschen überblickt der Operateur hier den gesamten Knochen. Er kann verschiedene Operationsverfahren vergleichen, indem er z.B. ein Modell nur mit Schrauben, ein weiteres Knochenmodell mit einer Platte und Schrauben und ein drittes mit einem in die Markhöhle eingebrachten Nagel versorgt.

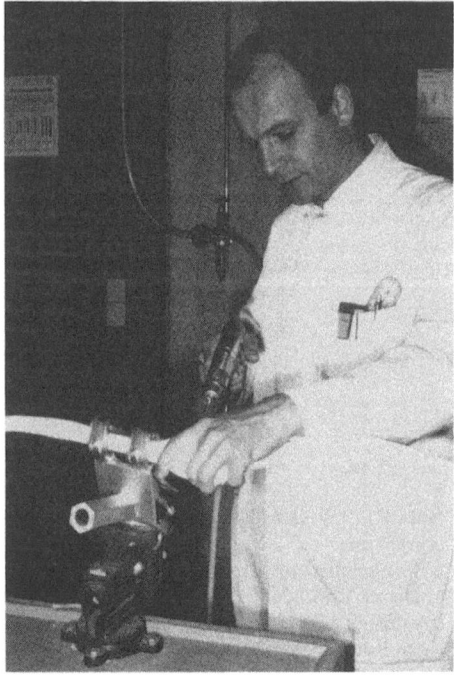

Abb. 5. Operation des Knochenmodells vor der eigentlichen Operation am Patienten.

Er legt die Länge der Implantate (Schrauben, Platten u. ä.) sowie ihre Lage fest.

Die nachfolgende eigentliche Operation am Patienten gestaltet sich aufgrund der gewonnenen Erkenntnisse wesentlich einfacher und zügiger.

Handelt es sich z. B. um einen Knochenbruch, so kennt ihn der Chirurg jetzt genauestens, er muß nicht soviel Knochen freilegen, er hat sich besonders kritische Phasen der Operation von der Modelloperation her gemerkt und wird beispielsweise ungünstige Schraubenlagen und Bohrungen aufgrund seiner Erfahrungen vermeiden. Er weiß genau, welche Schraubengewinde in schmalen Fragmentbereichen liegen und nur vorsichtig angezogen werden dürfen, weil sonst das Knochenfragment zerspringt und vielleicht eine stabile Knochenvereinigung nicht mehr möglich ist.

Während der Operation liegt das operierte Knochenmodell sterilisiert auf dem Operationstisch.

Auf seiner Oberfläche sind Markierungen, Winkel und Zahlen aufgetragen, die dem Chirurgen helfen, die gewonnenen Informationen auf den Patientenknochen zu übertragen. Knochenhöcker und Gelenkspalten, die unter der Haut des Patienten tastbar sind, dienen als Orientierungspunkte. Von diesen ausgehend, können verschiedene Punkte am Patientenknochen durch Abmessen wiedergefunden werden. Auf diese Weise schafft man sich zunächst einen Fixpunkt im Operationsbereich. Dies ist ein Punkt, der auf Modell und Original, deutlich markiert, Ausgangspunkt für alle Messungen ist. Auf ihn beziehen sich alle auf der Modelloberfläche vermerkte Daten. Diese überträgt nun der Operateur genau. Weitere Informationen, wie Bohrwinkel, Implantatdimensionen, entnimmt er einem separaten Plan, der gut sichtbar im OP-Bereich aufgehängt ist. Oft ist es auch vorteilhaft, neben dem „operierten" Modell ein zweites, noch nicht operiertes als Vergleich zu haben. Es entspricht dem zunächst intakt vorliegenden Originalknochen. Manchmal wird auch das spiegelbildliche Modell der gesunden Gegenseite verwendet.

Zeigt ein Bein ein Fehlwachstum in mehreren Richtungen (s. auch Abb. 4a, b), etwa infolge einer Knochenerkrankung, so kann der Patient durch die mechanische Fehlbelastung einen schlechten Gang mit Beschwerden haben. In diesen Fällen ist eine Korrektur der Fehlstellungen notwendig. An den richtigen Stellen muß der Knochen mit der oszillierenden Säge oder mit einem Meißel durchtrennt werden. Häufig muß ein speziell berechneter Knochenteil entnommen werden, damit nach Korrektur der Fehlstellung die beiden Knochenenden wieder plan aufeinanderstehen. Es ist inzwischen möglich, das gesamte Bein als Knochenmodell herzustellen (siehe auch Abb. 4c). An ihm kann man so exakt wie nie zuvor die Korrekturoperation planen, durchführen, das operierte, korrigierte Modellbein vermessen und so das simulierte Operationsergebnis überprüfen (Abb. 6, 7).

Eine weitere Anwendungsmöglichkeit des beschriebenen Verfahrens besteht darin, Knochenersatz herzustellen. Wurde beispielsweise ein Teil des Beckenknochens durch einen Tumor zerstört, so kann man den zerstörten Knochen zusammen mit einer „Sicherheitszone" gesunden Knochens herausschneiden. Wird das Becken hierdurch beim Gang instabil, so kann man ein Kunststoffpaßstück einsetzen. Wird dieser Beckenersatz nach konventionellen Röntgenbildern angefertigt, so merkt man nicht selten erst während der Operation beim Einpassen, daß er schlecht mit den anatomischen, vorgegebenen Verhältnissen übereinstimmt. Durch die Knochenmodellherstellungsanlage kann ein identischer, genau passender Ersatz gefertigt und eingesetzt werden.

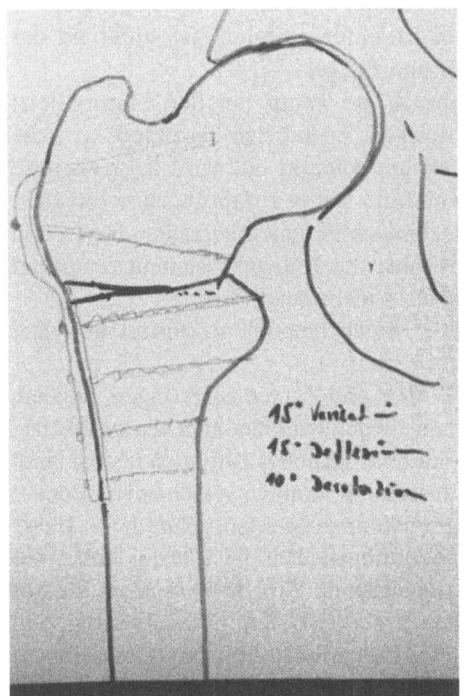
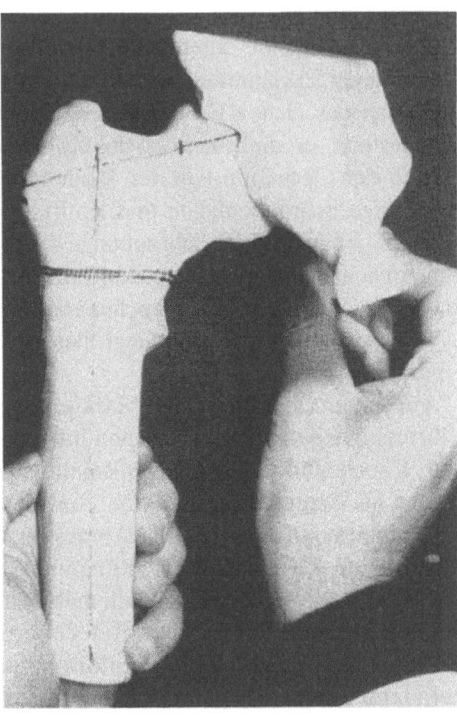

6a   6b

Abb. 6. Vergleich der Operationsplanung nach der herkömmlichen (a) Methode anhand einer Operationszeichnung mit der Planung am Knochenmodell (b). Die Zeichnung gibt nur eine einzige Ebene wieder. Mit dem räumlichen Knochenmodell kann man wesentlich realistischer planen.

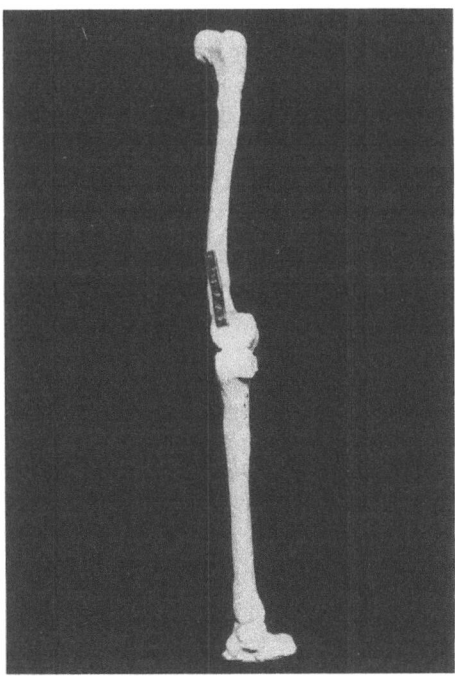

Abb. 7. Operiertes Knochenmodell

Mit Modellen lassen sich auch individuelle Hüftgelenksendoprothesen herstellen, die der Anatomie des jeweiligen Empfängers speziell angepaßt werden.

Insgesamt verkürzt sich die Operationsdauer, die Infektgefahr ist dadurch geringer, und die Narkosebelastung des Patienten ist ebenfalls vermindert. Die Operation ist effektiver und sicherer geworden.

Können Roboter operieren?

Kombiniert man nun die dreidimensionale Information über die knöcherne Situation des Patienten mit der gespeicherten Information über die Stabilisierung des Knochenmodells, also der Modelloperation, so ist die theoretische Vorstellung, daß Roboter operieren, nicht mehr utopisch. Hierzu ist es notwendig, daß die dreidimensionale Knochenkonfiguration digital gespeichert ist, wie es ohnehin zur Herstellung von Knochenmodellen notwendig ist.

Durch die simulierte „Operation" am Knochenmodell werden die einzelnen Operationsschritte festgelegt.

Diese Information, welche auch Lage der Bohrkanäle, Länge der Schrauben und anderen Implantate enthält, wird dem Computer eingegeben.

Diese eingegebenen Computerdaten müssen nun mit dem Patientenknochen in Übereinstimmung gebracht werden. Das kann beispielsweise dadurch geschehen, daß eine Schraube am Patientenknochen in definierter Lage gesetzt und als Bezugspunkt verwendet wird. Mit Hilfe eines durch diesen Fixpunkt gesteuerten Roboterarms kann nun der Chirurg definiert bohren und schrauben. Ob es in ferner Zukunft einmal dazu kommen wird, daß aufgrund der gespeicherten Information über den Knochen alle Operationsschritte durch einen Roboter selbständig ausgeführt werden können, erscheint jedoch mehr als fraglich.

Dagegen ist es bereits jetzt möglich, beispielsweise eine komplexe Fehlstellung des Beines mit X-Bein, Verkürzung und Verdrehung so zu korrigieren, daß die Korrektur über einen Roboterarm erfolgt. Vor Durchtrennung des Knochens werden zwei Schrauben an definierten Stellen ober- und unterhalb eingebracht. Der Roboter wird mit ihnen verbunden und kann nun aufgrund seiner eingegebenen Informationen die daran befestigten Knochenhälften so bewegen, daß sie in der richtigen Stellung zueinander zu liegen kommen und damit das Bein wieder die normalen anatomischen Achsenverhältnisse hat.

Zusammenfassung

Die Knochenmodelltechnik ermöglicht es, ein naturgetreues Abbild des verletzten Knochens herzustellen. Anhand dieses Knochenmodells können zur Wiederherstellung der normalen Knochengestalt verschiedene Methoden vergleichend geplant und praktisch erprobt werden. Auf diese Weise ist es möglich, die beste Operationsmethode auszuwählen.

Es ist ausdrücklich zu betonen, daß Knochenmodelle und Roboteroperation nur für schwierige Operationen vorteilhaft sind. Für Operationen mit nur einfachen Arbeitsschritten am Knochen ist ihr Aufwand zu groß und nicht notwendig.

Die Computertechnik hat sich zu einem immer wichtiger werdenden Helfer des Patienten und Arztes entwickelt. Sie wird den Chirurgen nie überflüssig machen, ihm jedoch helfen, die Qualität der Arbeit zu steigern. Der Erfolg kommt dem Patienten zugute, der sicherer operiert werden sowie schneller ein besseres Ausheilungsergebnis erreichen kann.

Literatur

1. Brix F, Hebbinghaus D, Meyer W (1985) Verfahren und Vorrichtung für den Modellbau im Rahmen der orthopädischen und traumatologischen Operationsplanung. Röntgenpraxis 38: 290–292
2. Giebel G, Mildenstein K, Reumann K (1986) Modelloperationen am künstlichen Knochen aus dem Computertomogramm. Hefte zur Unfallheilkunde 181: 417–419
3. Hermann GT, Liu HK (1979) Three-dimensional display of human organs from computed tomograms. Comp Graph and Image Processing 9: 1–21
4. Mildenstein K, Giebel G, Reumann K (1985) Dreidimensionale Knochenmodelle nach CT-Daten. Fortschr Med 103: 331/29
5. Tonner H-D, Engelbrecht H (1979) Ein neues Verfahren zur Herstellung alloplastischer Spezialimplantate für den Becken-Teilersatz. Fortschr Med 97: 781–783
6. Vannier MW, Marsh IL, Gado MH, Trotty WG, Gilula LA, Evens RG (1983) Klinische Anwendungen der dreidimensionalen Oberflächenrekonstruktion aus CT-Scans – Erfahrungen bei 250 Untersuchungen. Electromedia 51: 122–131
7. Welbourn DB (1984) Computer aided engineering (CAD/CAM/DUCT) in the foundry. British Cast Iron Research Association Conference, April 1984

Anschrift des Verfassers:
Prof. Dr. Gerfried Giebel
Unfallchirurgische Klinik
Universität des Saarlandes
6650 Homburg/Saar

Diagnostische und therapeutische Methoden der modernen Hals-Nasen-Ohrenheilkunde

W. Elies

Städtische Krankenanstalten Bielefeld-Mitte, Bielefeld

Das Fachgebiet Hals-Nasen-Ohrenheilkunde umschließt in seiner heutigen Form die Erkennung und Behandlung von Erkrankungen des äußeren Ohres, des Gehörganges, des Mittelohres, des Felsenbeines, der Nase und der Nasennebenhöhlen, der Mundhöhle, des Rachens, des Kehlkopfes, der Luftröhre und der oberen Speiseröhre. Die erste deutsche Hals-Nasen-Ohrenklinik wurde 1899 an der Rostocker Universität gegründet. Selbstverständlich hat es zuvor schon Spezialisten gegeben, die sich mit Erkrankungen des Kehlkopfes, der Nasennebenhöhlen oder des Ohres beschäftigten, ohne daß von ihnen das gesamte Fachgebiet vertreten wurde. Die Zusammenlegung zum Fach Hals-Nasen-Ohrenheilkunde erfolgte aufgrund gemeinsamer anatomischer und untersuchungstechnischer Gegebenheiten.

Die Periode von der Jahrhundertwende bis zum Ende des 2. Weltkriegs war durch eine kontinuierliche Weiterentwicklung des nun vereinigten Fachgebietes Hals-Nasen-Ohrenheilkunde gekennzeichnet. Während Eingriffe, die ohne Lupenvergrößerung

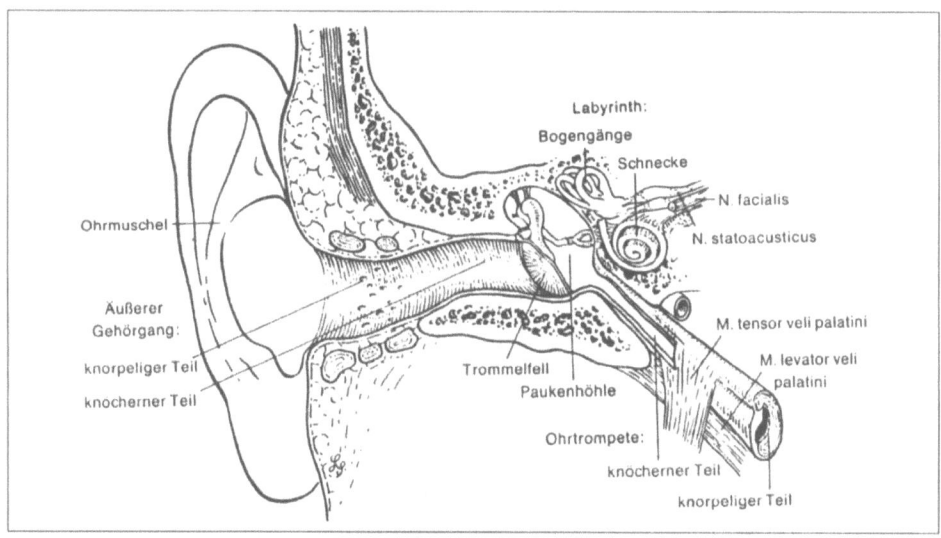

Abb. 1. Übersicht über äußeres Ohr, Mittelohr und Innenohr. Aus: Boenninghaus MG (1983), Hals-Nasen-Ohrenheilkunde. Springer, Berlin Heidelberg New York

oder mikroskopische Vergrößerung des Operationsfeldes durchgeführt werden konnten
– Halsweichteileingriffe, Kehlkopfchirurgie, plastische Chirurgie im Kopf-Hals-
Bereich, Nasennebenhöhleneingriffe – mit dem hohen Standard der Medizin im
deutschsprachigen Raum parallel liefen, galt dies nicht für Eingriffe im Ohr. Hier
beschränkte sich das operative Vorgehen auf die Beseitigung lebensbedrohlicher Entzündungen. Hörverbessernde Eingriffe am Mittelohr und Innenohr waren aufgrund des
Fehlens von Antibiotika sowie eines Operationsmikroskops unmöglich.

Nach 1945 haben neue diagnostische, nichtoperative, operative und technische Methoden die Hals-Nasen-Ohrenheilkunde revolutioniert. Im folgenden werden die dem
Autor wesentlich erscheinenden Punkte besprochen, ohne daß diese Zusammenstellung
Anspruch auf Vollständigkeit erhebt. Zur besseren Übersicht der anatomischen Verhältnisse siehe Abbildung 1.

A. Diagnostische Methoden

1. Gehörprüfungen

a) Tonschwellenaudiometrie

Mit Hilfe eines Tongenerators können reine Sinustöne zwischen 125 Hz und 12 000 Hz
isoliert erzeugt und in unterschiedlicher Lautstärke dem Ohr angeboten werden. Bei
dieser sogenannten Schwellenaudiometrie wird die Tonerkennungsschwelle durch
Bestimmung des gerade noch hörbaren Tones durchgeführt. Diese Untersuchung, bei
der Kopfhörer aufgesetzt werden, erfaßt über die Schalleitung in der Luft die Funktion
des Trommelfells, der Hörknöchelchen und des Hörnerven sowie über einen auf den
Warzenfortsatz aufgesetzten Impulsgeber isoliert die Funktion des Hörnerven und der
Schnecke. Während im Normalfall die Empfindlichkeitskurven für Luft- und Knochen-
leitung gleich sein müssen, lassen hier bestehende Differenzen sehr genau zwischen
einer Schwerhörigkeit durch Schädigungen des Trommelfells oder der Hörknöchelchen
einerseits als auch des Hörnerven andererseits unterscheiden.

b) Hirnstammaudiometrie

Dem Patienten wird ein Kopfhörer aufgesetzt und ein Ohr mit kurzen Tonimpulsen von
100 Millisekunden Dauer und einer Stärke von 90 dB über knapp 2 Minuten beschallt.
Die aus dem Innenohr, dem Hörnerven und bestimmten Hirngebieten abgeleiteten
bioelektrischen Antwortpotentiale werden über einen Mittelwertrechner summiert. Es
entsteht eine typische Kurve mit 5 Gipfeln, die normalerweise zu genau definierten
Zeiten auftreten. Eine zeitliche Verlängerung der Kurve weist auf einen Prozeß im
Hörnerven oder im Mittelhirn hin. Andererseits ist auch durch unterschiedliche Laut-
stärken eine Bestimmung der Gehörschwelle möglich. Während die Gehörprüfung
mittels Tonschwellenaudiometrie weitgehend patientenabhängig ist, kann mit der Hirnstammaudiometrie bei Kleinkindern eine Hörgeräteanpassung erfolgen oder eine ent-
zündliche/tumoröse Veränderung des Hörnerven nachgewiesen werden.

2. Bildgebende Verfahren

a) Nativradiologie

Unter Nativradiologie versteht man die einfache Röntgenaufnahme eines Organs ohne Gabe von Kontrastmitteln. Nach Entdeckung der Röntgenstrahlen Ende des letzten Jahrhunderts hat innerhalb der letzten 40 Jahre lediglich seitens des Filmmaterials sowie der apparativ-technischen Ausrüstung eine Verbesserung stattgefunden. Die grundlegenden Standardeinstellungen des Schädels, der Nasennebenhöhlen, der Schädelbasis und des Warzenfortsatzes sowie des Felsenbeines werden in der heutigen Form seit den 20er Jahren unseres Jahrhunderts benutzt. Der Nachteil der Nativradiologie besteht darin, daß bei guter Darstellung des Knochens erhebliche Schwierigkeiten in der gleichzeitigen Abbildung von Weichteilen bestehen.

b) Computertomographie (CT)

Seit der klinischen Einführung der Computertomographie durch Ambrose und Hounsfield im Jahre 1973 ist diese bildgebende Untersuchungsmethode eine entscheidende Ergänzung der Nativröntgendiagnostik. Mit dem bildgebenden Verfahren der Computertomographie ist es heute im Rahmen einer stürmisch ablaufenden technischen Entwicklung möglich, fast jede Struktur darzustellen. Wie andere Fächer bedient sich auch die HNO-Heilkunde dieser Untersuchungsmethode.

Prinzipiell ist mit der Computertomographie jede Veränderung im Kopf-Hals-Bereich darstellbar. Es lassen sich gleichzeitig bei sehr niedriger Röntgenstrahlenbelastung sämtliche Strukturen eines Organs darstellen. Dies bedeutet die gleichzeitige Darstellung von Knochen und Weichteilen. Die Möglichkeit der Dichtemessung einzelner Organteile oder pathologisch veränderter Bereiche gestattet häufig eine weitgehend exakte Aussage über die Art einer pathologischen Veränderung. Durch intravenöse Injektion eines wasserlöslichen Kontrastmittels lassen sich gefäßreiche Veränderungen, Entzündungen und ein Teil der Geschwülste besser darstellen.

Insbesondere für den Bereich des Warzenfortsatzes (siehe Abb. 1), des Felsenbeines sowie der Nasennebenhöhlen ist die Computertomographie die Untersuchungsmethode der Wahl. Da normalerweise in den Nasennebenhöhlen sowie in den Zellen des Warzenfortsatzes und im Mittelohr Luft ist, welche von Weichteilen und Knochen umgeben ist, bestehen hier extrem hohe Dichteunterschiede in der Röntgendarstellung, die bei pathologischen Veränderungen eine besonders exakte Diagnose erlauben.

Die Richtigkeit der diagnostischen Aussagekraft der Computertomographie beträgt nahezu 100 Prozent, während für die Nativradiologie im Bereich der Nasennebenhöhlen und des Warzenfortsatzes nur 40–80 % angenommen werden können. Im Bereich der Halsweichteile ist die Computertomographie anderen bildgebenden Methoden wie der Sonographie weitgehend gleichwertig und nur in Einzelfällen bei gefäßreichen Tumoren zu bevorzugen.

c) Kernspintomographie

Es handelt sich hier um ein bildgebendes Verfahren, bei dem durch Anlage starker Magnetfelder besonders Weichteile gut zur Darstellung kommen. Diese nun 5 Jahre in der Klinik angewendete Methode ist in ihrer Wertigkeit aufgrund begrenzter Erfahrungen noch nicht endgültig beurteilbar. Es kann heute jedoch soviel gesagt werden, daß dieses bildgebende Verfahren für bestimmte Organbereiche einen deutlichen Fortschritt darstellt. Für das HNO-Gebiet gilt dies besonders für die Darstellung von Geschwülsten im Bereich des Zungengrundes, der Halsweichteile, des Kehlkopfes, der Flügelgaumengrube sowie kleineren Tumoren des inneren Gehörganges.

c) Sonographie

Bei der Sonographie handelt es sich um ein bildgebendes Verfahren, welches mit der Reflektion von Ultraschall im Frequenzbereich zwischen 2 MHz und 4 MHz arbeitet. Wir unterscheiden zwischen dem A-scan und dem B-scan: Der A-scan liefert Reflektionsechos in der Begrenzung von Hohlorganen und wird zur Darstellung der Stirnhöhle und Kieferhöhle benutzt. Die Aussagekraft ist gering, die Methode eignet sich lediglich zur Befundkontrolle.

Der B-scan liefert eine räumlich zweidimensionale Darstellung von Strukturen unterschiedlicher Schallreflektionsdichte. Er wird zur Diagnostik von Veränderungen der Kopf- und Halsweichteile eingesetzt. Es wären hier Erkrankungen der Kopfspeicheldrüsen, des Mundbodens und Halsweichteiltumore zu nennen. Derzeit hat die hochauflösende Sonographie im B-Bild-Verfahren eine Auflösung bis zu 2 mm und ist in der Diagnostik der Kopf- und Halsweichteiltumore die Methode der Wahl.

3. Feinnadelpunktion

Diese Untersuchungsmethode ist Mitte der 30er Jahre erstmals beschrieben und wird innerhalb der letzten 20 Jahre mehr und mehr routinemäßig in Hals-Nasen-Ohrenkliniken eingesetzt. Bei einem tastbaren Tumor wird eine feine Kanüle durch die Haut gestochen, und aus dem Tumor werden Zellen angesaugt. Diese können gefärbt und beurteilt werden. In mehr als 90 % der Fälle kann schon vor der Operation eine sichere Diagnose der Tumorart gestellt werden. Die sonographische Kontrolle der Lage der Punktionsnadel vermeidet bei kleinen Tumoren Fehlpunktionen und verbessert damit die Aussagekraft der Feinnadelpunktion erheblich.

4. Immunologische Untersuchungsverfahren

Moderne Labormethoden werden selbstverständlich bedarfsabhängig auch im Bereich der Hals-Nasen-Ohrenheilkunde eingesetzt. Besonders immunologische Untersuchungsverfahren haben in den letzten Jahren eine besondere Bedeutung erlangt. Mit immunologischen Untersuchungsverfahren, die erstmals 1950 von Coons und Kaplan beschrieben worden sind, lassen sich Antikörper und Autoantikörper gegen die verschiedensten Gewebsstrukturen nachweisen. Zu nennen sind Autoantikörper gegen Zellkerne, Mitochondrien, Gefäßbasalmembran und kollagenfasriges Bindegewebe. Antikörper und besonders Autoantikörper können im Bereich des Gehörnerven und des Gleichgewichtsnerven wirksam werden und diese Strukturen schädigen. Bei dem Patienten macht sich ein solcher Schädigungsmechanismus im Auftreten einer Hörnervenschwerhörigkeit und/oder einer Gleichgewichtsstörung bemerkbar. Bei bis zu 60 % der Patienten mit bislang ungeklärter Ursache einer Hörnervenschwerhörigkeit ließen sich Autoantikörper nachweisen. In diesen Fällen ist eine gezielte Behandlung mit Kortison möglich.

5. Mikrolaryngoskopie

Eine Laryngoskopie, d.h. die Untersuchung des Kehlkopfes, kann indirekt mit einem Kehlkopfspiegel oder direkt durch Einführung eines Untersuchungsinstrumentes erfolgen. Eine Kehlkopfuntersuchung ist bei mehr als dreiwöchiger Heiserkeit zum Ausschluß eines Stimmlippenkarzinoms eine unbedingte Notwendigkeit. Seit Ende der 50er Jahre besteht die Möglichkeit, den Kehlkopf in Allgemeinnarkose mit Hilfe unterschiedlich großer Metallrohre direkt zu betrachten und ihn mit dem Operationsmikroskop zu beurteilen (Mikrolaryngoskopie). Unter Zuhilfenahme entsprechender Instrumente können Proben exakt aus tumorverdächtigen Bereichen des Kehlkopfes oder der Stimmlippen entnommen werden. Damit sind Diagnostik und Verlaufskontrolle gutund besonders bösartiger Kehlkopftumore sehr viel sicherer geworden.

B. Nichtoperative Behandlungsverfahren

1. Antibiotika

Die Entdeckung des Penizillins durch Fleming 1927 sowie der Sulfonamide durch Domagk 1936 haben die bis dahin gefürchteten und auch bei Beachtung aller Sterilitätskriterien durch den Operateur nicht immer vermeidbaren postoperativen Wundinfektionen behandelbar gemacht. Heute steht eine Vielzahl von Antibiotika zur Verfügung, die jedes entzündungserregende Bakterium gezielt erfassen. Hierdurch ist, wie auch in anderen Bereichen der Chirurgie, die Durchführung großer Weichteileingriffe oder die Eröffnung des Innenohrs bei der Steigbügelchirurgie wesentlich risikoärmer möglich, als es in der vorantibiotischen Ära der Fall gewesen ist.

2. Antivirale Therapie

Virusinfektionen verursachen die weitaus größte Zahl entzündlicher Erkrankungen im Bereich der Nase, der Nasennebenhöhlen, des Rachens sowie der oberen Luftwege. Gegenüber der im Laufe der Jahre durch die Einführung neuer Antibiotika immer effektiver werdenden antibakteriellen Therapie befinden wir uns im Bereich der antiviralen Therapie noch in den Anfangsstadien. Gegen die meist viralen Erreger entzündlicher Erkrankungen der oberen Luftwege (Schnupfen, Halsentzündungen) gibt es kein ursächliches Mittel. Die Behandlung ist symptomatisch, d.h. Kopfschmerzen, Fieber und Entzündungsfolgezustände werden mit allgemeinentzündungshemmenden Mitteln und Kopfschmerztabletten behandelt. Lediglich gegen die Erreger der Windpocken, der Gürtelrose und verschiedener durch Herpesviren verursachte Bläschenerkrankungen steht uns mit Azyklovir (Fa. Wellcome) ein spezifisch wirksames Medikament zur Verfügung.

3. Interferon

Ende der 50er Jahre wurde im menschlichen Serum ein Eiweiß entdeckt, welches die Zellen gegen eine Virusinfektion schützt. Dieses Interferon genannte Eiweiß ist seit Ende der 70er Jahre für den klinischen Einsatz verfügbar. Leider entsprachen die Behandlungserfolge nicht den Erwartungen, so daß diese Substanz heute nur noch bei einigen seltenen Viruserkrankungen eingesetzt wird.

4. Lokalverabreichte (topische) Kortikoide

Eine Schwellung der Nasenschleimhäute mit daraus resultierender Behinderung der Nasenatmung und eine Abflußstörung des Schleims aus den Nasennebenhöhlen hat verschiedene Ursachen. Zu nennen ist die Allergie, die Fehlsteuerung des autonomen Nervensystems (Sympathikus, Parasympathikus), Arzneimittelnebenwirkungen (Schmerzmittel, Hochdruckmittel) sowie der übertriebene Gebrauch abschwellender Nasentropfen („Privinismus"). Mit Erfolgsquoten bis zu 80 % läßt sich die nasale Schleimhautschwellung durch lokal in Form von Sprays oder Lösungen eingebrachtes Kortison behandeln. Die heute verwendeten lokalenKortisone haben keine systemische Nebenwirkung und verursachen auch bei langjährigem Gebrauch an den Nasenschleimhäuten keine Veränderungen.

C. Operativ-technische Verfahren

1. Die Entwicklung der Mikrochirurgie

Unter Mikrochirurgie ist ein chirurgisches Arbeiten auf kleinstem Raum zu verstehen, der erst durch Vergrößerungsmaßnahmen gezielten chirurgischen Eingriffen zugänglich gemacht wird. Operationsgebiete von 3 mm auf 4 mm sind mit bloßem Auge nicht mehr soweit zu differenzieren, daß operative Maßnahmen erfolgversprechend durchgeführt werden können. Voraussetzung für die Durchführung einer Mikrochirurgie sind Vergrößerungsinstrumente wie die Lupenbrille oder das Operationsmikroskop, entsprechend feine Mikroinstrumente sowie ein mikrochirurgisch trainierter Operateur. In der Nachkriegsgeschichte der HNO-Heilkunde etablierte sich zuerst die Mikrochirurgie des Mittel- und Innenohres. Es wurden die Prinzipien der plastischen Deckung von Trommelfelldefekten, der Darstellung des Gesichtsnerven im Mittelohr und Warzenfortsatz, des Neueinsatzes von Gehörknöchelchen zur Wiederherstellung der Schallübertragung zwischen Trommelfell und Innenohr sowie der Entfernung des knöchern fixierten Steigbügels entwickelt.

Die Mikrochirurgie des Mittelohres, die in den frühen 50er Jahren begann, ist untrennbar mit den Namen Wullstein, Zöllner und Plester verbunden. Es ist das Verdienst dieser Fachvertreter, die Geisteshaltung eines Mikrochirurgen geformt zu haben. Weder die Anlage kleiner Schnitte noch der Kauf eines Mikroskopes machen den Chirurgen zum Mikrochirurgen. Erst die Anwendung des Mikroskops bei jeder Operation oder Untersuchung, deren Ergebnisse durch Vergrößerungstechniken verbessert werden können, sowie die Selbstverständlichkeit des Gebrauchs eines Mikroskopes formen über lange Jahre den mikrochirurgisch versierten Operateur.

Die Übertragung der Mikrochirurgie des Mittelohres auf die Schädelbasischirurgie, Teile der Nebenhöhlenchirurgie und der Kehlkopfchirurgie war lediglich eine Frage der Zeit und ist heute in der Mehrzahl der Kliniken operativer Standard. Es ist besonders das Verdienst von Plester, durch seine Operationskurse Gedankengut und Prinzipien der Mikrochirurgie verbreitet zu haben.

In der Folge soll an ausgewählten Beispielen die operativ-technische Entwicklung des HNO-Fachgebietes in den letzten Jahrzehnten dargestellt werden.

Mikrochirurgie des Mittel- und Innenohres (siehe Abb. 1)

Diese Operationen dienen der Verbesserung der Hörfähigkeit durch Beseitigung einer Schalleitungsschwerhörigkeit. Diese kann einzeln oder in Kombination verursacht sein durch ein Loch im Trommelfell, durch eine entzündliche Fixierung oder Zerstörung der Gehörknöchelchen, auch beim Krankheitsbild der knöchernen Steigbügelfixierung (Otosklerose) durch eine knöcherne Fixierung der Steigbügelfußplatte. Weiterhin bestehen bei entzündlichen Erkrankungen des Mittelohres Indikationen unterschiedlicher Dringlichkeitsgrade, um eine weitere Zerstörung des Mittel- oder Innenohres zu vermeiden. Auch das mögliche Einwachsen von verhornendem Plattenepithel über den Warzenfortsatz in die mittlere und hintere Schädelgrube sowie die Zerstörung von Innenohr, Gleichgewichtsorgan und auch Gesichtsnerven sollte verhindert werden. Häufig sind diese entzündlichen Erkrankungen von einer Mittelohrschwerhörigkeit begleitet, so daß der operative Eingriff zur Verhinderung entzündungsbedingter Komplikationen mit einer hörverbessernden operativen Maßnahme kombiniert werden kann und soll. Im folgenden werden die drei Haupterkrankungen des Mittelohres skizziert:

a) Chronische Mittelohrentzündung

Bei der chronischen Mittelohrentzündung, die nie aus einer akuten Entzündung hervorgeht, besteht zu Anfang ein Loch im Trommelfell. Die Beschwerden des Patienten bestehen in einer Mittelohrschwerhörigkeit. Durch Eindringen von Wasser beim Baden und Duschen kommt es zu Entzündungen des Mittelohres, die an einem eitrigen Ohrausfluß erkennbar sind. Bei jeder Entzündung vergrößert sich der Trommelfelldefekt. Zusätzlich kann es zu entzündlich bedingten Fixierungen und Läsionen der Gehörknöchelchen kommen.

Mikrochirurgisch wird unter das Trommelfell körpereigene Muskelhaut gelegt, die bei der ersten Operation in 70–90 % der Fälle anwächst und den Defekt im Trommelfell verschließt. Hierdurch sind die weiteren Folgen der Mittelohrentzündung aufgehoben, und das Gehör normalisiert sich. Sollte eine Beschädigung der Gehörknöchelchen stattgefunden haben, ist es Aufgabe des Mikrochirurgen, die Schalldruckübertragung zwischen Trommelfell und Innenohr wiederherzustellen. Das technische Vorgehen ist von Art und Umfang der Zerstörung der Gehörknöchelchen abhängig. Zur Defektüberbrückung werden Kunststoffimplantate, Keramikimplantate, körpereigene oder körperfremde konservierte Gehörknöchelchen verwendet. Eine naturgetreue Rekonstruktion der Gehörknöchelchenkette ist nicht erforderlich, wesentlich ist die Ankoppelung der schwingenden Membran (Trommelfell) an den Eingang zum Innenohr (Steigbügelfußplatte) auf Dauer zu gewährleisten. Abhängig von dem Vorhandensein von Anteilen des Steigbügels und anderer Gehörknöchelchen gibt es diverse Techniken zum Wiederaufbau der Schalleitungskette. Die Operationserfolge bezüglich einer wesentlichen Gehörverbesserung oder Normalisierung des Gehörs liegen zwischen 50 und 70 %.

b) Cholesteatom

Bei dem Cholesteatom handelt es sich um eine Einziehung von Anteilen des Trommel- fells in die lufthaltigen Zellen des Warzenfortsatzes. Da verhornendes Plattenepithel des Trommelfells Hornlamellen produziert, die abschilfern und beim Ohr einen Teil des Ohrschmalzes bilden, führt dies bei einer Aussackung des Trommelfells in den Warzen- fortsatz zu einer Ansammlung von Hornlamellen und damit zu einem dauernden Wachstum dieses Prozesses. Langsam aber stetig wird durch die Neubildung von Hornlamellen dieser Prozeß wachsen und die Umgebung zerstören. Da die Hornlamel- len leicht infiziert werden, kommt es zu einem eitrigen Ausfluß aus dem Ohr, so daß diese Erkrankung als chronische Knocheneiterung oder Zwiebelschalengeschwulst bezeichnet wird. Zur Verhinderung des Einwachsens in die mittlere oder hintere Schädelgrube sowie den Gesichtsnerven als auch in das Innenohr, was die Zerstörung von Schnecke und Gleichgewichtsorgan zur Folge hätte, muß die mikrochirurgische Behandlung erfolgen. Ziel der Operation ist es, alles außerhalb der Trommelfellebene gelegene Plattenepithel zu entfernen oder, wenn dies nicht möglich ist, eine so breite Öffnung zu schaffen, daß eine Ansammlung von Plattenepithelzellen nicht möglich ist. Abhängig von dem Ausmaß des Cholesteatoms und der bereits eingetretenen Knochen- zerstörung gibt es diverse operative Techniken, die entweder die Beseitigung von Plattenepithel außerhalb der Trommelfellebene ermöglichen oder bei belassenem Plat- tenepithel einen ungestörten Abfluß der Hornlamellen gestatten. Da häufig eine Mittelohrschwerhörigkeit durch Zerstörung der Gehörknöchelchen besteht, ist eine gleichzeitige mikrochirurgische hörverbessernde Maßnahme erforderlich und ange- bracht.

c) Otosklerose (knöcherne Steigbügelfixierung)

Bei der Otosklerose handelt es sich um eine „Verknöcherung" der Steigbügelfußplatte mit ihrer Umgebung. Folge ist eine zunehmende Mittelohrschwerhörigkeit. Dieses Krankheitsbild betrifft bevorzugt Frauen zwischen dem 20. und 40. Lebensjahr, wobei oft die Schwerhörigkeit nach Geburt eines Kindes verstärkt wird. Obwohl schon 1875 durch Kessel Eingriffe am Steigbügel durchgeführt worden waren, haben erst Antibio- tika und Operationsmikroskop die operative Behandlung zur Routinemethode gemacht. Nach Eröffnung des Mittelohres wird der Steigbügel mitsamt dem hinteren Drittel der Steigbügelfußplatte entfernt und durch eine Kunststoffprothese ersetzt. Die Operationserfolge sind hervorragend, mehr als 90 % der Patienten erreichen postopera- tiv ein normales Gehör.

d) Mikrochirurgie bei otogenem Schwindel

Unter otogenem Schwindel wird ein richtungsbestimmter Dreh-, Lift- oder Schwank- schwindel verstanden, der seine Ursache durch eine Erkrankung des Gleichgewichtsor- gans im Innenohr hat. Am häufigsten ist die Meniere-Erkrankung, die aus der Kombina- tion einer einseitigen fluktuierenden Innenohrschwerhörigkeit, Ohrgeräuschen und anfallsartigen Drehschwindelanfällen besteht. Wenn die medikamentöse Behandlung keinen Erfolg hat, bestehen mikrochirurgisch verschiedene Möglichkeiten, den oft erhöhten Druck der Innenohrflüssigkeit zu normalisieren.

2. Lasertechnik und Fibrinklebung in der HNO-Heilkunde

Lasertechnik und Fibrinklebung sind vor ca. 10 Jahren in die operative HNO-Heilkunde eingeführt worden. An Lasersystemen stehen uns der Argonlaser, der Neodym-Yag-Laser und der CO_2-Laser zur Verfügung.

Argonlaser und Neodym-Yag-Laser erzeugen einen Laserstrahl, der aufgrund seiner physikalischen Eigenschaften klare Medien durchdringt und vor allem in pigmentierten Geweben durch Hitzeentwicklung wirkt. Seine Einsatzgebiete sind die Laserchirurgie der Netzhaut des Auges sowie Verkochung und Verdampfung von Gefäßtumoren, Pigmentflecken sowie Speiseröhren- und Darmtumoren.

Der CO_2-Laser wird von allen Geweben absorbiert und entfaltet seine Wirkung an der Oberfläche. Je nach der Intensität des Laserstrahles ist ein Schneiden, Verkochen oder Verdampfen der Gewebe möglich. Überwiegend wird der CO_2-Laser zum Schneiden eingesetzt, wobei gleichzeitig eine Blutstillung im Operationsgebiet durch die thermische Versiegelung von kleinen Gefäßen erreicht wird. Indikationen sind in der Nase die Durchtrennung von Schleimhautverwachsungen, die Behandlung von Gefäßtumoren, die palliative Behandlung inoperabler Karzinome des Mundrachens und des Kehlkopfes sowie Eingriffe an den Stimmbändern. Es seien hier Stimmbandpolypen, Stimmbandpapillome, Stimmbandverwachsungen sowie kleine Stimmbandkarzinome genannt. An der Luftröhre können mit dem CO_2-Laser kleinere Tumore abgetragen sowie kurzstreckige Stenosen (Verengungen) aufgetrennt werden.

Der Fibringewebekleber wird seit Anfang der 80er Jahre in der operativen Medizin verwendet. Seine Aufgaben sind:

1. Die breitflächige Fixierung von Gewebe auf der Unterlage wie beispielsweise Haut- oder Schleimhautlappen.

2. Der wasser- und luftdichte Verschluß einer chirurgischen Naht bei Eingriffen an der Luft- oder Speiseröhre.

3. Die sichere Adaptation und Fixation von Gewebeteilen in anatomischen Bereichen, wo das Anbringen einer chirurgischen Naht technisch schwierig oder unmöglich ist. Dies gilt besonders für Eingriffe an der Schädelbasis mit Eröffnung der Hirnhaut oder die Fixierung von Mittelohrimplantaten.

4. Blutstillung mit Humanfibringewebekleber bei Blutgerinnungsstörungen und daraus resultierenden diffus blutenden, meist breitflächigen Wunden.

Klinisch wird gegenwärtig der aus Plasma hergestellte Humanfibrinkleber eingesetzt. Der bis vor einigen Jahren verwendete schnell abhärtende Kunststoffkleber muß heute als veraltet angesehen werden. Histologische Untersuchungen zeigen nach Verwendung des Kunststoffklebers bis zu 10 Jahren nach seiner Anwendung immer noch heftige Entzündungsreaktionen des umgebenden Gewebes. Demgegenüber hat der Fibrin-Gewebekleber ausgezeichnete Einheilungseigenschaften. Histologische Untersuchungen Wochen und Monate nach seiner Verwendung zeigen keine Fremdkörperreaktion und ein normales histologisches Profil des operierten Gebietes.

3. Bioimplantate

Es liegt auf der Hand, daß Versuche unternommen werden, bei Knochendefekten im Bereich der Nasennebenhöhlen, des knöchernen Nasengerüstes, des Augenhöhlenbodens, Gehörknöchelchendefekten sowie Defekten der hinteren Gehörgangswand einen Ersatz durch entsprechend geformte Bioimplantate zu schaffen. Nachdem Mitte der 50er Jahre im Bereich des Mittelohres Bioimplantate auf Kohlenstoffgrundlage nicht den erwünschten Erfolg brachten, wird seit Ende der 70er Jahre mit Keramik gearbeitet. Die guten postoperativen Resultate nach Einsatz von Keramikimplantaten lassen erwarten, daß die Verwendung dieser Bioimplantate in Zukunft ihren festen Platz in der operativen Versorgung haben wird.

4. Technische Hörhilfen

a) Hörgeräte

Eine einseitige Schwerhörigkeit ist für den Patienten unangenehm, jedoch ohne psychosoziale Defizite zu ertragen. Eine beidseitige Schwerhörigkeit hat katastrophale Auswirkungen und kann zu einer beruflich-gesellschaftlichen Ausgrenzung des Patienten führen. Als bekanntestes Beispiel wäre Beethoven zu nennen. Sollte eine operative Behandlung nicht möglich, nicht erfolgreich oder von dem Patienten nicht gewünscht sein, ist ab dem Grad einer mittelgradigen Schwerhörigkeit eine elektroakustische Hörhilfe (Hörgerät) in der Lage, die akustische Kommunikation des Patienten zu verbessern oder zu normalisieren. Der rapide Fortschritt der Unterhaltungselektronik innerhalb der letzten 10 Jahre gilt auch für die Hörgerätetechnik. Art und Umfang der Schwerhörigkeit können von einem individuell angepaßten Hörgerät teilweise oder gänzlich ausgeglichen werden. Die heute am meisten verordneten Hörgerätetypen sind HdO(hinter dem Ohr)-Hörgeräte und IO(im Ohr)-Hörgeräte. Bei den HdO-Geräten sind Mikrophon und Verstärker in dem hinter dem Ohr zu tragenden Hörgeräteteil, während über einen Verbindungsschlauch der Schall in das Ohrpaßstück und damit auf das Trommelfell übertragen wird. Das IO-Gerät vereinigt Ohrpaßstück, Mikrophon und Verstärker in einer Einheit. Sein Vorteil besteht darin, daß das Mikrophon des Hörgerätes in Schallrichtung steht und die Reflektionsfunktion der Ohrmuschel ausgenutzt wird.

b) „Kochlear Implant" (künstliches Innenohr)

Moderne Methoden der Sprachanalyse sowie der digitalen Computertechnik haben ein Behandlungsverfahren ermöglicht, mit dem es gelingt, bei beidseitiger Ertaubung erneut Höreindrücke zu vermitteln. Dieses Operationsverfahren ist bislang auf Patienten beschränkt, die nach dem Spracherwerb und der Ausprägung eines Sprachgedächtnisses beidseits ertaubt sind. Bei noch intaktem Hörnerven können durch seine elektrische Reizung durch Implantation eines entsprechenden Gerätes in das Innenohr Höreindrücke vermittelt werden. Diese erlauben eine zur akustischen Kommunikation ausreichende Sprachverständlichkeit.

Resümee, Ausblick

Jedes medizinisch-technische Fachgebiet ist einer unterschiedlich schnellen Weiterentwicklung unterworfen. Im Zeitalter einer weltweiten Kommunikation ist ca. alle 2 Jahre mit einer Verdoppelung des Wissens zu rechnen. So ist schon bei Erscheinen dieses Artikels eine Informationslücke vorhanden, welche durch einen Ausblick auf zukünftige Trends in der Hals-Nasen-Ohren-Heilkunde verkleinert werden soll.

Bei geplanten, großen operativen Eingriffen mit erheblichen Blutverlusten lassen Methoden der Eigenblutnutzung Fremdbluttransfusionen überflüssig werden.

Immer bessere Resultate der Kombination von Bestrahlung und gleichzeitiger Gabe von Zytostatika machen in der Behandlung großer, bösartiger Geschwülste verstümmelnde Operationen überflüssig.

Freie Dünndarminterponate mit Gefäßanschluß werden zur Überbrückung von Speiseröhrendefekten verwendet. Große Weichteildefekte im Kopf-Hals-Bereich können mit Muskel-Gefäß-Hautlappen gedeckt werden. Nach operativer Entfernung des Kehlkopfes ist durch die Entwicklung von Sprachprothesen eine weitgehend natürliche Stimme zu erwarten.

Technische Weiterentwicklungen können die Anwendung des künstlichen Innenohres („cochlear implant") bei allen beidseits ertaubten Patienten, besonders bei taubstummen Kindern, ermöglichen.

Die Gabe nicht krankmachender Bakterienteile steigert, wie bei bekannten Impfungen, die Infektabwehr und kann zu einer drastischen Verminderung der Infekte der oberen Luftwege und des Nasenrachens führen.

Operationsautomaten, die die Unzahl von Röntgenbildinformationen auswerten, werden ein bisher nicht erreichtes präzises Operieren am Schädel ermöglichen.

Anschrift des Verfassers:
Priv.-Doz. Dr. med. Wolfgang Elies
Chefarzt
Städt. Krankenanstalten Bielefeld-Mitte
Hals-, Nasen-, Ohrenklinik
Teutoburger Straße 50
4800 Bielefeld 1

Ästhetische Gesichtschirurgie

W.-L. Mang

HNO-Klinik und Poliklinik des Klinikums rechts der Isar der Technischen Universität München

Einleitung

Jedes Jahr lassen sich weltweit über 3 Millionen Menschen mit Hilfe eines plastisch-chirurgischen Eingriffes ihr Aussehen verbessern und angeborene oder durch einen Unfall verursachte kosmetisch störende Veränderungen korrigieren. Dieser Artikel soll grundsätzliche Fragen, neue Möglichkeiten und Weiterentwicklungen in der kosmetischen Gesichtschirurgie darstellen. Er informiert über die heutigen operativen Techniken, da gerade auf diesem Gebiet in den letzten Jahren wesentliche Neuerungen und Verbesserungen erfolgt sind (23, 28).

Die ästhetische Gesichtschirurgie kann nicht nur beginnende Alterserscheinungen vermindern, sondern auch das Aussehen von entstellenden Gesichtszügen verbessern. Dies setzt jedoch eine fachgerechte Ausbildung des Gesichtschirurgen voraus. In Deutschland hat sich dabei folgende Spezialisierung bewährt: Der Facharzt für Hals-Nasen-Ohrenheilkunde kann nach einer zweijährigen Weiterbildung in plastisch-operativen Eingriffen bei einem entsprechend ermächtigten Arzt unter Vorlage der geforderten Zeugnisse die Anerkennung zum Führen der Zusatzbezeichnung plastische Operationen bei der Landesärztekammer beantragen. Diese Ärzte sind dann auf plastisch-rekonstruktive Operationen im Kopf-Hals-Bereich spezialisiert. Dieses Ausbildungskonzept besteht in ähnlicher Form seit vielen Jahren bereits in den USA; in Deutschland seit dem Jahre 1978.

Ein wichtiger Punkt bei plastischen Operationen im Gesichtsbereich ist ein exakt geführtes Aufklärungsgespräch, wobei insbesondere die Erwartungshaltung der Patienten besprochen und gegebenenfalls gedämpft werden sollte. Es ist nicht möglich, Menschen über 60 Jahre durch chirurgische Eingriffe das Aussehen von 20jährigen zu verleihen. Genauso wenig sind durch Nasenkorrekturen bzw. Profilplastiken psychische Probleme, die der Patient vielleicht hat, aus der Welt zu schaffen. Bei Berücksichtigung der genannten Kriterien wie exakter Indikationsstellung und korrekter Beherrschung neuerer Operationstechniken sind jedoch die Erfolge auf dem Gebiet der ästhetischen Gesichtschirurgie als gut zu bezeichnen. Bei einem Operationsaufkommen von jährlich über 1000 plastisch-ästhetischen Eingriffen im Kopf-Hals-Bereich an der HNO-Klinik rechts der Isar der Technischen Universität München konnte bei einer Nachuntersuchung festgestellt werden, daß über 90 % der Patienten mit dem Ergebnis zufrieden waren.

Im folgenden wird über wesentliche Bereiche der ästhetischen Gesichtschirurgie ein Überblick gegeben. Ergänzend dazu erfolgt eine kurze chirurgische Darstellung der Operationstechniken in medizinischer Fachsprache.

Nasenkorrekturen

Plastische Operationen an der Nase (Septorhinoplastiken) gehören zu den schwierigsten und heikelsten Eingriffen in der plastischen Chirurgie (19). Da es immer noch viele ungelöste Probleme in der korrektiven Nasenplastik gibt, sollten zu hohe Erwartungen des Patienten besprochen und korrigiert werden. Die meisten Nasenkorrekturen werden durchgeführt, weil der Patient wegen unfallbedingter oder angeborener Nasenformen ein besseres Aussehen wünscht (21). Andererseits können auch berufliche Gründe im Vordergrund stehen, z.B. bei Fotomodellen, Managern oder Schauspielern. Die moderne operative Zielsetzung bei den Rhinoplastiken besteht darin, funktionsverbessernd, zumindest aber funktionserhaltend zu operieren, d.h. es nützt nichts, wenn der Patient zwar eine schöne Nase bekommt, aber danach eine schlechte Nasenatmung hat. Für die anzustrebende äußere Gesichtsform haben wir 6 Typen für unsere gegenwärtige Auffassung von einem sogenannten schönen Gesicht ausgewählt (Abb. 1).

Die Analyse künstlerischer Maßstäbe von einem sogenannten schönen Gesicht (modifiziert nach Jost, 13) zeigt den geschichtlichen Wandel von der Auffassung eines sogenannten schönen Gesichtes. Heutzutage wird von Frauen vornehmlich ein gotischer Nasentyp gewünscht, Männer bevorzugen den klassisch griechischen Frauentyp.

Technik

Die Beeinflussung der Nasenatmung durch die äußere Form zeigt Abb. 2. Bei extrem veränderten Nasen-Lippen-Winkeln (Nasolabialwinkeln) (hängende Nasenspitze, Himmelfahrtsnase) kommt es zu einer negativen Beeinflussung der Strömungsverhältnisse und damit zu einer behinderten Nasenatmung. Deshalb sollte die Nasenspitze nicht zu hoch positioniert werden. Dies entspricht auch nicht dem heutigen ästhetischen

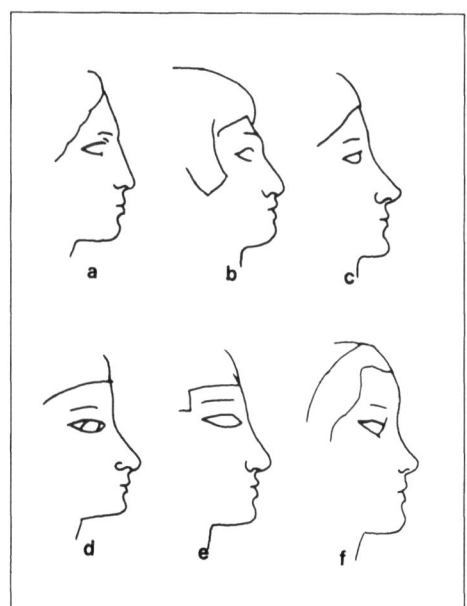

Abb. 1. Gegenwärtige Auffassung von einem sogenannten schönen Gesicht. a) klassischer griechischer Frauentyp; b) klassischer griechischer Männertyp; c) altertümlicher griechischer Typ; d) jugendlicher ägyptischer Typ; e) ägyptischer Erwachsenentyp; f) gotischer Typ.

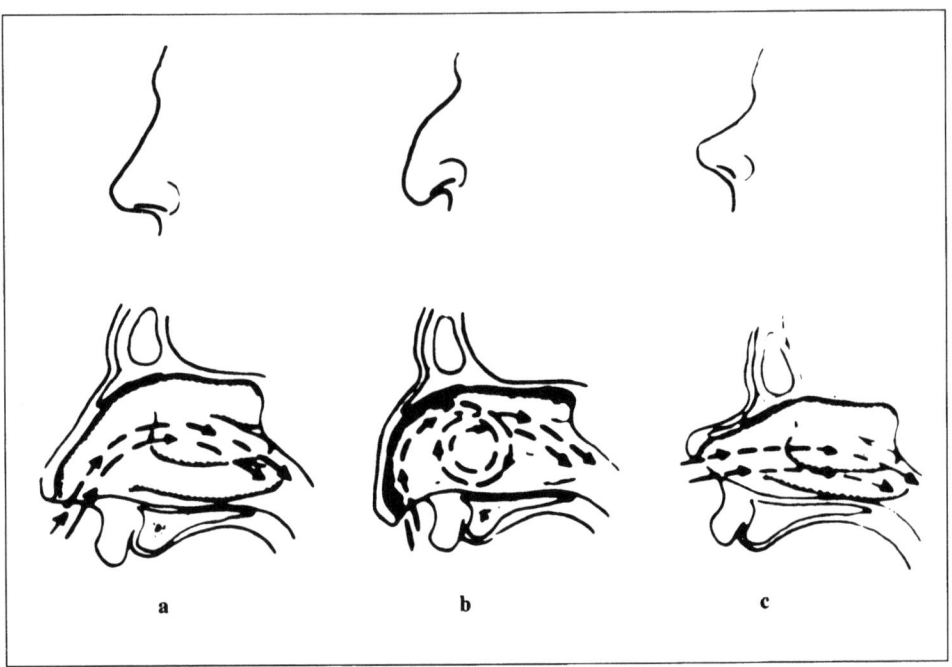

Abb. 2. Beeinflussung der Nasenatmung durch die äußere Form: a) korrekter Nasolabialwinkel (Nasen-Lippen-Winkel) mit idealen Nasenluftströmungsverhältnissen; b) hängende Nasenspitze, ungünstige Strömungsform; c) zu hochstehende Nasenspitze („extreme Stupsnase"), ungünstige Strömungsverhältnisse.

Wunschbild. Auch das Gesichtsprofil muß in die präoperativen Überlegungen des Rhinochirurgen einfließen. Bei vorstehendem oder fliehendem Kinn muß eine sogenannte Profilplastik konzipiert werden. Dazu bedarf es einer exakten Operationsplanung mit dem Patienten unter Berücksichtigung der kieferchirurgischen Aspekte.

Das Ziel der Nasenoperation muß eine Harmonisierung der Gesichtszüge sein, ohne die Wesensmerkmale oder Charakterzüge des einzelnen Individuums zu verändern. Dies setzt eine große Erfahrung und künstlerische Veranlagung des Operateurs voraus, so daß den Patienten keine sogenannte Einheitsnase verpaßt wird. Jede Nasenkorrektur muß daher individuell geplant und ausgeführt werden.

Nasenkorrekturen werden in der Regel in Vollnarkose ausgeführt, lediglich Nasenspitzenkorrekturen im knorpeligen Bereich können auch unter Lokalanästhesie operiert werden. Die Nasentamponade wird nach 24 Stunden entfernt, der Gipsverband bleibt 10 Tage. Nach 14 Tagen sind keinerlei Schwellungen oder Rötungen mehr zu sehen, so daß der Patient wieder seinen beruflichen oder privaten Interessen nachgehen kann. Ab dem 14. Lebensjahr können Korrekturen an der äußeren Nase vorgenommen werden. Die Abb. 4a, b zeigt eine Höcker-Langnase präoperativ und ein Jahr nach abgeschlossener Operation, wobei insbesondere auf die individuelle Formgebung zu achten ist. Nur die große Erfahrung des Nasenchirurgen kann beurteilen, wenn zusätzlich eine Kinn- bzw. Wangenkorrektur notwendig ist, um eine optimale Harmonisierung des Gesichtsprofils zu erreichen.

Operationstechnik bei Höcker-Langnasen (häufigste Deformität bei kosmetischen Nasenkorrekturen) Die Schnittführung erfolgt im Naseninneren. Über den Knorpelzwischenschnitt (Abb. 3a) wird die Nasenrückenhaut abgehoben (Decollement) und der Nasenspitzenbereich dargestellt. Eine präzise Anhebung der Nasenspitze und somit eine Vergrößerung des Nasolabialwinkels gelingt nicht alleine durch die Höckerabtragung (Abb. 3b) und Kürzung der Septumvorderkante; entscheidend ist die Rotation des Flügelknorpels nach oben. Dies gelingt am besten durch die Luxationsmethode, da hiermit neben der exakten Knorpelentfernung im distalen Flügelknorpelbereich eine komplette Entfernung des Zwischenfettgewebes sowie eine Mobilisierung und Rotation des verbliebenen Flügelknorpels nach cranial am besten gelingt. Um ein späteres Absinken der Nasenspitze zu vermeiden, wird der Nasendom durch eine Transfixionsnaht mit 4×0 Vicryl in Position gehalten und zusätzlich der depressor nasi durchtrennt. Nach der Spitzenkorrektur und Ausmodellierung von Flügel- und Dreiecksknorpel werden überschüssige Knorpel- und Knochenstrukturen im Bereich des Nasenrückens mit der Raspel geglättet (Abb. 3c). Anschließend wird das „open roof" durch mediane, paramediane, transversale und basale Osteotomien exakt geschlossen, damit im knöchernen Nasenbereich eine Begradigung und Verschmälerung erfolgt. Durch Knorpelreimplantationen aus der Flügel- und Dreiecksknorpelregion kann man über separate Inzisionen im Columella- und Nasenspitzenbereich individuelle Modellierungen erreichen. Bei nicht bestehenden Okklusionsbeschwerden kann bei vorstehendem Kinn eine Reduktion des Kinns über einen kleinen submentalen Schnitt problemlos durchgeführt werden. Nach Abpräparation des subkutanen Gewebes sowie des Periostes erfolgt die entsprechende Abschleifung des überstehenden Knochens. Ebenfalls kann bei fliehendem Kinn der abgetragene Nasenhöcker in den Kinnbereich transplantiert werden. Über einen enauralen Schnitt wird das Periost über dem Kinn freipräpariert und der resezierte Nasenhöcker mit Fibrinkleber* implantiert. Abschließend werden die Schleimhautschnitte vernäht bzw. geklebt, eine Nasentamponade sowie ein Pflastergipsverband angelegt.

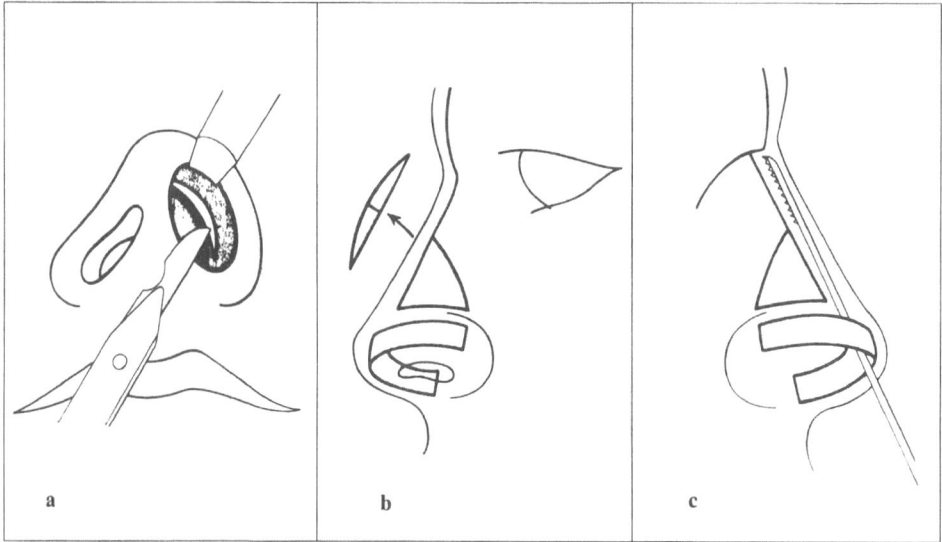

Abb. 3a. Interkartilaginäre Schnittführung (Knorpelzwischenschnitt) bei der Septorhinoplastik.

Abb. 3b. Endonasale Höckerabtragung mit dem Meißel.

Abb. 3c. Nach exakter Ablösung der Nasenrückenhaut Abraspeln der überstehenden Knorpel- und Knochenteilchen. Ausmodellierung des Nasenrückens.

---

* Tissucol Fa. Immuno GmbH, Heidelberg

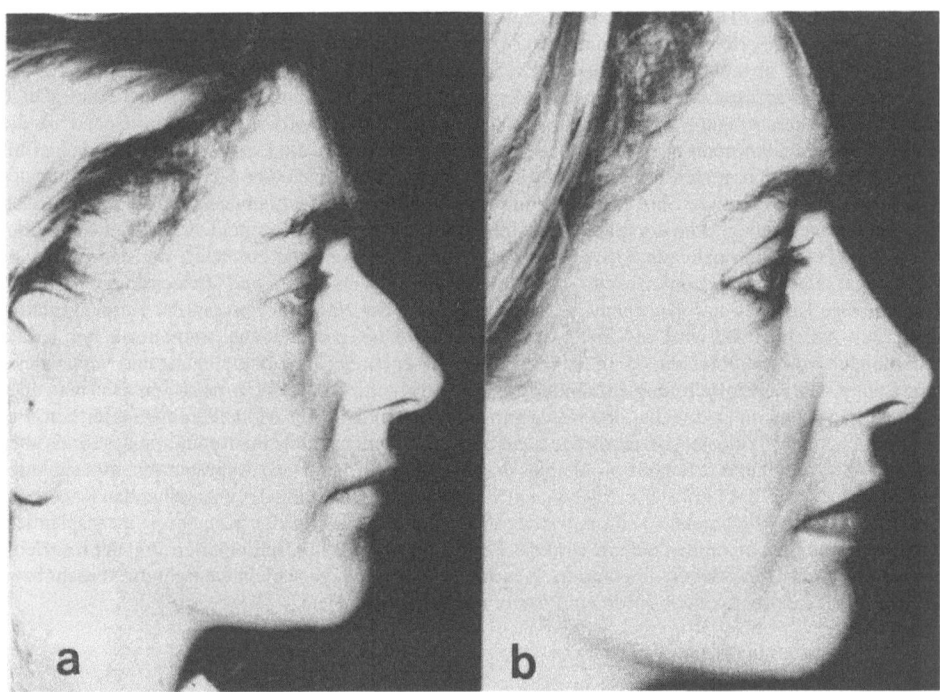

Abb. 4a, b. 27jährige Patientin mit Höcker-Langnase (a), Entfernung des Nasenhöckers und Ausmodellierung der Nasenspitze mit Vergrößerung des Nasolabialwinkels und Anhebung der Nasenspitze. Dadurch erreicht man ein harmonischeres Gesichtsprofil (b).

Die Entwicklung von Bioimplantaten

Grundlage und Ziel der Forschungsarbeiten auf dem Gebiet der Entwicklung neuer Implantate in der ästhetischen Gesichtschirurgie waren die Entwicklung körperfreundlicher und gut verträglicher Implantate (23). Ein Fortschritt sind hier die Keramik- und Kollagenimplantate. Die beiden Substanzen sind Bioimplantate, d. h. sie verbinden sich mit dem körpereigenen Gewebe, induzieren teilweise Knochenwachstum (Trikalziumphosphatkeramik) oder aktivieren eigenes Bindegewebe zur Fibroblastenaktivität (injizierbares Kollagen). Fibroblasten sind Zellen, die bei Wundheilungsvorgängen eine wichtige Rolle spielen. Dementsprechend vielseitig sind die Verwendungsmöglichkeiten dieser Bioimplantate in der rekonstruktiven Kopf-Hals-Chirurgie.

Keramik: Wegen der ausgezeichneten Bioverträglichkeit (Biokompabilität) der Keramikmaterialien ist sie hinsichtlich der Verträglichkeit allen anderen alloplastischen Implantaten (körperfremde Materialien wie z.B. Metalle, Silikon, Proplast etc.) und auch allogenen Materialien (Materialien wie z.B. konservierter Leichenknorpel) deutlich überlegen. Damit scheint sich eine neue Ära in der Implantatchirurgie anzubahnen. Drei unterschiedliche Keramiken stehen im Mittelpunkt des Interesses:
– bioinerte Aluminiumoxydkeramik (reagiert nicht mit umgebendem Gewebe)
– bioaktive Glaskeramik
– bioaktive Trikalziumphosphatkeramik.

Die Hauptanwendungsgebiete dieser Keramiken liegen im Füllen von Knochendefekten (Platzhalterfunktion) und in der rekonstruktiven Kopf-Hals-Chirurgie (Abb. 5a, b). In der Nasenchirurgie stellte sich schon immer das Problem des jeweils günstigsten Implantates. Dabei ist es wichtig, daß ein Implantat zur Verfügung steht, welches intraoperativ kurzfristig einsetzbar ist, ohne dem Patienten einen Zweiteingriff, z.B. zur Entnahme von Rippenknorpel, Beckenknochen, Ohrknorpel etc., zuzumuten. In Zusammenarbeit mit der Firma Friedrichsfeld, Mannheim, haben wir aus dem Werkstoff Aluminiumoxyd das sogenannte Münchner Nasenimplantat entwickelt. Der Implantatwerkstoff hat herausragende Merkmale:

– hohe Reinheit
– dichtes und feinkörniges Gefüge
– extreme Druckfestigkeit
– hohe Korrosions- und Formbeständigkeit
– optimale Gewebefreundlichkeit
– klinisch abgesichert und praktisch bewährt.

Aufgrund dieser Eigenschaften bietet sich dieses Material beim Aufbau von knöchernen Defekten im Nasenbereich als Alternative zu körpereigenem (autologen) Gewebe wie z.B. Knorpel an. Die Vorteile liegen

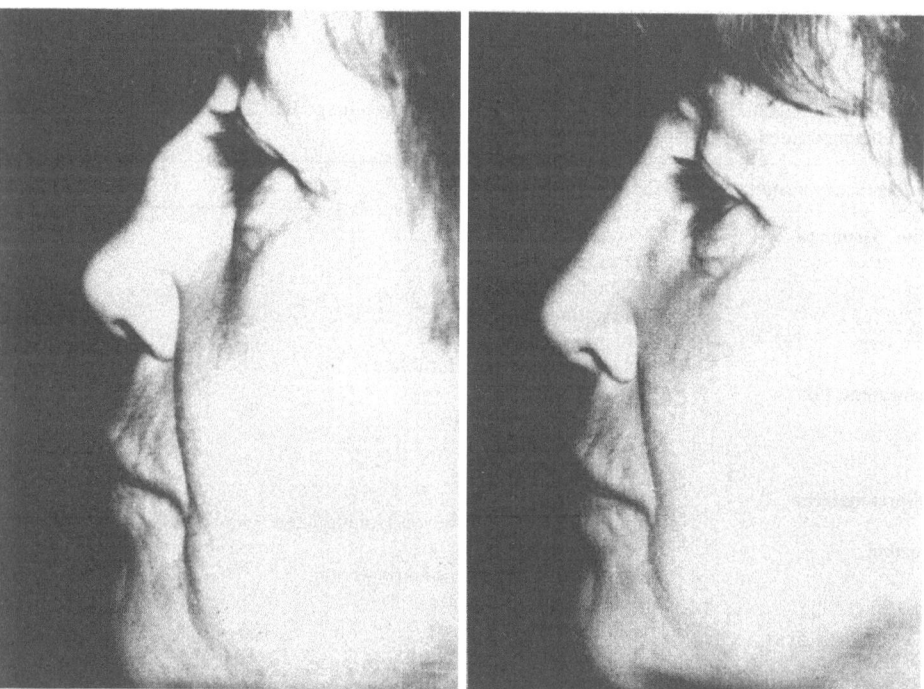

Abb. 5a, b. Die erste Rekonstruktion einer Unfallnase mit autologem Rippenknorpel ergab ein schlechtes kosmetisches Ergebnis. Der Rippenknorpel zeigt eine starke Verbiegungs- und Resorptionstendenz (Abb. a). Abb. b zeigt Ihnen die Patientin 1 Jahr nach implantiertem und mit Fibrinkleber fixiertem Münchner Nasenimplantat, wobei vorher der gesamte implantierte Rippenknorpel entfernt wurde. Durch die Perforationen des Münchner Nasenimplantates erfolgt eine bindegewebige Einsprossung mit Fixierung des Implantates. Keine Resorptions- oder Verbiegungstendenz (b).

1. in der Vermeidung einer zweiten Operationsstelle für die Knorpel- und Knochenentnahme,
2. in der Verkürzung der Operationsdauer und
3. darin, daß das Material in unbegrenzten Mengen hergestellt werden kann, im Gegensatz zum autologen Knochen- und Knorpelgewebe.

Injizierbare Kollagenpräparate

Revolutionierend auf dem Gebiet der ästhetischen Gesichtschirurgie zur Korrektur von ästhetisch störenden Hautveränderungen im Gesichtsbereich wie Narben, Falten etc. war die Entwicklung von injizierbarem Kollagen (14). Auf der Suche nach einem geeigneten injizierbaren Implantationsmaterial haben die Forschungsarbeiten zur Entwicklung von Zyderm-Kollagen-Implant geführt. Vor einigen Jahren ist es einer amerikanischen Forschergruppe, der Collagen Corporation in Paolo Alto, gelungen, injizierbares Kollagen herzustellen. Es ist überall dort zu verwenden, wo normales Strukturkollagen verlorengegangen ist – z.B. bei Deformationen und Veränderungen im Bereich der Haut. Die erfolgreiche Anwendung von xenogenem Kollagen wurde bei verschiedenen anderen medizinischen Indikationen (6) durch jahrelange klinische Erfahrung bestätigt (Tabelle 1). Kollagen wurde nunmehr in den Vereinigten Staaten an über 500.000 Patienten eingesetzt. Eine offizielle Zulassung durch das Bundesgesundheitsamt der Bundesrepublik Deutschland erfolgte im Mai 1983.

Tabelle 1. Kollagen-Präparationen und ihre klinische Anwendung. Die Vielseitigkeit der klinischen Anwendung unterstreichen die Bedeutung dieses Materials.

Kollagenpräparationen	Klinische Verwendung als:
Film, Membran	Cornea-Ersatz
	Hämodialyse
	Oxygenatorenmembran
	Wundverband
	Hernienoperation
	Patches (Aneurysma, Harnblase)
Schwamm, Filz	Wundverband
	Knochen-Knorpel-Ersatz
	Chirurgische Tupfer
	Vaginale Kontrazeptiva
Röhrenmaterial	Gefäßprothesen
	rekonstruktive Chirurgie von Hohlorganen (Oesophagus, Trachea)
Lösung	Plasmaexpander
	Vehikel bei Tablettenkonfektionierung
	Kosmetische Hautdefekte
Gel	Glaskörperersatz
Pulver	Hämostatikum
Faser	Nahtmaterial
	Herzklappenprothesen
	Hämostatikum
Injizierbare Lösung	Narben nach Trauma, OP, Akne, Hautatrophien, Altersfalten
	Ästhetisch störende Hautveränderungen
	Stimmlippenunterfütterungen
	Brustwarzenrekonstruktionen

Wir waren eine der ersten Kliniken in Europa, die sich mit diesem Präparat wissenschaftlich und klinisch auseinandergesetzt haben (22, 23). Insbesondere wurde bei unseren tierexperimentellen Untersuchungen auf die Verträglichkeit und Resorptionsquote Wert gelegt. Kollagen ist im Gegensatz zu der Fettimplantation (Absaugen des Fettes aus der Kinn-, Bauch- oder Knieregion und Injektion mit einer Kanüle in die entsprechenden Hautregionen des Gesichtes) besser verträglich und nicht so leicht resorbierbar. Die Fettinjektionen unterliegen neben einer höheren Infektionsrate einer deutlich höheren Resorptionsquote, so daß zum jetzigen Zeitpunkt die Fettinjektion der Therapie mit injizierbarem Kollagen bei ästhetisch störenden Hautveränderungen im Gesichtsbereich keine Alternative bietet. Die Forschungsarbeit muß dahin gehen, daß das injizierbare Kollagen verbessert wird im Hinblick auf Resorption und Immunologie (8).

Folgende prinzipielle Voraussetzungen sind für eine erfolgversprechende Behandlung mit Kollagen zu beachten:
– Sorgfältige Patientenauswahl
– negative Substrattestreaktion
– gute Indikationsstellung (16)
– korrekte Injektionstechnik (15).

Durch die Kollagenimplantation regeneriert sich die durch Narben geschädigte oder gealterte Haut, unterliegt jedoch weiterhin der normalen Alterung. 87 % der nach einem Jahr nachuntersuchten Patienten (n = 400) war mit dem Ergebnis zufrieden. Den Patienten muß jedoch gesagt werden, daß das erzielte Resultat nicht von unbegrenzter Dauer ist, sondern daß Erhaltungsinjektionen nach einiger Zeit notwendig werden können, falls der Patient dies wünscht. Die Anwendungsmöglichkeiten von Zyplast zeigt Abb. 6 a–d, von Zyderm-II-Implant Abb. 6e, f.

Die Applikation und Resorption von Kollagen

Das injizierbare Kollagen ist ein hochgereinigtes, dermales Rinderkollagen vom Typ I; dieses Kollagen kommt in größeren Mengen in der Haut vor. Es steht gelöst in physiologischer Kochsalzlösung mit einem Lokalanästhetikum (Lidocain) in einer Fertigspritzampulle zur Verfügung. Je nach Konzentration des Kollagens (35 mg/ml oder 65 mg/ml) handelt es sich um Zyderm I oder Zyderm II*. Die richtige und korrekte intradermale Plazierung ist dann erreicht, wenn bei der Injektion der Hautbezirk weiß wird und erhaben erscheint. Vor Beginn der eigentlichen Behandlung muß ein Test mit 0,1 ml Kollagen an der Unterseite des Unterarmes durchgeführt werden. Dabei muß die Injektion streng intradermal erfolgen. Eine sorgfältige Beobachtung über 4 Wochen erlaubt den Ausschluß von Patienten mit positiven Testreaktionen (1,3 %).

Da in zahlreichen amerikanischen Publikationen ein Zeitraum von 2–4 Jahren für eine Erhaltungsinjektion bei Zyderm I bzw. Zyderm II angegeben ist, haben wir in einer klinischen Vergleichsstudie 100 Patienten untersucht, in der ein lange und zufriedenstellendes Ergebnis angegeben wird bzw. ab welchem Zeitpunkt mit einer Reinjektion gerechnet werden muß.

Es kann mit sehr guten bis guten Ergebnissen bei Zyderm I in den ersten 15 Monaten gerechnet werden. Bei Zyderm II liegt der Reinjektionsbereich bei 18 Monaten. Aus unserer Erfahrung ist jedoch zu sagen, daß wir zur Korrektur von ästhetisch störenden Altersveränderungen (Falten) nach wie vor die Injektion von Zyderm I bevorzugen. Zyderm II bringt oft nicht so optimale kosmetische Ergebnisse bei Therapie von tiefen und verhärteten Narben im Gesichtsbereich (4, 3).

---

* Essex Pharma, München

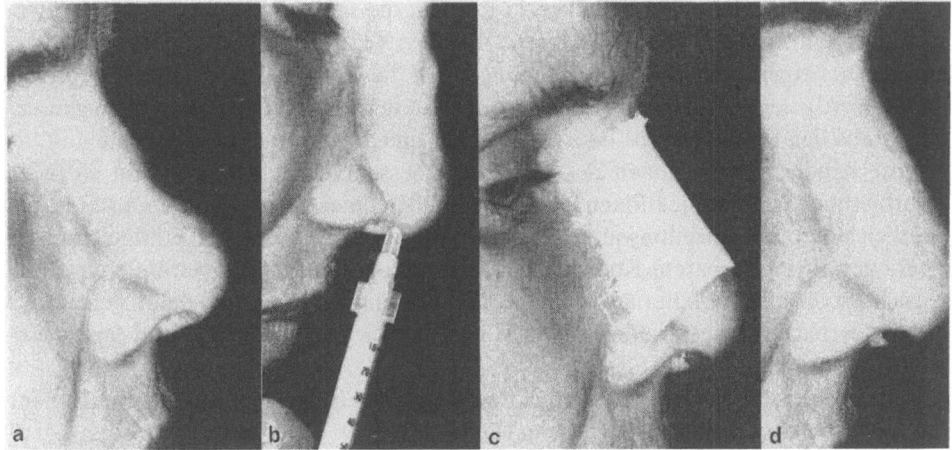

Abb. 6a, b, c, d.
a) Sattelbildung am Übergang knöcherner/knorpeliger Nasenrücken bei Zustand nach einer Korrektur der Nasenscheidewand
b) Nach Abschwellen und Desinfektion Implantation von 2,0 ml Zyplast. Das Bioimplantat kann problemlos nach dem Einbringen ausmodelliert werden.
c) Nach exakter Formung des Implantates Ruhigstellung durch einen Gipsverband für 5 Tage.
d) 6 Monate nach der Implantation des Materials. Gute Formgebung der Nase.

Die Entwicklung stabilerer quervernetzter Präparate

Eine interessante Weiterentwicklung des Kollagenimplantates ist das *Zyplast-Implant*. Diese Form von injizierbarem Kollagen ist für die Korrektur von Konturdefekten des Weichteilgewebes geeignet. Zyplast-Implant ist ebenfalls eine Suspension aus gereinigtem dermalen Rinder-Kollagen. Es unterscheidet sich jedoch dadurch von Zyderm-Kollagen-Implantat, daß es quervernetzt wurde, um die für die Implantation erforderliche Stabilität zu gewährleisten. Damit erschließt Zyplast-Implant neue Anwendungsgebiete für die Injektionstherapie von Weichteilgewebsdefekten und ermöglicht eine Zusatztherapie bei vielen chirurgischen Maßnahmen.So erscheint der Einsatz sinnvoll zum Ausgleich von Unregelmäßigkeiten nach Rhinoplastiken zur Behebung von kleineren Sattelbildungen im Nasenrückenbereich oder zur kosmetischen Betonung der Wangenknochen. Während in den USA die Freigabe dieses Implantates im Juni 1985 durch die FDA erfolgte, befindet sich in der Bundesrepublik Deutschland dieses Implantat noch in der klinischen Testung. Eine Zulassung wird demnächst erfolgen. Wie bei Zyderm-Kollagen-Implant umfaßt der Therapieplan über Zyplast-Implant einen Hauttest, Behandlungssitzungen und periodische Auffrischungsimplantationen.

Aufgrund der enormen Entwicklung von Implantaten zur Augmentation von kosmetisch störenden Hautveränderungen ist zu erwarten, daß in Zukunft ein neues injizierbares Implantat (Novaderm*) zur Verfügung steht, welches keine Überempfindlichkeits-

---

* WMC Kosmetik, München

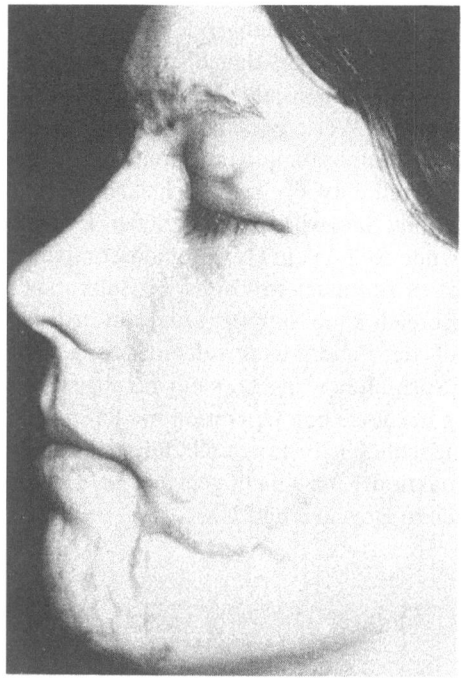 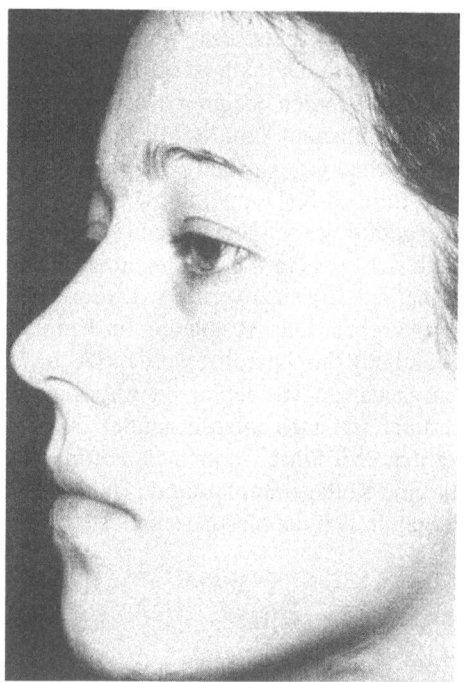

Abb. 6e. 22jährige Patientin mit Sekuritglassplitterverletzung nach Autounfall. Nach Abschluß der chirurgischen Maßnahmen erfolgte die 3malige Implantation von 1,0 ml Zyderm-II-Implant.

Abb. 6f. Zustand 1 Jahr nach abgeschlossenen Kollagenimplantationen. Dabei ist auffällig, daß sich durch die Implantationen die narbige Haut „aufweicht" und sich dem natürlichen Hautkolorit besser anpaßt.

reaktionen hervorruft, nur einer geringen Resorptionsquote unterliegt und preislich vertretbar ist. Damit läge dem ästhetischen Gesichtschirurgen ein Implantat zur Verfügung, welches leicht zu applizieren ist sowie ein ambulantes und unblutiges Verfahren zur Beseitigung von kosmetisch störenden Veränderungen im Gesichtsbereich ermöglicht. In der Abb. 6 a–d haben wir einer Patientin den Nasensattel durch Zyplast-Implant korrigiert, da sich die Patientin keiner Operation mit Implantation von Keramik oder Ohrknorpel unterziehen wollte. Die Implantation ist über den interkartilaginären Zugang ambulant und problemlos durchzuführen. Nach Einbringen des Kollagenimplantates erfolgt die Ausmodellierung. Ein Gipsverband wird für 5 Tage angelegt (6c).

Fettabsaugung und Fettimplantation

Die Idee der Eigenfettinjektion in die alternde Gesichtsregion hat ihren Ursprung in der Überlegung, daß abgesaugte Fettzellen aus der Knie-, Bauch- oder Kinnregion nach entsprechender Aufbereitung wieder injiziert werden können. Die Fettabsaugung zur Behebung von Fettpolstern im Bereich von Bauch und Oberschenkeln wurde in den 70er Jahren in Frankreich erstmals publiziert und hat sich bei strenger Indikationsstellung in der plastischen Chirurgie bewährt. Man sollte jedoch diese Methode nicht überbewerten, da in einer Sitzung maximal 2 kg Fettzellen abgesaugt werden können und bei ungenügender Elastizität und Spannkraft der Haut unbefriedigende Ergebnisse zu erwarten sind. Deshalb ist die Fettabsaugung im Oberschenkel-Bauchbereich vornehmlich bei Patienten geeignet zwischen dem 20. und 40. Lebensjahr. Überhängende oder gar Cellulitishaut kann mit dieser Methode in keiner Weise beeinflußt werden. In der ästhetischen Gesichtschirurgie verwenden wir die Fettabsaugung im Bereich des Kinn-Hals-Bereiches (Doppelkinn). Dazu werden speziell entwickelte Gesichtskanülen und Sauggeräte verwendet, um eine entsprechend hohe Saugwirkung zu erzielen. Es empfiehlt sich, vor der Absaugung in die abzusaugende Region ein Hyaloronidasepräparat* (Kinetin 1:10) einzuspritzen. Dadurch kommt es zu einer Auflösung des subkutanen Fettgewebes. Die Absaugung im Kinn-Hals-Bereich kann ambulant und mit örtlicher Betäubung durchgeführt werden (Abb. 7). Falls der Patient in derselben Sitzung einen Ausgleich von Nasolabial- oder beispielsweise Stirnfalten wünscht, kann das abgesaugte Fettmaterial nach entsprechender Zubereitung bei derselben Operation wieder injiziert werden. Wir führen jedoch die Fettinjektion ausschließlich dann durch, falls der Patient für eine Kollagenimplantation (positive Testreaktion 1,3%) nicht geeignet ist. Ebenso verhalten sich die plastischen Gesichtschirurgen in Brasilien und USA.

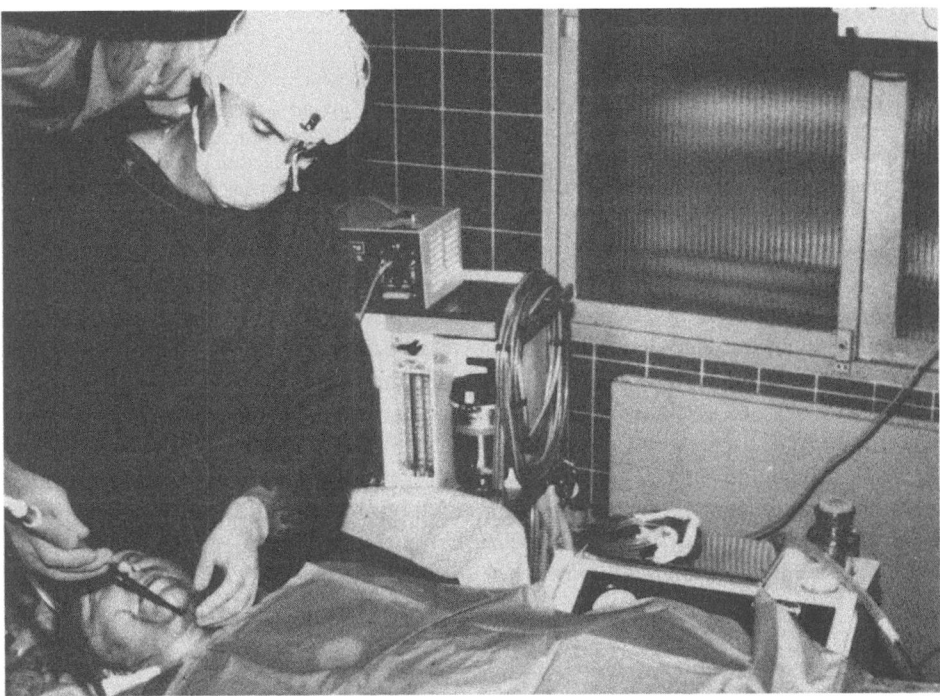

Abb. 7. Entfernung eines Doppelkinns durch Fettabsaugung. In örtlicher Betäubung wird über einen 1 cm kleinen submentalen Schnitt eine Saugkanüle eingeführt und tief in die seitliche und untere Halsregion vorgeschoben. Die Fettzellen werden durch fächerartige Bewegungen abgesaugt. Nach Abschluß der Fettabsaugung wird der kleine Hautschnitt verklebt. Die Operation wird ambulant unter sterilen Bedingungen durchgeführt.

---

* Fa. Schering

Biofacelifting

Auch auf dem Gebiet der Behandlung der alternden Gesichtshaut muß die Erhaltung der Persönlichkeit des Patienten Priorität haben. Der Preis eines Faceliftings darf keine Veränderung der Persönlichkeit oder eine maskenhafte Veränderung des Erscheinungsbildes sein. Unserer Meinung nach wird dies beim sogenannten traditionellen Facelifting nicht genügend berücksichtigt. Deswegen haben wir den Begriff des Biofaceliftings geprägt (Abb. 8). Darunter ist zu verstehen, daß zunächst die Mund-, seitliche Augen- und Stirnregion durch injizierbares Kollagen aufgefüllt werden und abschließend lediglich die überschüssige Haut im Bereich der unteren Wangen- und Halsregion in kraniofazialer Zugrichtung (kranial: kopfwärts; fazial: zum Gesicht gehörend) von 30–50° gestrafft wird. Dadurch läßt sich ein natürliches Aussehen beibehalten.

Es ist nicht genau bekannt, wann das erste Facelifting durchgeführt wurde. Die Ursprünge sind um 1900 in Europa zu suchen, wobei nur eine Minilift-Resektion (Entfernung) von Hautstreifen vor den Ohren ausgeführt wurde. Erst ab 1920 wurde begonnen, durch Hautunterminierung eine ausgedehnte Gesichtsstraffung zu erzielen. Mit den Fortschritten der Anästhesie konnten die Techniken des Faceliftings verbessert werden. Besonderes Augenmerk muß bei Patienten auf physische und psychische Kriterien gelegt werden. Der ideale Facelifting-Patient ist in der Regel ein Patient von Mitte 40 bis 70 Jahren mit Hautüberschuß, wobei es von Vorteil ist, wenn die Gesichtszüge schlank und die Wangen- und Backenknochen betont sind. Gerade in den letzten Jahren sind im Bereich der Hals-Wangen-Straffung verschiedene neue Techniken entwickelt worden, um bessere Resultate zu erzielen. Es sind dies die Platysmatechnik (12) (Platysma: flacher Hautmuskel am Hals) und die SMAS-Technik (25).

Durch diese Techniken ist es möglich, die Spannung der Gesichtshaut in zwei Ebenen (Hautfaszien) vorzunehmen. Die Präparation des SMAS darf nicht zu tief erfolgen, damit wichtige anatomische Strukturen wie die Kapsel der Ohrspeicheldrüse, Gefäße und Nerven nicht verletzt werden.

Tiefe Nasolabialfalten, Runzeln im Bereich der Oberlippen, Unterlippenregion, Stirnfalten und Krähenfüße im seitlichen Augenbereich können jedoch auch mit dieser Technik nicht zufriedenstellend korrigiert werden (23). Hier ist in der Therapie der

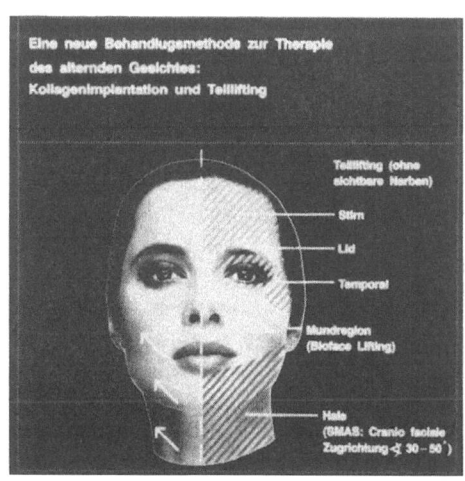

Abb. 8. Biofacelifting (Mang et al. 1987). Priorität ist bei der Behandlung des alternden Gesichts die Erhaltung der individuellen Persönlichkeit. In den Therapieplan müssen die einzelnen „kosmetischen Zonen" (Stirn-, Lid-, Temporal-, Mundregion, Hals) mit einbezogen werden. Falten und Runzeln werden durch Kollagen aufgefüllt, und nur überschüssige Haut wird durch sogenannte „Minilifts" entfernt. Weitere Therapien (wie z. B. Dermabrasion, Laserbehandlung, Chemical peeling etc.) müssen in das Therapiekonzept mit einbezogen werden, um ein junges Aussehen zu erreichen.

alternden Gesichtshaut die Kombination mit injizierbarem Kollagen die Methode der Wahl (22). Die Kollagenbehandlung kann nach vorhergehender Testung zum selben Zeitpunkt wie die operativen Maßnahmen erfolgen. Die Hals-Wangen-Straffung wird in örtlicher Betäubung ambulant oder während eines 2- bis 4tägigen stationären Aufenthaltes durchgeführt. Wie bei allen plastischen Operationen ist eine exakte Aufklärung, das schriftliche Einverständnis und eine entsprechende Fotodokumentation vor der Operation notwendig.

Zwei Wochen nach der Operation kann der Patient in der Regel seinen normalen beruflichen und gesellschaftlichen Verpflichtungen wieder nachkommen.

Die Operationstechnik der Hals-Wangen-Straffung

Der Hautschnitt befindet sich vorwiegend in den Haargrenzen, lediglich präaurikulär ist er leicht sichtbar (Abb. 9a). Hier verläuft die Schnittführung Tragusnahe, so daß sie kosmetisch nicht störend ist. Um einer späteren Verziehung des Tragus vorzubeugen, sollte der Wundverschluß spannungsfrei erfolgen. Dann wird der Schnitt um das Ohrläppchen und weiter retroaurikulär in den Nackenbereich geführt.

Anschließend erfolgt die Unterminierung (Abb. 9b). Dieser Teil der Operation kann zunächst mit dem Skalpell und anschließend mit einer kräftigen stumpfen Schere ausgeführt werden. Dabei muß streng in der subkutanen Fettschicht oberhalb der Muskelfaszien unter Schonung von Nerven und Gefäßen präpariert werden. Nach kompletter Mobilisierung des Hautlappens bis tief in die Halsregion sollte zusätzlich noch das Platysma präpariert und gerafft werden. Der eigentlichen Entfernung von überschüssiger Haut geht immer eine Raffung des subkutanen Gewebes in posteriokranialer Richtung voraus. Dadurch reduziert sich die Spannung der Hautnaht, und die Straffung im Halsbereich läßt sich verbessern. Falls nötig, können diese Raffnähte auch mit einer Platysmaplastik kombiniert werden. Der Hautlappen wird unter leichtem Zug nach hinten oben in die Retroaurikularregion gezogen und durch Schlüsselnähte nach vorhergehender Hautinzision fixiert (Abb. 9c). Dabei ist es wichtig, daß die Wundränder nach der Resektion der überschüssigen Haut präaurikulär spannungsfrei aneinanderliegen. Die temporal sowie nuchal in der Haargrenze verlaufenden Wundränder können unter Zug adaptiert und geklammert werden. Vor Fixierung des Hautlappens mit Nahtmaterial und Klammern im behaarten Bereich wird mit dem Tissomat der Fibrinkleber auf die gesamte abpräparierte Fläche gesprüht.

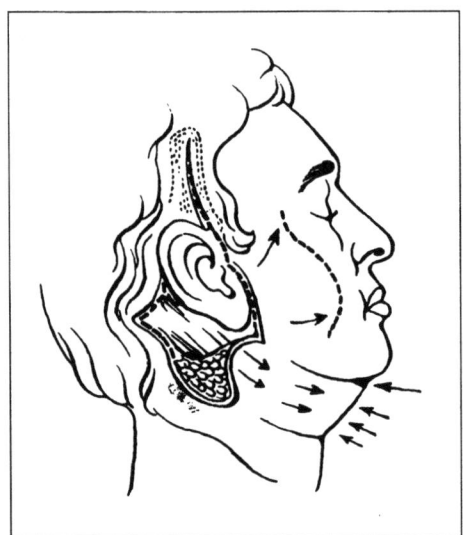

Abb. 9a. Hautschnittführung bei der Halswangenstraffung.

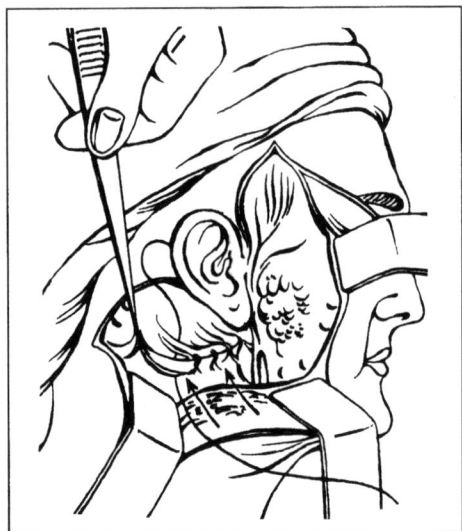

Abb. 9b. Hautunterminierung, schematisch dargestellt (Erklärung siehe Text).

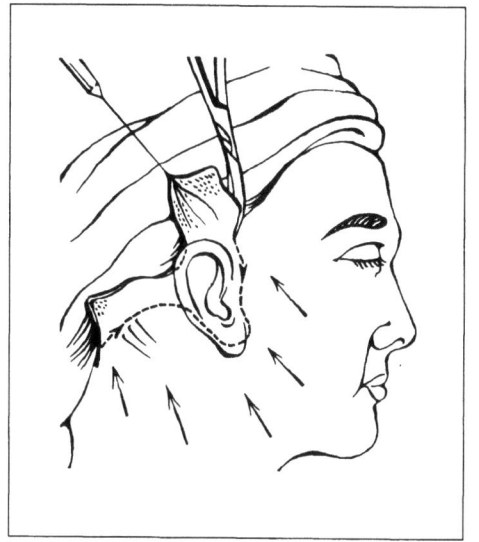
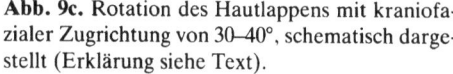
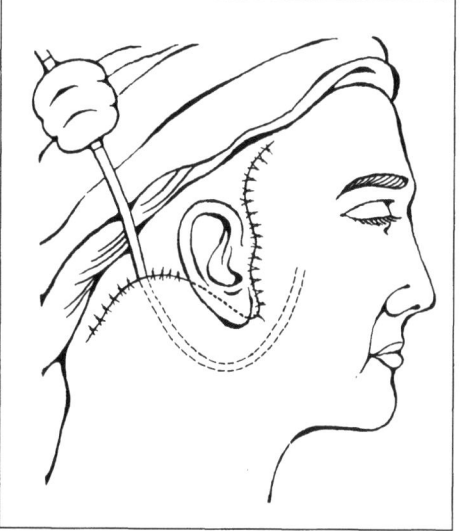

Abb. 9c. Rotation des Hautlappens mit kraniofazialer Zugrichtung von 30–40°, schematisch dargestellt (Erklärung siehe Text).

Abb. 9d. Wundverschluß schematisch dargestellt (Erklärung siehe Text).

Anschließend wird der Hautlappen in fazialer Zugrichtung mit einem Winkel von 30–50° zurückgeklappt und für ca. 2 min komprimiert. Abb. 10 zeigt das intraoperative Einbringen des Tissucol-Fibrinklebers. Durch die Benutzung dieses Klebesystems konnte ein bedeutender Fortschritt in Bezug auf Reduktion Blutergüssen und damit Verringerung der Komplikationsrate und des stationären Aufenthaltes erreicht werden. Nach Einlegen einer Mini-Redon-Drainage werden die Wundränder im behaarten Bereich mit Klammern bzw. 3 × 0 Prolene verschlossen, im präaurikulären und postaurikulären Bereich mit 6 × 0 Prolene (Abb. 9d).

Ein leichter Kompressionsverband wird für 24 Stunden angelegt. Postoperativ wird der Patient angehalten, sich ruhig zu verhalten, wenig zu sprechen und nicht zu husten, um Hämatome zu vermeiden. Die präaurikulären Fäden entfernen wir am 4., die Klammern nicht vor dem 10. postoperativen Tag. Nach diesem Zeitpunkt können auch die Haare problemlos gewaschen und Make-up verwendet werden.

Der Einsatz des Fibrinklebers beim Biofacelifting

Bei richtiger Indikationsstellung und korrekt ausgeführter Technik lassen sich Komplikationen beim Facelifting vermeiden. Durch die Anwendung des kombinierten Tissucol-Fibrinklebeverbandes (physiologischer Gewebekleber / Abb. 10) läßt sich die gefürchtete Komplikation eines Hämatoms deutlich reduzieren. In der Literatur werden in 8 bis 12 % aller Fälle Hämatome (Blutergüsse) beobachtet (28). Dabei treten die meisten großen Hämatome in den ersten 12 Stunden auf. Sie lassen sich alleinig durch eine Operationsrevision beheben und gehören nicht in das Indikationsfeld des Fibrinklebers. Jedoch lassen sich die für den plastischen Gesichtschirurgen meist sehr unangenehmen kleinen lokalisierten Hämatome durch die Anwendung des Klebers vermeiden. Dies ist gerade bei kritischen Facelifting-Patienten ein deutlicher Vorteil. Wir wenden inzwischen routinemäßig die Tissucol-Fibrinklebung mit dem Duploject-System und

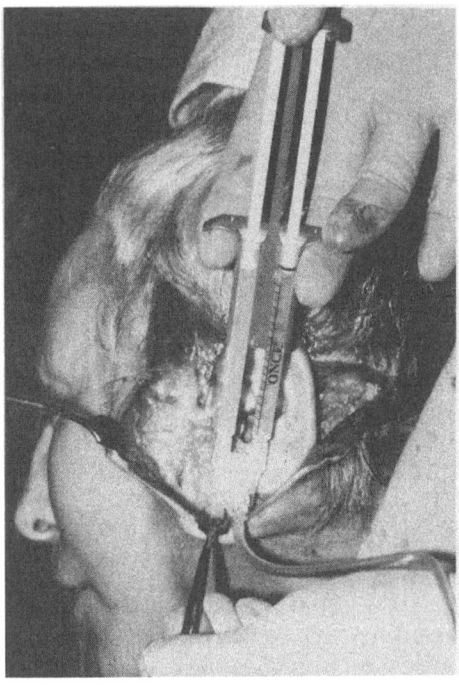

Abb. 10. Intraoperative Einbringung des Tissucol-Fibrinklebers (Tissomat; Sprühapplikation). Dadurch erreicht man eine sofortige Fixierung des abgelösten Hautlappens, eine verbesserte Wundheilung sowie eine Vermeidung von sogenannten Sekundärhämatomen (Blutergüssen).

Sprühkopf (Tissomat*) an. Der Vorteil liegt in einer Reduktion von Hämatombildung und in der Verkürzung des stationären Aufenthaltes auf maximal 2 bis 3 Tage. Sogenannte Minilifts am Hals werden in örtlicher Betäubung und ambulant durchgeführt. Die Abb. 11 a–d zeigen einen Patienten mit durchgeführtem Biofacelifting, d.h. Kombinationstherapie: Kollagenimplantation, modifiziertes Hals-Wangen-Lifting und Fibrinklebung.

Abb. 11a. 68jährige Patientin mit starker Runzelbildung im Mundbereich aufgrund von verlorengegangenen Kollagenfasern. Überschüssige Haut in der seitlichen Wangen- und Halsregion. Krähenfüße seitlicher Augen- und Stirnbereich.

Abb. 11b. Zustand ein Jahr nach abgeschlossener Therapie mit Auffüllung der Mund-Wangen- und seitlichen Augen- sowie Stirnregion durch Kollagen-Implantation (3 Sitzungen zu je 2,0 ml Zyderm). Nach abgeschlossener Kollagen-Implantation wurde noch ein Hals-Wangen-Lifting durchgeführt. Es wird deutlich, daß durch die Auffüllung der Mundregion mit Kollagen-Implantationen eine deutliche Revitalisierung der Oberlippen-, Unterlippen-, Nasolabial- und seitlichen Wangenregion erreicht wird. Die Behandlung von Runzelbildungen im Mundbereich ist die Domäne für die Kollagenimplantation und Dermabrasion.

Abb. 11c, d. Die seitlichen Perspektiven zeigen, daß lediglich die überschüssige Haut und tiefe Runzelbildungen korrigiert wurden, ohne den natürlichen Gesichtsausdruck zu beseitigen. Dies sollte auch der Sinn eines Biofaceliftings sein, daß die Persönlichkeit erhalten bleibt und das Gesicht nicht völlig faltenlos erscheint. Dies wird auch vom Patienten nicht gewünscht.

---

* Fa. Immuno GmbH, Heidelberg

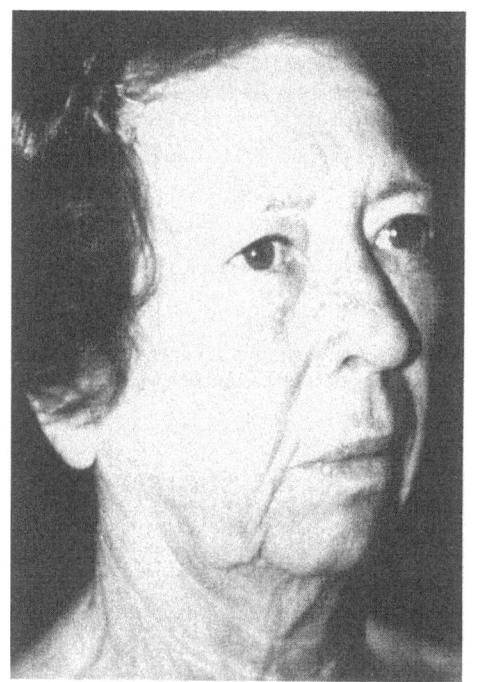

11a

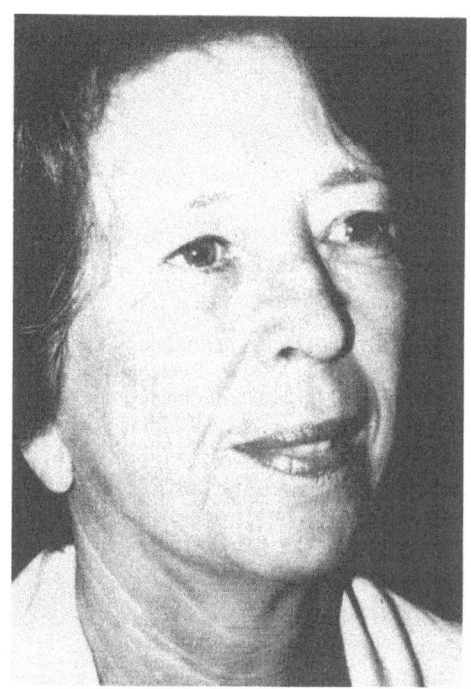

11b

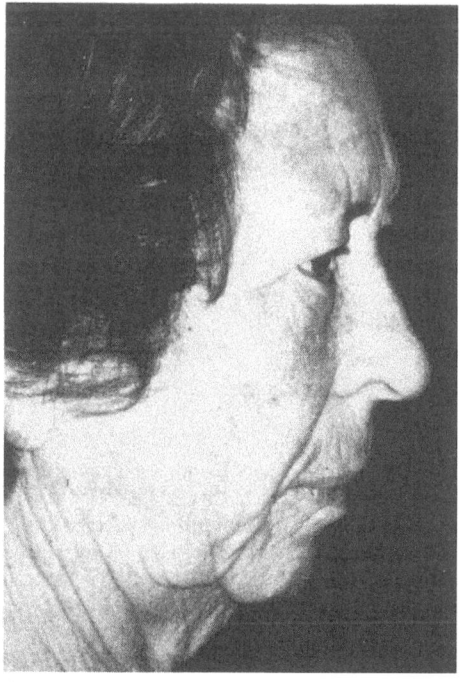

11c

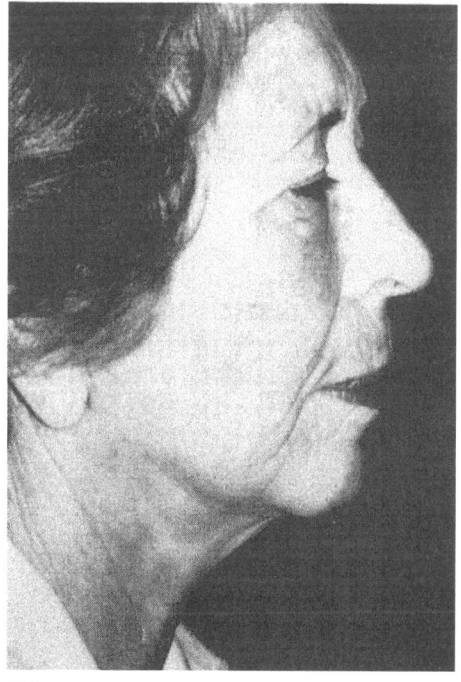

11d

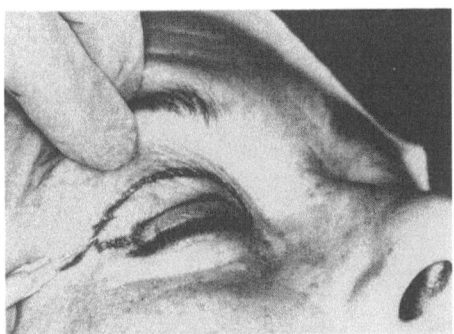

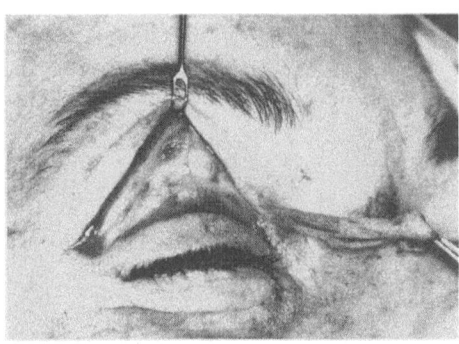

Abb. 12a. Markierung der Schnittlinien bei der Oberlidkorrektur. Örtliche Betäubung durch Einspritzung von 0,5 % Scandicain mit Adrenalinzusatz.

Abb. 12b. Abpräparation der überschüssigen Lidhaut entlang der entsprechenden Markierungen.

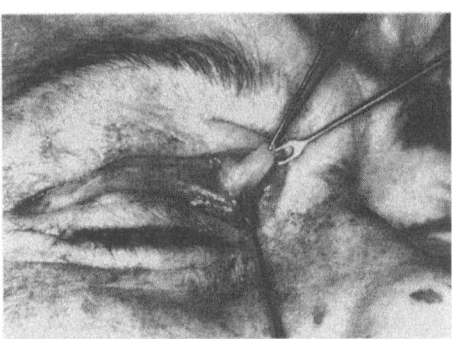

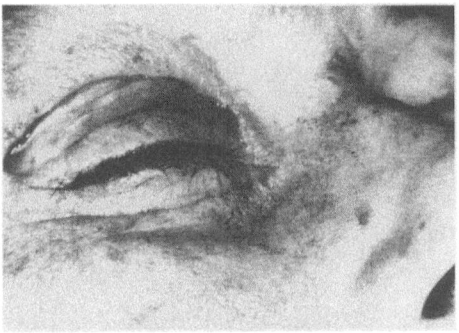

Abb. 12c. Punktuelle Spaltung des Septum orbitale im medialen Anteil und Entfernung von überschüssigem Fettgewebe (Zunahme der Schwellungen im Augenbereich durch Abnahme der Bindegewebsfestigkeit im Alter, es kommt zu sogenannten Tränensäcken im Ober- und insbesondere im Unterlidbereich).

Abb. 12d. Nach der Fettentfernung Ausmodellierung der entfernten Fett- und Hautanteile.

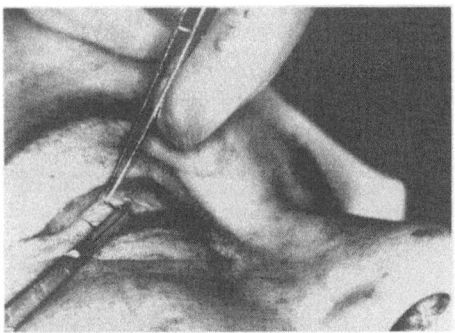

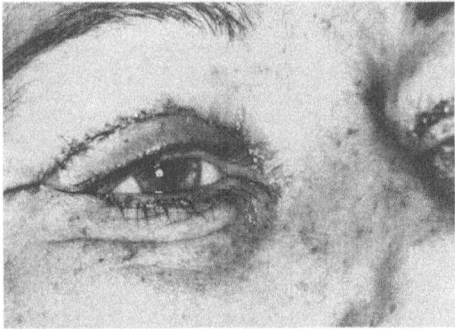

Abb. 12f. Abschluß der Operation mit kompletter Entfernung der überschüssigen Haut. Am Ende der Operation muß das Lid problemlos geöffnet und geschlossen werden können. Die Hautschnitte werden lediglich mit einem Pflasterverband für 2 Tage verschlossen. Nach 3 Tagen können bereits die Fäden entfernt werden, und die Patientin kann in der Regel ihren beruflichen und privaten Interessen wieder nachgehen.

Abb. 12e. Wundverschluß durch Naht bzw. Klebung in der Lidumschlagfalte, damit später keinerlei Narben zu sehen sind (Naht mit 7 × 0 Prolene, Klebung mit Tissucol-Fibrinkleber).

Lidkorrekturen

Die Ursprünge der Lidkorrekturen gehen auf das 10. Jahrhundert nach Christus in Arabien zurück. 1818 wird erstmals in Europa von dem Chirurgen von Graefe das Wort Blepharoplastik (künstliche Lidbildung) erwähnt (24). Anschließend begannen viele Chirurgen, neue Techniken in der ästhetischen Chirurgie der Lider zu entwickeln (10). Während sie bis zum Jahre 1940 nur die Haut entfernten, enthalten die meisten Publikationen ab diesem Zeitpunkt die Fettresektion rund um das Auge als einen wesentlichen Bestandteil der Lidkorrektur. Die Lidkorrekturen sind neben den Nasenkorrekturen die perfektionierteste und vom Patienten am häufigsten gewünschte Operation auf dem Gebiet der kosmetischen Gesichtschirurgie. „Baggy-Eye-Lid" können in jedem Lebensalter, ja sogar bereits bei Kindern aus verschiedenartigen Gründen (Schilddrüsen-, Nierenerkrankung, hormonelle Störungen etc.) auftreten. In der Regel sind die hängenden Lider jedoch altersbedingt. Korrekturen werden ab dem 35. Lebensjahr durchgeführt, wobei die Langzeitergebnisse ähnlich wie beim Facelifting gute Resultate über 7 Jahre zeigen (7). Die Lidkorrektur wird in örtlicher Betäubung und ambulant durchgeführt. Nach Markierung der Schnittstellen und Lokalanästhesie wird mit den Oberlidern begonnen. Meist wünscht der Patient eine alleinige Korrektur der Oberlider, wobei wir hier oft die Therapie mit injizierbarem Kollagen zur Behebung von Nasolabial- und Stirnfalten kombinieren. Bei Oberlidkorrekturen muß der Hautüberschuß und das Zuviel an Fettgewebe beseitigt werden, um ein gutes kosmetisches Ergebnis zu erreichen und ein frühzeitiges Rezidiv zu vermeiden. Die Hautresektion sollte so vorgenommen werden, daß die Wundränder nicht unter Spannung stehen, so daß keine Behinderung des Lidschlusses resultiert. Am inneren Augenwinkel muß besonders auf eine exakte Fettresektion geachtet werden.

Unsere Technik wird anhand von Operationsbildern illustriert (Abb. 12a–f). Nähere med. Erläuterungen finden Sie im Abschnitt „Operationstechnik bei Oberlidkorrektur".

Bei der *Unterlidkorrektur* variieren die operativen Techniken, und es ist oft schwierig, die vom Patienten gewünschten ästhetischen Resultate zu erfüllen. In der Regel liegt der Hautschnitt 1 mm unter dem Wimpernrand. Durch Unterminierung wird ein Hautmuskellappen präpariert. Das Ausmaß der Fettentfernung hängt von der Verwölbung der Unterlider, d.h. vom Ausmaß der „Tränensäcke" ab. Jede Gewebeentfernung (Haut, Muskel, Fett) sollte im Unterlidbereich äußerst vorsichtig vorgenommen werden. Das eigene operative Vorgehen bei der Unterlidkorrektur wird anhand von schematischen Zeichnungen dargestellt (Abb. 13a–c, Abb. 15). Abb. 14a,b zeigt eine Patientin vor und nach durchgeführter Unterlid- und Oberlidkorrektur.

Operationstechnik bei Oberlidkorrektur

Nach Markierung der Schnittlinien und Lokalanästhesie (Abb. 12a) erfolgt der Schnitt im Bereich der angezeigten Region. Nach den Hautschnitten wird die Lidhaut exakt von lateral nach medial abpräpariert (Abb. 12b). Nach punktueller Spaltung des Septum orbitale vorwiegend im lateralen und medialen Teil des Oberlides erfolgt die Entfernung von überschüssigem Fettgewebe unter vorsichtigem Druck auf den Augenbulbus. Wir halten eine weite Spaltung des Septum orbitale für nicht notwendig. Die Basis des Fettbürzels wird mit einer gebogenen Moskitoklemme gefaßt und vor der scharfen Abtragung mit der bipolaren Pinzette gekautert, um Blutungen zu vermeiden (Abb. 12c). Anschl. wird die halbmondförmige Hautresektion ausmodelliert (Abb. 12d). Dabei wird in den meisten Fällen ein Streifen des M. orbicularis occuli mit entfernt. Dadurch erscheinen die Lider etwas dünner, und frühzeitige Sekundärkorrekturen lassen sich durch dieses Hautmuskelresektat vermeiden. Die Wundränder werden mit 7 x 0 Prolene fortlaufend vernäht. Gute Erfahrungen konnten durch den alleinigen Einsatz von Fibrinkleber gemacht werden. Bei der Naht ist darauf zu achten, daß diese exakt in die Lidumschlagfalte plaziert wird, um spätere Narbenbildungen zu vermeiden. Durch diese Operationstechnik wird nicht nur die überschüssige Haut entfernt, sondern das gesamte Auge erscheint wieder größer (Abb. 12e und f). Abschließend wird lediglich ein Steristripverband angelegt, der für 48 Stunden belassen wird. Die Fäden werden am dritten postoperativen Tag entfernt. Bereits am achten Tag nach der Operation sind in der Regel keine Schwellungen und Blutergüsse mehr zu erkennen.

Operationstechnik der Unterlidkorrektur

Der Hautschnitt wird 1 mm unterhalb des Wimpernrandes geführt. Nach lateral wird die Inzision in einen natürlichen „Krähenfuß" gelegt. Mit einer stumpfen Schere wird die Haut und die orbitale Muskultaur bis zum Übergang von Unterlid und Wange mobilisiert. Nach punktförmiger Spaltung des Septum orbitale im Bereich des größten Prolaps, der sich bei Druck auf den Bulbus darstellt, erfolgt die Fettresektion ähnlich wie im Oberlidbereich: basale Anklemmung des Fettbürzels und Resektion nach vorhergehender Kauterisation der Basis. Bei den meisten Unterlidkorrekturen liegt der Hauptanteil des Fettgewebes im medialen Anteil (Abb. 13a). Nach der Fettresektion und exakten Blutstillung mit der bipolaren Pinzette wird der Haut-Muskel-Lappen zurückgeklappt und locker über den Subciliarschnitt gelegt. Das Ausmaß der Hautresektion kann vorher markiert werden. Die unterminierte Haut wird im mittleren Anteil in 2 Teile getrennt. Dadurch läßt sich die Resektion spannungslos und exakt zu den seitlichen Polen (medialer und lateraler Augenwinkel) durchführen. In Lokalanästhesie empfiehlt es sich, vor der Resektion den Patienten den Mund öffnen zu lassen, um das Ausmaß der Hautentfernung besser bestimmen zu können (Abb. 13b). Die Wundränder können fortlaufend vernäht oder geklebt werden (Abb. 13c). Abschließend wird ein Steristripverband im Ober- und Unterlidbereich für 48 Stunden angelegt (Abb.15).

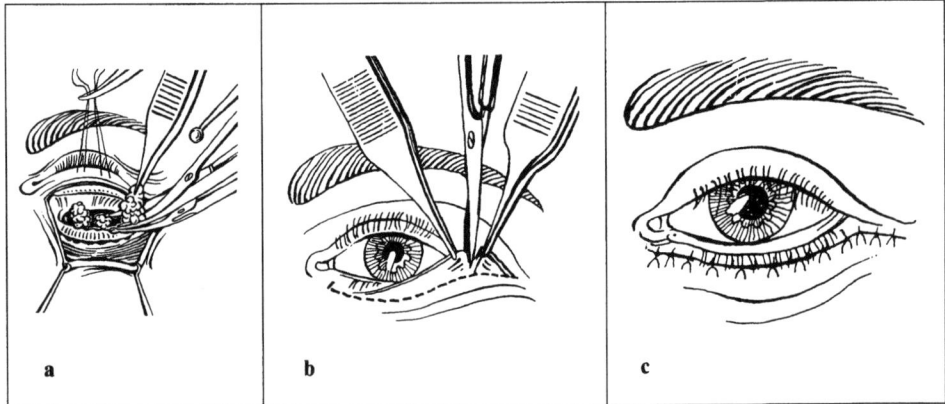

Abb. 13a. Unterlidkorrektur: Fettentfernung (sogenannte „Tränensäcke"), schematisch dargestellt (Erklärung siehe Text).

Abb. 13b. Unterlidkorrektur: Entfernung der überschüssigen Haut, schematisch dargestellt (Erklärung siehe Text).

Abb. 13c. Unterlidkorrektur: Wundverschluß mit 7 × 0 Prolene-Fäden bzw. Fibrinklebung, schematisch dargestellt (Erklärung siehe Text).

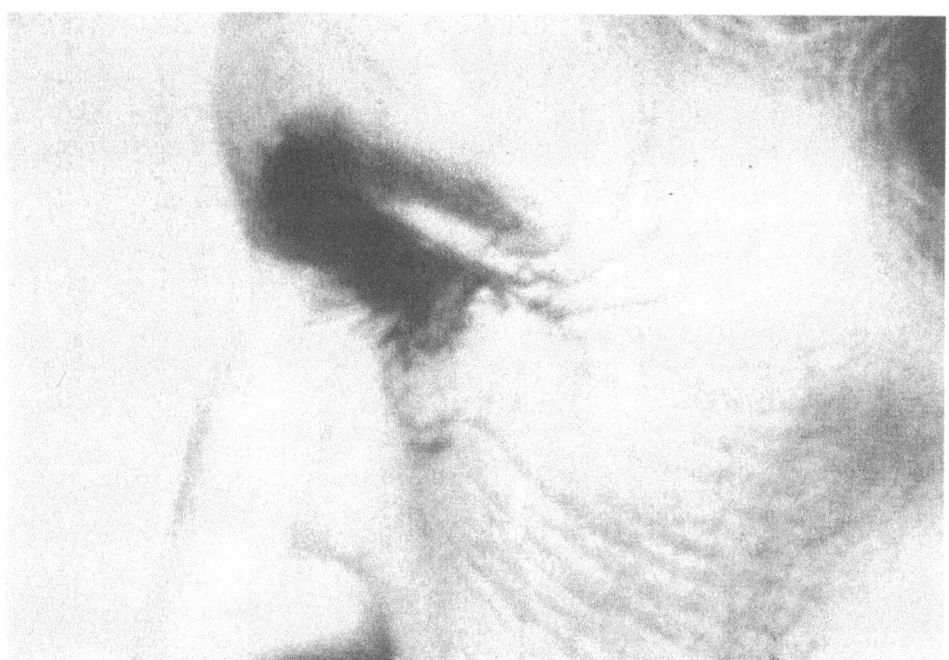

Abb. 14a. Patientin mit starker Faltenbildung im Ober- und Unterlidbereich („Tränensäcke"), zusätzlich tiefe Runzelbildung im seitlichen Gesichtsbereich.

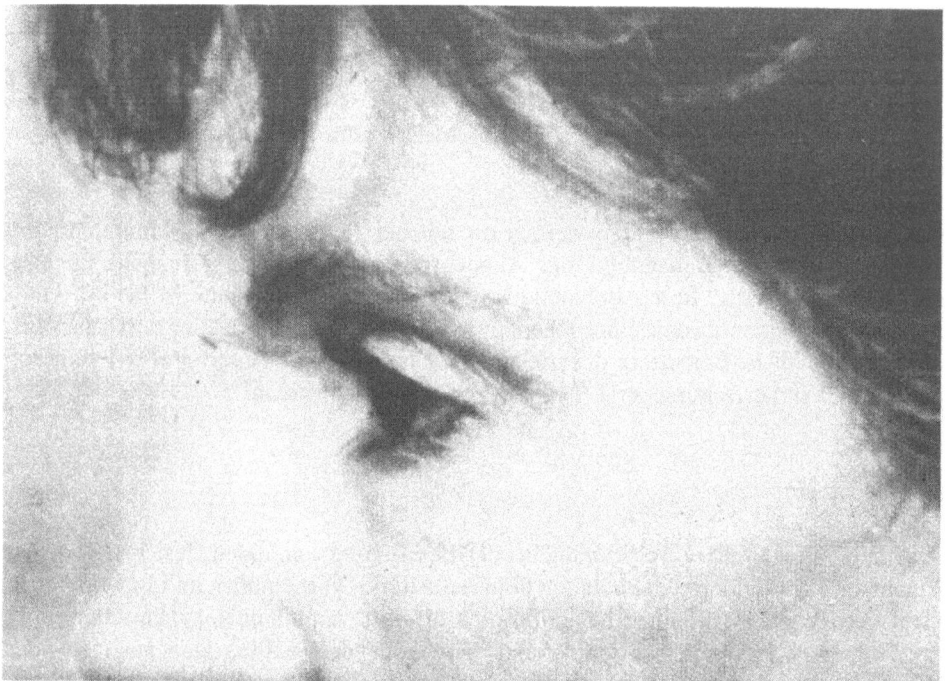

Abb. 14b. Zustand 1 Jahr nach abgeschlossener Therapie: Oberlid-/Unterlidkorrektur sowie Minilifting an der Schläfe. Außerdem wurde eine Nasenkorrektur ausgeführt mit Höckerabtragung und Verkürzung und Anhebung der Nasenspitze.

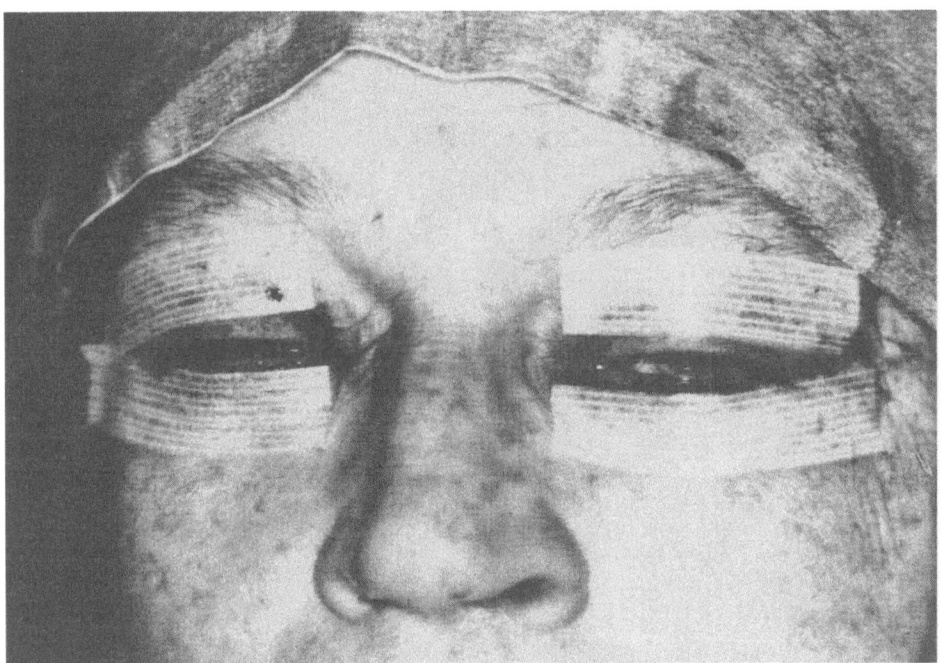

Abb. 15. Spezieller Pflasterverband bei Ober-/Unterlidkorrektur. Der Patient wird mit diesem Verband nach Hause entlassen. Abnahme des Steristripverbandes nach 48 Stunden. Fadenentfernung nach 3 Tagen.

Das Abtragen faltenreicher Haut durch Abschleifen oder chemische Behandlung (Dermabrasion und Chemabrasion)

Gerade diese beiden Verfahren werden oft mit der Fett- bzw. Kollagenimplantation kombiniert. Bei der Behandlung der Aknenarben ist meist eine zusätzliche Hautabschleifung notwendig. In der Behandlung der alternden Gesichtshaut ist bei korrekter Auswahl der Patienten mit einer Chemabrasion (5) (Chemical peeling) oft zusätzlich noch eine deutliche Besserung zu erzielen. Die Chemabrasion bedarf großer Erfahrung und exakter Beherrschung der Technik des Schönheitschirurgen.

Chemabrasion

Anwendung findet diese Behandlung bei der Beseitigung von feinen Gesichtsfalten und Runzeln – insbesondere bei Patienten höheren Alters – vornehmlich im Lippenbereich. Geeignete Patienten für eine Chemabrasion sind solche mit minimalem Hautüberschuß, aber sehr vielen feinen Runzeln, so daß man mit einem Lifting kein ausreichendes Resultat erreichen würde. Andererseits benötigt man bei dieser Korrektur mit injizierbarem Kollagen zu große Substanzmengen. Die chemische Reaktion beim Chemical peeling führt zu einer oberflächlichen Verschorfung der Epidermis. Dadurch erzielt man

150

eine Glättung der Gesichtshaut und eine Beseitigung von Hautfalten, die auf chirurgischem Wege kaum zu beseitigen sind. Der Eingriff wird ambulant durchgeführt.

Die Chemabrasion wird üblicherweise mit einer Phenollösung durchgeführt. Vor jeder Behandlung wird die 60%ige Lösung frisch in der Apotheke angefertigt. Wir verwenden folgende Rezeptur:

Phenol liquefactum   30,0 ml
Aqua bidest   20,0 ml
Septisol   5,0 ml
Oleum crotonis   10   Tropfen in Pipettenflaschen $\propto$ 100 ml

Die Phenollösung muß mit einem Watteträger homogen dünn auf die Gesichtshaut verteilt werden. Abschließend wird ein Okklusionspflasterverband (occlusio = Verschluß) für 48 Stunden angelegt. Die Nachbehandlung erfolgt mit fettenden Salben. In der Regel ist bis zum 10. postoperativen Tag die Wundfläche reepithelisiert, und es hat sich eine neue glatte, leicht gerötete Gesichtshaut gebildet. Make-up sollte nicht vor Ablauf von zwei Wochen verwendet werden. Für mindestens drei Monate ist eine intensive Sonnenbestrahlung aus Gründen der Pigmentstörungen zu vermeiden.

Die Hautabschleifung (Dermabrasion)

Die Dermabrasion hat ein ähnliches Indikationsspektrum, erlaubt aber dem behandelnden Arzt ein kontrollierteres Abschleifen der oberen Hautschichten, so daß wir in der Regel die Dermabrasion, d.h. das mechanische Abschleifen der Haut der Chemabrasion vorziehen. Dies gilt insbesondere für Patienten unterhalb des 60. Lebensjahres. 1905 führte Kromayer (17) die Methode des mechanischen Fräsens der Haut bei kosmetisch störenden Erkrankungen ein. Für das Schleifen der Haut wurden umgebaute zahnärztliche Instrumente verwendet, die jedoch den Nachteil hatten, daß nur eine geringe Umdrehungszahl zur Verfügung stand. In der Folgezeit wurden weitere, elektrisch betriebene Dermabrasionsgeräte entwickelt, die jedoch wiederum sehr niedertourig waren, so daß für die Erzielung eines gleichmäßigen Hautschliffes die Haut vor der Behandlung durch Vereisen verhärtet werden mußte. Weitere Verbesserungen der Dermabrasionsgeräte betrafen die Entwicklung anderer Schleifköpfe, z.B. Drahtbürsten und Diamantfräsen. Es ist das Verdienst von Schreus (29), eine hochtourige Fräse entwickelt zu haben, die durch hohe Drehzahlen von etwa 30–35 000 Umdrehungen/min eine solche Vorbehandlung entbehrlich machten. Die Rotationsgeschwindigkeit der Fräse, die von der Firma Schumann in der Folgezeit weiter verbessert wurde, läßt sich mit einem Fußschalter stufenlos verstellen, so daß während der Schleifbehandlung jederzeit die Umdrehungszahl und die Intensität der Dermabrasion geändert werden kann. Das Arbeiten mit der Fräse, besonders mit Geräten hoher Drehzahlen, muß sorgfältig geübt und gelernt werden, um die Risiken und Gefahren dieser Behandlung so gering wie möglich zu halten. Besonders bei der Schleifbehandlung im Gesichtsbereich werden an den behandelnden Arzt erhebliche Anforderungen an Konzentration und Geschicklichkeit gestellt. Die wichtigsten Indikationen sind Akne, Unfallnarben (29), Fremdkörpereinsprengungen, Tätowierungen, Muttermale der Oberhaut, Talgdrüsenvergrößerung, Rhinophym (Knollennase) und Altersfalten (24). Bei der Operationsplanung sollte bedacht werden, daß es meist besser ist, eine oberflächliche Hautabschleifung mehrfach zu wiederholen, um an das gewünschte Ziel zu gelangen, als durch zu tiefes Schleifen eine Korrektur zu erreichen, die mit neuen Narbenbildungen einhergeht. Bei richtiger Patientenauswahl und korrekter Indikationsstellung werden bei den angegebenen Krankheitsbildern sehr gute Ergebnisse erzielt; durch die **Kombinationsbehandlung**, wie z. B. Stanzbiopsie tiefer gelegener Narben oder durch eine Injektionsbehandlung mit Zyderm, ist das Resultat weiter zu verbessern. Eine Dermabrasion wird in der Regel in örtlicher Betäubung und ambulant durchgeführt. Nur bei großflächigen Abschleifungen von Unfall- und Aknenarben empfiehlt sich eine Allgemeinnarkose mit einem kurzen stationären Aufenthalt.

Technik der Dermabrasion

Neben der sorgfältigen Abdeckung des Operationsfeldes ist als zweiter Punkt die exakte Straffung der Haut durch einen erfahrenen Assistenten vonnöten. Durch das Spannen der Haut lassen sich meist gerade bzw. ebene Flächen erzielen, was die Schleifbehandlung erleichtert und eine genaue Tiefendosierung der Behandlung möglich macht. Die Spannung auf der Haut muß während des gesamten Schleifvorganges aufrecht erhalten bleiben. Ein prinzipieller Fehler bei der hochtourigen Schleifung der Haut kann die falsche Führung des Schleifkopfes sein.

Der Schleifkopf muß immer senkrecht zur Rotationsebene geführt werden (Abb. 16). Die Fräse darf keinesfalls in der Rotationsrichtung geführt werden, sondern muß in einem Winkel von 90° gegen die Rotation des Schleifkopfes oberflächlich mit leichtem Druck über die Haut gezogen werden. Weiterhin ist zu beachten, daß die Fräse niemals frei geführt werden darf, sondern daß der Operateur mit dem Daumen den Handgriff des Schleifkopfes auf der Haut abstützt. Unter Beachtung dieser Punkte sollte dann die Hautabschleifung großflächig und zügig vorgenommen werden, wobei Rillenbildung durch unterschiedlichen Druck auf die Fräse streng vermieden werden sollte, da diese nicht mehr ausgeglichen werden können. Die Tiefe der Schleifung sollte niemals über die Oberhaut-Lederhaut-Grenze hinausgehen, da sonst unschöne Narbenbildungen meist nicht vermeidbar sind (Abb. 17). Das Auftreten punktförmiger oberflächlicher Blutungen ist der sicherste Indikator für die maximale Tiefe des Schleifvorganges. Hierdurch wird nicht nur die normale Haut an das Narbenniveau angeglichen, sondern durch die Dermabrasion wird auch die Narbe selbst oberflächlich angefrischt und hierdurch ein Reiz zur Neuepithelisierung gesetzt. Die Dermabrasion ist dann beendet, wenn sich eine gleichmäßige Wundfläche mit feiner punktförmiger bzw. diffuser Blutung darstellt.

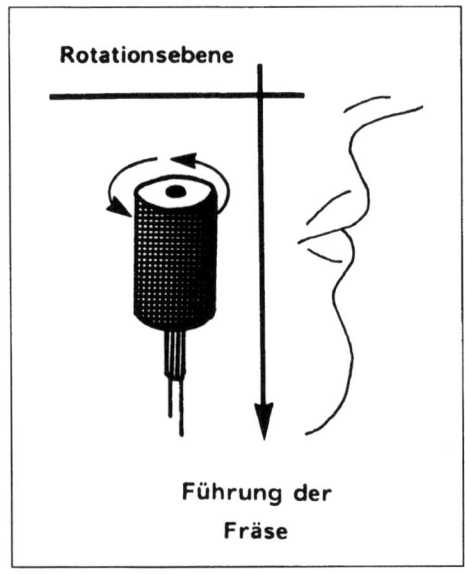

Rotationsebene

Führung der Fräse

Abb. 16. Technik der Dermabrasion. Der Schleifkopf wird senkrecht zur Rotationsebene geführt (Abb. nach Konz).

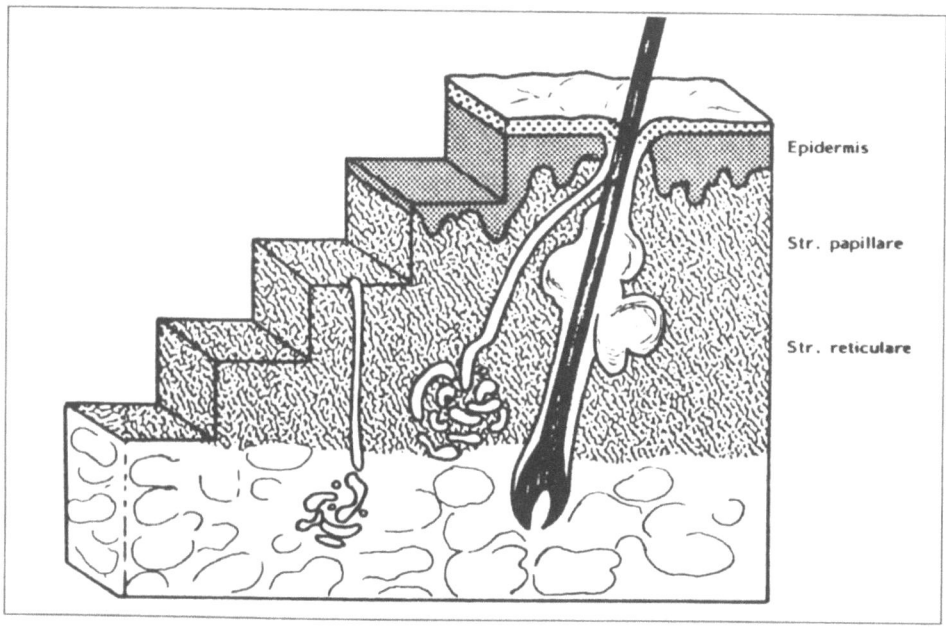

Epidermis

Str. papillare

Str. reticulare

Abb. 17. Stufen der Dermabrasion. Zu tiefes Schleifen (ab Stufe 3) bringt die Gefahr neuer Narbenbildung mit sich. Gute Ergebnisse bei Vorgehen bis Stufe 2 (Abb. nach Konz).

Die physiologische Wundversiegelung mit Fibrinkleber

Viele Publikationen haben sich mit der Nachbehandlung der Dermabrasion beschäftigt. Ein ideales Konzept scheint die Anwendung des Fibrinklebers zu sein. Während von einigen Autoren eine offene Behandlung der abgeschliffenen Areale vorgezogen wird, wobei durch Fönen der Wundoberfläche die Austrocknung und Krustenbildung gefördert wird, wird von anderen Autoren die Abdeckung des Wundsekretes durch ein feuchtes Gazenetz mit Salbenverbänden postuliert. Auch bezüglich der Blutstillung unmittelbar nach der Abschleifung gibt es unterschiedliche Vorgehen, die jedoch alle nicht einheitlich befürwortet und der physiologischen Wundheilung zuträglich sind. Mit der Versiegelung der Wundfläche durch Fibrinkleber, der mit dem Tissomat aufgesprüht wird, steht nun eine Methode bei der Behandlung von abgeschliffenen Hautarealen zur Verfügung, die die Nachbehandlungsphase entscheidend verbessert. Der Fibrinkleber wird unmittelbar nach der Dermabrasion auf die abgeschliffenen Hautflächen gesprüht (Abb. 18b), dadurch wird die oberflächliche punktuelle Blutung optimal gestillt, und es kommt nicht wie bei den herkömmlichen Verfahren (z.B. Blutstillung mit feucht-heißen Adrenalinkochsalzkompressen) zum Austrocknen der Haut. In der weiteren Nachbehandlungsphase sind keine fetthaltigen Verbände zur Vermeidung einer Austrocknung der Haut angezeigt, da der aufgesprühte Fibrinkleber pathophysiologisch ähnlich wie bei einer Verbrennung zweiten Grades die Wundheilungsphase in den ersten postoperativen Tagen deutlich verbessert. Deshalb haben wir an einem umfangreichen Patientenklientel die mit Fibrinkleber behandelten und mit herkömmlichen Gazeverbänden therapierten Patienten untersucht, wobei festgestellt werden konnte, daß bei Patienten mit Wundversiegelung durch Fibrinkleber bereits nach sieben

153

Tagen eine Epithelisierung der abgeschliffenen Hautbezirke zu verzeichnen war, wohingegen bei Patienten ohne angewandte Fibrinklebung der Heilungsprozeß über zehn Tage betrug. Der Fortschritt für die plastische Gesichtschirurgie in der Anwendung von Fibrinkleber bei Dermabrasion besteht nicht nur in der verbesserten Wundheilung, sondern auch in der kürzeren stationären Aufnahmezeit. Ein Großteil der Patienten kann mit dieser Methode auch ambulant behandelt werden. Bei dieser Technik sind keine Verbände erforderlich. Nach 72 Stunden können panthenolhaltige Salben aufgetragen werden. Bei korrekter Schleiftechnik und der dargestellten Nachbehandlung konnten auch die Komplikationen (Pigmentstörungen, Narbenbildung) vermieden werden. Die Abbildungen 18 und 19 demonstrieren Patienten mit Akne- bzw. Unfallnarben, die mit dieser dargestellten neuen Kombinationstherapie behandelt wurden.

Durch die neue Kombinationsbehandlung Dermabrasion und Fibrinkleber können bei Akne- und Unfallnarben, Fremdkörpereinsprengungen, Tätowierungen und Altersfalten optimale Ergebnisse erzielt und die Komplikationen (18) vermieden werden. Die simultane Anwendung von Tissucol und Thrombinlösung mittels Duploject-System und Sprühkopf eignet sich gut zum Besprühen großer Wundflächen. Nach einer Hautabschleifung erreicht man dadurch eine problemlose Blutstillung und eine verbesserte Wundheilung.

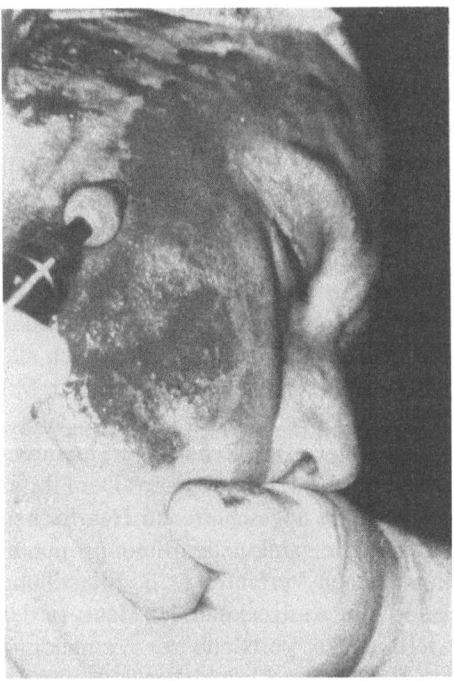

Abb. 18a. 28jährige Patientin mit Akne vulgaris, multiple schüsselförmige, relativ tiefe Narben im gesamten Gesichtsbereich. Dermabrasion der gesamten Gesichtshaut (Beschreibung der Technik siehe Text).

Abb. 18b. Unmittelbar nach abgeschlossener Hautabschleifung erfolgt die Besprühung der gesamten Wundfläche. Durch die simultane Anwendung von Tissucol und Thrombinlösung mittels Duploject-System und Sprühkopf wird eine problemlose Blutstillung und eine verbesserte Wundheilung erreicht (Firma Immuno GmbH, Heidelberg).
Patient spürt subjektiv mit Fibrinkleberbehandlung weniger Wundschmerz; dadurch auch deutliche Reduktion des Feuchtigkeitsverlustes und Austrocknung der abgeschliffenen Hautareale.

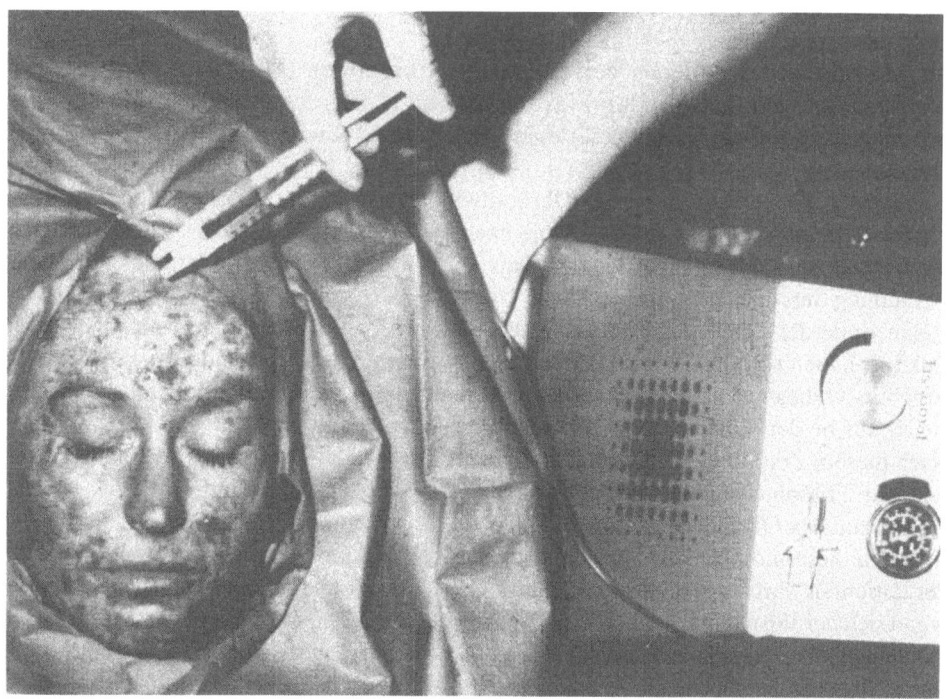

Abb. 18b

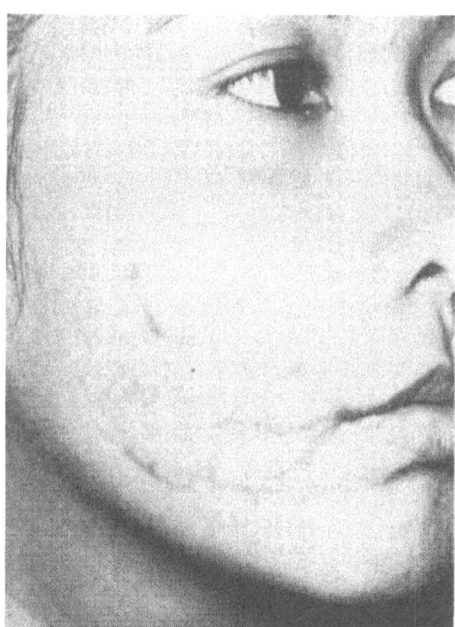

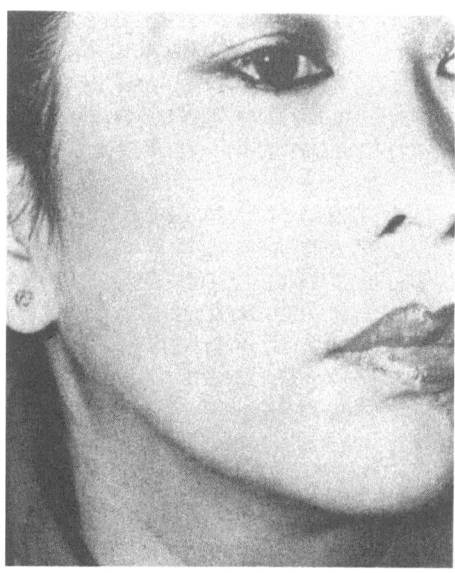

Abb. 19a. 29jährige Patientin nach Autounfall (nicht angeschnallt, Stadtverkehr) mit Sekurit-glassplitterverletzung im seitlichen Gesichts-, Wangenbereich.

Abb. 19b. Kombinationstherapie: injizierbares Kollagen (2 Sitzungen zu je 1,5 ml Zyderm) und Dermabrasion 1 Jahr nach abgeschlossener Therapie.

Ohrmuschelkorrekturen

Zu den Standardoperationen der Ohrmuschelkorrekturen (Ohranlegungen) gehören die Techniken von Pitanguy, Conway, Stenström, Mustarde und anderen. Bei uns hat sich in Anlehnung an Kastenbauer eine Modifikation bewährt (Kombination aus den Operationsverfahren von Conway und Stenström). Ziel bei diesen Ohrmuschelanlage-operationen ist die Reduktion des Ohrkopfwinkels von 90° auf 25–30°. Die Schnittfüh-rung wird hinter dem Ohr gelegt, so daß nach der Operation keinerlei sichtbare Narben zurückbleiben (23). Die Operation wird ab dem 5. Lebensjahr ambulant und in örtlicher Betäubung durchgeführt.

Am Ende der Operation sollte das Ohr die Position eingenommen haben, die es in Zukunft haben soll. Es ist irrig, durch lange redressierende Verbände das kosmetische Ergebnis verbessern zu können. Wir versuchen, den Ohr-Kopfwinkel von 25° seiten-gleich auf beiden Ohren zu korrigieren. Der Ohrverband wird für 10 Tage belassen. Nach diesem Zeitpunkt werden die Fäden entfernt, und die Behandlung ist abgeschlos-sen. Für 2 Monate wird der Patient angehalten, nachts ein Stirnband zu tragen, um ein Abknicken der Ohrmuschel beim Schlafen zu vermeiden.

Durch diese modifizierte Technik wird die Reizidivquote erheblich gesenkt. 96,5 % der Patienten waren mit dem Ergebnis zufrieden. Die Notwendigkeit der Nachoperation ergab sich bei 186 nachuntersuchten Patienten bei nur 3,5 % der Fälle. Hierbei war meist nur eine kleine Nachkorrektur am oberen Anthelixpol notwendig. Bei sachgerechter Ausführung ist somit die Ohranlegeoperation (Anthelixplastik) ein problemloser Ein-

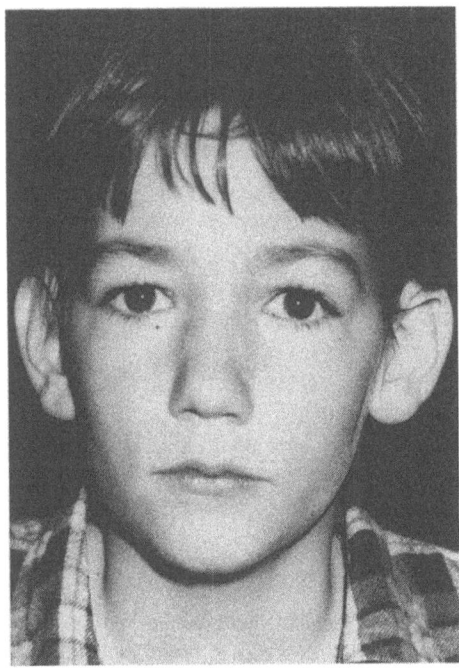 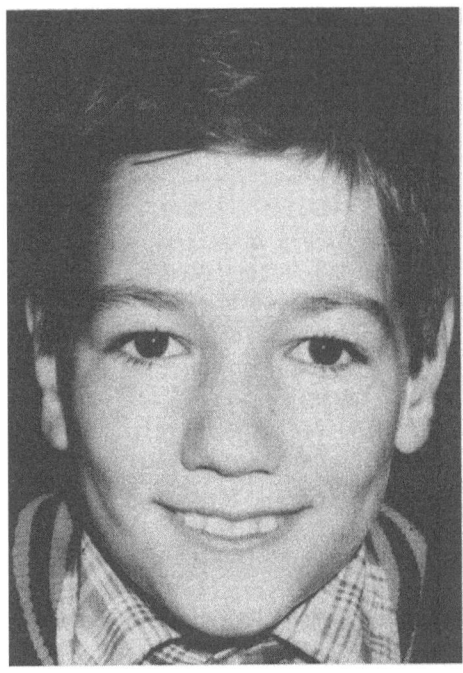

Abb. 20a. 7jähriger Junge vor der Operation   **Abb. 20b.** 1 Jahr nach der Ohranlegeoperation

griff in der ästhetischen Gesichtschirurgie und sollte bei entsprechend verunstalteten Ohren („Segelohren" etc.) empfohlen werden. Das beste Alter für eine Ohranlegekorrektur ist das Vorschulalter, d. h. das 5. Lebensjahr, damit die Kinder in der Schule nicht gehänselt werden. Bei Kindern übernimmt in der Regel auch die Krankenkasse die Kosten der Operation (Abb. 20).

Technik bei Ohrmuschelanlegeoperationen

Nach Anästhesie und Anzeichnen wird mit der retroaurikulären Hautexzision begonnen. Anschließend wird die neue Anthelix durch Kanülen und spiegelbildliche Inzisionen auf der retroaurikulären Knorpelseite mobilisiert. Nach ausreichender Knorpelinzision erfolgt die komplette Mobilisierung der Anthelix und das Ritzen des Perichondriums an der ventralen Knorpelseite. Nach Mobilisierung des Conchabezirkes auf der prä- und retroaurikulären Seite wird je nach Ausmaß der Conchahyperplasie der Knorpel reseziert. Die neue Anthelixrolle wird durch 4 × 0 farblose Vircylfäden fixiert und die kaudale Anthelixrolle an die Restconcha adaptiert. Bei den Knorpelnähten muß darauf geachtet werden, daß der Einstichwinkel exakt 90° beträgt, um die Gefahr der Knotendehiszenzen und somit der sekundären Anthelixplastik zu vermeiden. Eine exakte Blutstillung mit der bipolaren Pinzette sollte vor der Hautnaht durchgeführt werden, um Hämatombildungen zu vermeiden. Die Hautnaht wird mit 4 × 0 Prolene genäht.

Haartransplantation

Auf dem Gebiet der Haartransplantation konnten wir durch die Anwendung von Fibrinkleber Fortschritte erzielen, die wir hier abschließend darstellen möchten. Gerade bei der Haartransplantation sind die Patienten sehr kritisch, so daß ein ausführliches Gespräch über die Möglichkeiten und Risiken angezeigt ist. Haartransplantationen sind in Deutschland noch nicht sehr populär, im Ausland dagegen weit verbreitet (26). Wir unterscheiden die Schwenklappenmethode von der Stanzmethode, bei der bis zu 100 etwa 3–4 mm im Durchmesser große haartragende Hautzylinder aus dem Hinterhauptbereich ausgestanzt und nach Ausstanzung entsprechend an haarfreien Stellen im Stirnbereich wieder mit Fibrinkleber reimplantiert werden.

Die Operation wird in örtlicher Betäubung und ambulant durchgeführt. Das Ergebnis wird bei einer ambulanten Kontrolluntersuchung im Abstand von 3 Monaten beurteilt. Nach diesem Zeitpunkt können weitere Haartransplantationen je nach Wunsch des Patienten erfolgen.

Technik der Haartransplantation

Bis zu 500 Zylinder können in mehreren Sitzungen bei ausreichendem Hinterhaupthaar übertragen werden (Abb. 21a–d). Die entnommenen Hautzylinder (∅ 4 mm) aus dem Hinterhauptbereich werden auf eine Kochsalzkompresse gelegt, von überschüssigem Fett befreit, wobei darauf zu achten ist, daß die Haarwurzeln nicht geschädigt werden (Abb. 21c). Anschließend werden im unbehaarten Stirnbereich entsprechende Zylinder ∅ 3,5 m) ausgestanzt. Ohne Fibrinklebung hat man dabei Schwierigkeiten, die entnommenen Haarzylinder exakt in die ausgestanzten Areale zu implantieren, da die haartragenden Zylinder oft nach oben herausgedrückt werden. Früher hat man versucht, diese Haarzylinder anzunähen. Auch dies ist keine Methode, die sich durchgesetzt hat. Erst seit der Anwendung des Fibrinklebers ist es möglich, diese Stanzzylinder exakt mit den haartragenden Explantaten auszufüllen und zu fixieren. Im übrigen erreicht man dadurch eine problemlose Blutstillung und eine verbesserte Einheilung des transplantierten Haares. Nach Abschluß der Operation (Abb. 21d) wird ein leichter Okklusionsverband für 24 Stunden angelegt. Anschließend wird der Patient angehalten, mit panthenolhaltigen Salben vorsichtig die Kopfhaut zu pflegen, um ein Austrocknen der Implantate zu vermeiden. Die Haare können ab dem 8. postoperativen Tag mit einem milden Shampoo gewaschen werden.

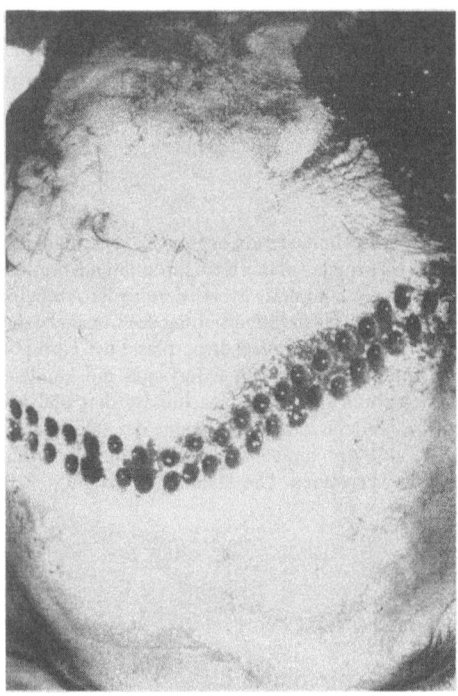

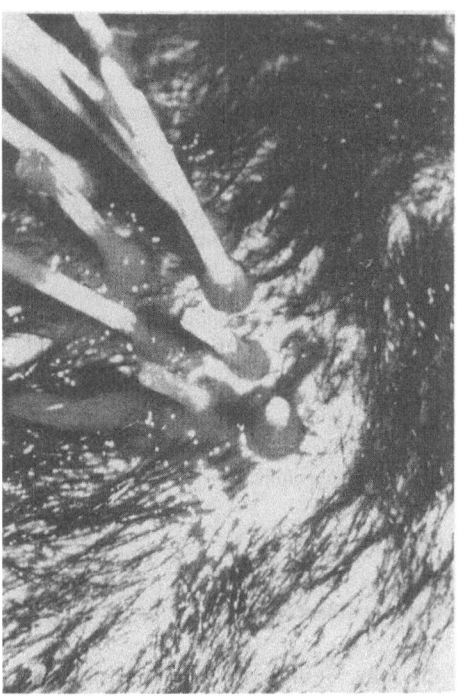

Abb. 21a. 32jähriger Patient mit Verlust des Haupthaares und ausgeprägter Glatzenbildung. Im unbehaarten Stirnbereich werden Zylinder Ø 3,5 mm aus der Haut gestanzt. Diese dienen zur Aufnahme der behaarten Zylinder aus dem Hinterhauptbereich.

Abb. 21b. Entnahmestelle der haartragenden Hautzylinder aus dem Hinterhauptbereich. Sofortige intraoperative Blutstillung wird am besten durch Einbringen von Adrenalintupfern erreicht.

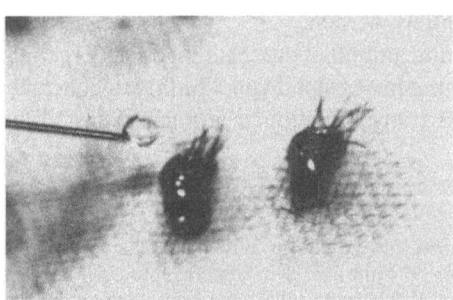

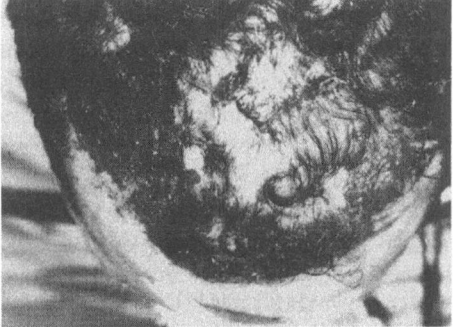

Abb. 21c. Präparation der entnommenen Haarzylinder (Ø 4 mm). Applikation von Fibrinkleber.

Abb. 21d. Abschluß der Operation nach Implantation von 100 haartragenden Hautzylindern, transplantiert aus dem Spenderareal (Hinterkopf) in die Glatzenbildung Stirn-/Kopfbereich.

158

Die Behandlung von gutartigen Blutgefäßgeschwulsten (Hämangiome) mit Fibrinkleber

Die Hämangiombehandlung bei Kindern im Lippenbereich stößt auf Probleme wegen der häufigen Rezidivquote. Seit 4 Jahren wenden wir routinemäßig vor der Entfernung eines Lippenhämangioms bei Kindern die noch nicht zugelassene intraläsionale Thrombosierung mit Fibrinkleber an (Abb. 22a). Dadurch konnte die Rezidivquote deutlich gesenkt werden. 4 Wochen vor der Operation wird je nach Umfang des Hämatoms 1–3 ml Fibrinkleber in das Hämangiom injiziert. Zum Zeitpunkt der Operation und 14 Tage postoperativ wird diese Maßnahme wiederholt. Die Abb. 22b zeigt Ihnen nach der intraoperativen Injektionsbehandlung mit Fibrinkleber die Resektion eines ausgedehnten Unterlippenhämangioms bei einem 4jährigen Mädchen. Vor der Fibrinbehandlung hatte das Mädchen 3× ein Rezidiv. Wir haben das Mädchen nunmehr über 4 Jahre verfolgt und konnten bei der letzten Untersuchung feststellen, daß das 9jährige Mädchen nunmehr 3 Jahre rezidivfrei war (Abb. 22c).

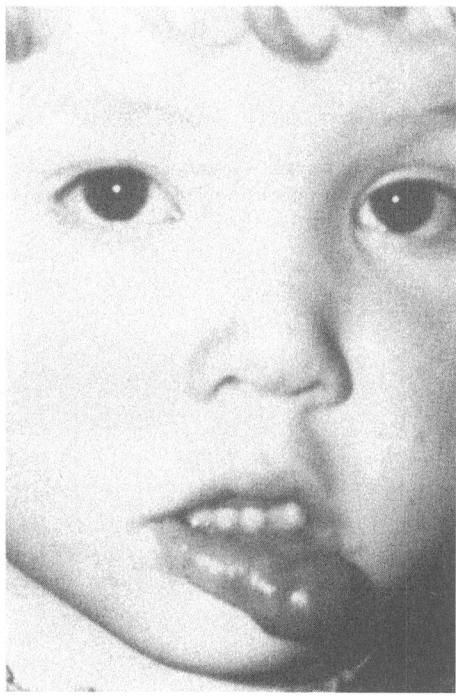

Abb. 22a. 4jähriges Mädchen mit 3maligem Rezidiv eines Unterlippenhämangioms. Die fehlgeschlagenen Therapien (ohne Fibrinkleber) haben bereits zu psychischen Störungen im Bereich der Familie geführt.

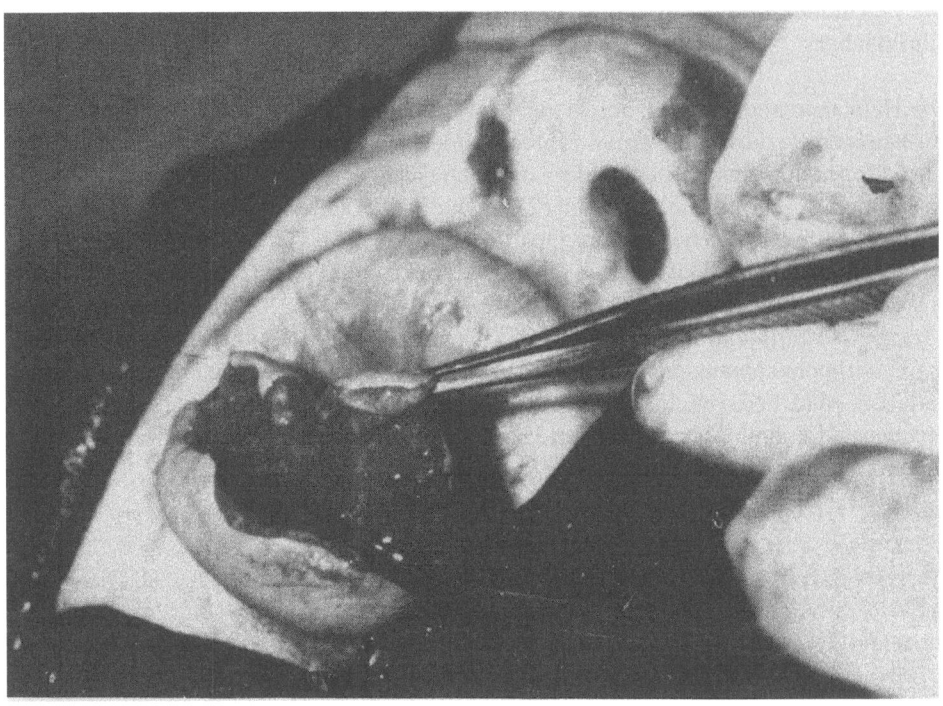

Abb. 22b. Nach Thrombosierung der Unterlippe mit Fibrinkleber (genaue Technik siehe Text) erfolgt die großzügige Resektion des Hämangioms unter Berücksichtigung der plastisch-rekonstruktiven Regeln in diesem Bereich.

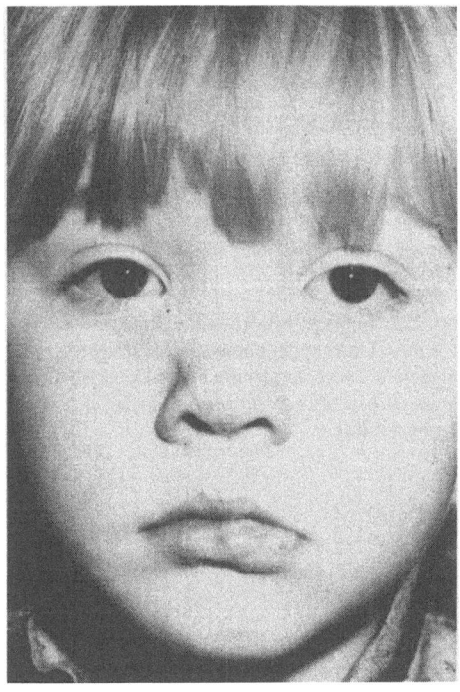

Abb. 22c. 4 Jahre nach abgeschlossenen chirurgischen Maßnahmen ist das nunmehr 9jährige Mädchen rezidivfrei.

Resümee

Fortschritte in der ästhetischen Gesichtschirurgie werden heute vornehmlich durch die Einführung neuer Materialien und Instrumente sowie durch die Entwicklungsarbeiten auf dem Gebiet der Implantate erreicht und nicht so sehr auf dem Gebiet der Erforschung neuer Operationstechniken. **Um optimale Ergebnisse zu erzielen, müssen in der ästhetischen Gesichtschirurgie aufgrund von neuentwickelten Substanzen verschiedene Therapieformen angewendet werden. Ein Einheitskonzept gibt es nicht. Man muß die einzelnen Therapieformen wie Mosaiksteine betrachten, um ein gutes kosmetisches Ergebnis für den Patienten zu erreichen. Dies erfordert eine hohe Spezialisierung und eine große Erfahrung des behandelnden Arztes, um die jeweils günstigsten kosmetischen Ergebnisse für den Patienten zu erzielen.**

Diese Tatsachen verlangen vom ästhetischen Gesichtschirurgen eine ständige Weiterbildung und Information auf nationalen und internationalen Kongressen, da gerade auf diesem Gebiet in den nächsten Jahren weitere Neuentwicklungen zu erwarten sind.

Literatur

1. Abadir DM, Abadir AR (1977) Dermabrasion under regional anesthesia without refrigation of the skin. Dermatol Surg and Oncol 6: 119–121
2. Barr RJ, King FD, McDonald RM (1982) Necrobiotic granulomas associated with bovine test site injections. J Am Acad Dermatol 6: 867–869
3. Bezzola A, Hofer R, Pieyre JM (1983) Le collagène: Premiers résultats. Médicine Hygiène 23: 1048–1050
4. Blank AA, Eichmann F (1983) Xenogenes Kollagen zur Implantation bei der Behandlung eingesunkener Narben und kutaner Atrophien. Akt Dermatol 9: 165–171
5. Burks JW (1978) Dermabrasion and chemical peeling. Charles Thomas Publisher, Springfield
6. Chvapil M, Kronenthal RL, Van Winkler WJ (1973) Medical and surgical application of collagen. Int Rev Connect Tissue Res 6: 1–61
7. Conway H (1970) The surgical face-lift rhytidectomy. Plast Reconstr Surg 45: 124–130
8. Cooperman L, Michaeli D (1984) The immunogenicity of injectable collagen. I. 1-year prospective study. I Am Dermatol 10: 638–646
9. Elsching A (1930) Fetthernien. Sog. „Tränensäcke" der Unterlider. Klin Mbl Augenheilk 84: 763–772
10. Griffith H (1966) The treatment of keloids with triamcinolone acetoinde. Plast Reconstr Surg 38: 202–208
11. Guerrero-Santos J (1978) The role of platysma muscle in rhytidoplasty. Clin Plast Surg 5: 29–34
12. Jost G (1977) Atlas der ästhetischen plastischen Gesichtschirurgie. Schattauer Verlag, Stuttgart, New York
13. Kaplan EN, Falces E, Tholleth H (1983) Clinical utilization of injectable kollagen. Ann Plast Surg 10: 437–451
14. Klein WA (1983) Implantations technique for injectable collagen. J Am Acad Dermatol 9: 224–228
15. Konz B (1983) Injizierbares Kollagen. In: Fortschritte der praktischen Dermatologie und Venerologie. Hrsg. O. Braun-Falco und G. Burg. Springer, Berlin, Heidelberg, New York, Tokyo, Vol. 10: 193–198
16. Kromayer E (1905) Rotationsinstrumente: Ein neues technisches Verfahren in der dermatologischen Kleinchirurgie. Chir Dermat Z (Berlin) 12: 26–30
17. Landes E (1984) Komplikationen und Risiken der Dermabrasion. In: Komplikationen in der operativen Dermatologie, Hrsg. B. Konz u. O. Braun-Falco. Springer, New York, Berlin, Heidelberg, Tokyo: 39–47
18. Mang WL (1982) Funktionell ästhetische Nasenplastik. Indikation, Technik, Fehler und Gefahren. HNO NA 47: 1071

19. Mang WL (1982) Ödem und Hämatomprophylaxe bei Nasenplastiken. Fortschritte der Medizin 45: 2103
20. Mang WL (1983) Functional, esthetic Rhinoplastic. Technic and results. In European Academy for plastic facial surgery, London, Kongr.-Ber.
21. Mang WL (1985) Bioimplantate in der plastischen Gesichtschirurgie. Das xenogene Kollagen als Weichteilimplantat. HNO 59: 1433–1438
22. Mang WL (1984) Zyderm Kollagen Implantat: Eine sinnvolle Ergänzung in der ästhetischen Kopf-Halschirurgie? Deutsche Gesellschaft für plastische und Wiederherstellungschirurgie, Hamburg, Kongr.-Ber.
23. Mang WL (1984) Modificationen bei der Anthelixplastik und der Nasenkorrektur sowie Möglichkeiten der Kollagen-Injektion. Laryng Rhinol Otol 63: 323
24. Mitz V, Peyronie M (1976) The superficial musculo-aponeurotic system (BMAS). Plast Reconstr Surg 58, 69
25. Nordstrom REA (1976) Hairtransplantation. Scandinavian Journal of plastic and reconstructive Surgery, Supplement 14
26. Petres J Dermabrasion. In: Burg G, Konz B (Hrsg), Dermatochirurgie in Klinik und Praxis, Springer, Berlin, Heidelberg, New York: 211–218
27. Pitanguy J (1981) Esthetic plastic surgery of head and body. Springer Verlag, Berlin, Heidelberg, New York
28. Schreus HT (1950) Hochtouriges Schleifen der Haut. Z Haut- u Geschl-Kr 8: 151–156
29. Schuhmachers-Brendlers R (1956) Indikationen zur Schleifung. Hautarzt 7: 274–279
30. Stegmann SJ, Tromovitch TA (1982) Cosmetic dermatologic surgery. Arch Dermatol 118: 103–106
31. Uchida JI (1965) A method of frontal rhytidectomy. Plast Reconstr Surg 35: 218–223

Anschrift des Verfassers:
Prof. Dr. med. W.-L. Mang
HNO-Klinik und Poliklinik des Klinikums rechts der Isar der Technischen Universität München
Ismaninger Straße 22
8000 München 80

Rekonstruktion der Ohrmuschel nach Tumorresektion, Unfall und bei Mißbildungen

H. Weerda

Lübeck

Einleitung

In alten Operationslehren wird vereinzelt auch über die Rekonstruktion von Teilen der Ohrmuschel berichtet, so hat z.B. Tagliacozzi (1597) die Wiederherstellung des oberen, aber auch des unteren Teiles der Ohrmuschel mit Haut der Umgebung angegeben (Abb. 1).

Im Gegensatz zur Teilrekonstruktion hielt man von der Rekonstruktion der gesamten Ohrmuschel bis in dieses Jahrhundert hinein nicht allzu viel. So schreibt Zeis (1838), daß „der Wiederersatz der Ohrmuschel als ein der plastischen Chirurgie zu hohes Ziel" anzusehen ist, und Szymanowski (1870) meint, daß der Wert dieser Operation gering

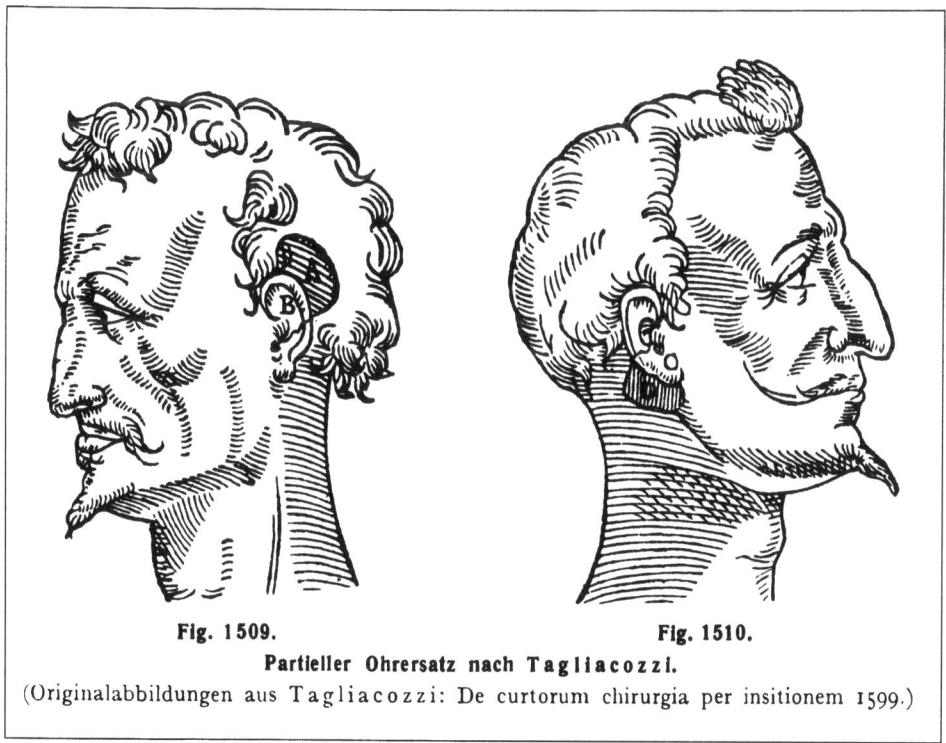

Fig. 1509.   Fig. 1510.

Partieller Ohrersatz nach Tagliacozzi.

(Originalabbildungen aus Tagliacozzi: De curtorum chirurgia per insitionem 1599.)

Abb. 1. Teilweiser Ohrmuschelersatz des oberen und des unteren Ohres nach Tagliacozzi 1599; (aus Joseph 1931).

163

sei. Trotzdem gibt er für den Totalersatz eine von ihm ersonnene Operationsmethode an, es fehlt aber ein Stützgerüst, und er hat selbst diese Methode nie ausprobiert.

Nelaton und Ombredanne (1907) beschrieben Teilrekonstruktionen, geben aber weiter an, „daß ihnen nicht bekannt sei, daß eine Totalrekonstruktion von einem plastischen Chirurgen schon einmal ausgeführt worden sei".

Erst in diesem Jahrhundert finden sich zunehmend Literaturangaben über den Versuch, die gesamte Ohrmuschel wiederherzustellen, zumal Schmieden (1908) wohl als erster auf die Idee kommt, zur Abstützung dieser neuen Ohrmuschel Rippenknorpel zu verwenden. Findet man auch in den letzten 100 Jahren zunehmend Berichte über erfolgreiche Rekonstruktionen der verschiedensten Mißbildungen und Defekte der Ohrmuschel, so wird über befriedigende Ergebnisse in der Rekonstruktion der gesamten Ohrmuschel erst in den letzten 30 Jahren berichtet.

Die sehr komplizierte Reliefbildung (Abb. 2) und die disponierte Lage am Kopf dieses nur 5 mm dicken Gebildes, das neben der inneren Stützschicht aus Knorpel einen vorderen und hinteren Hautüberzug zeigt, bescheren auch dem geübten plastischen Chirurgen eine hohe Rate an Mißerfolgen. So sehen wir trotz der zunehmenden Zahl von plastischen Chirurgen nur wenige, die sich auf die Rekonstruktion der Ohrmuschel spezialisiert haben. Ohne auf die technischen Einzelheiten näher einzugehen, wird hier einerseits über die Möglichkeiten der Rekonstruktion bei Verlust der Ohrmuschel durch Tumoren oder durch Unfall berichtet, andererseits über einige der häufigsten Mißbildungen und ihre operative Beseitigung. Jüngere Patienten, ganz besonders Mädchen, stehen häufig unter größerem Leidensdruck als alte Menschen, besonders wenn neben der Mißbildung der Ohrmuschel auch noch andere Fehlbildungen wie etwa Kieferdeformitäten vorhanden sind.

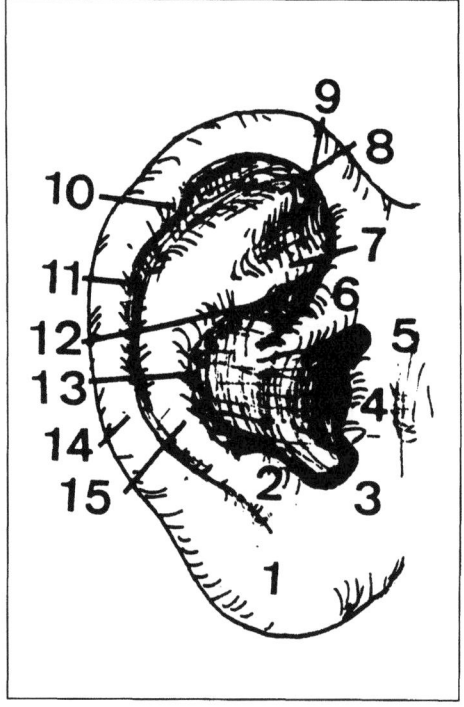

Abb. 2. Anatomie der Ohrmuschel. 1. Ohrläppchen, 2. Antitragus, 3. Einsenkung zwischen Antitragus und Tragus, 4. Tragus (Knorpel am Ohreingang), 5. Obere Einsenkung, 6. vorderer Ohrrand, 7. u. 8. Schenkel der Ohrmuschelleiste, 9. dreieckige Grube, 10. Höckerchen an der Ohrleiste, 11. Scapha: Rinne zwischen Helix und Anthelix, 12. Cymba conchae, 13. Concha: Ohrmuschelhöhle, 14. Helix: Ohrleiste, 15. Anthelix.

Das Ohrmuscheltrauma

Frische Abrisse

Werden Ohrmuschelteile z. B. durch Unfall, durch Pferde- oder Hundebiß abgetrennt, so sollten diese Teile in einem sauberen Tempotaschentuch dem Arzt mitgebracht werden. Diese zum Einwickeln benutzten Papiertaschentücher werden mit kühlem Leitungswasser durchtränkt, um einmal das Ohr durch Kühlung vor zu schnellem Untergang zu schützen und zum anderen, um ein Austrocknen zu verhindern. Diese abgerissenen Teile sollten aber nicht in Eis eingewickelt werden, da es so leicht zu Erfrierungen kommt. Können bei Zimmertemperaturen aufbewahrte, abgerissene Teile bis zu Stunden nach Abriß wieder erfolgreich eingenäht werden, so kann man bei gekühlt gelagerten Abrißteilen – also der sterilen Aufbewahrung im Kühlschrank – auch nach einigen Tagen noch eine Einheilung nach Replantation erwarten. Das Ohr darf aber nicht einfach an die alte Stelle wieder angenäht werden, da die Abrißbasis zu schmal ist, um das Ohr zu ernähren. Bei diesem Vorgehen kommt es in über 90 % der Fälle zum Verlust des wieder angenähten Ohrteiles (Abb. 3). Um trotzdem ein Wiedereinheilen der abgerissenen Ohrteile (Abb. 4a) zu erreichen, sind verschiedene Methoden der Replantation beschrieben worden. Wir bevorzugen eine Methode, die von Baudet 1972 angegeben und die 1974 von Arfai etwas verändert wurde. Die Haut der Ohrmuschelrückseite wird abpräpariert, der blanke Knorpel mehrfach gefenstert und die Wundfläche im Abrißbereich vergrößert. Wir nähen und kleben mit Fibrinkleber (Tissucol®, Fa. Immuno) jetzt den gefensterten Ohrmuschelknorpel auf die vergrößerte Wundfläche auf (Abb. 4b). Durch die Fenster in dem Knorpel kann nach

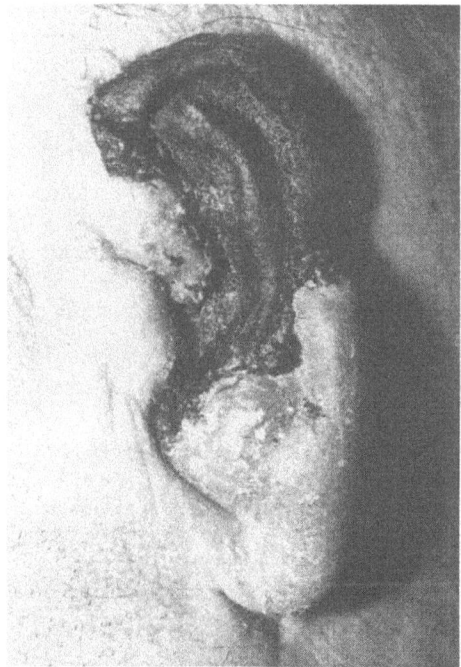

Abb. 3. Vollständiger Untergang einer fast komplett abgerissenen Ohrmuschel nach Wiedereinnähen an der alten Stelle.

165

Einsprießen von neuen Gefäßen auch die Vorderseite der Ohrmuschelhaut ausreichend ernährt werden (Abb. 4b, c). In weiteren Operationsschritten wird dann die Ohrmuschel abgehoben und das Ohrläppchen neu geformt (Abb. 4c, d).

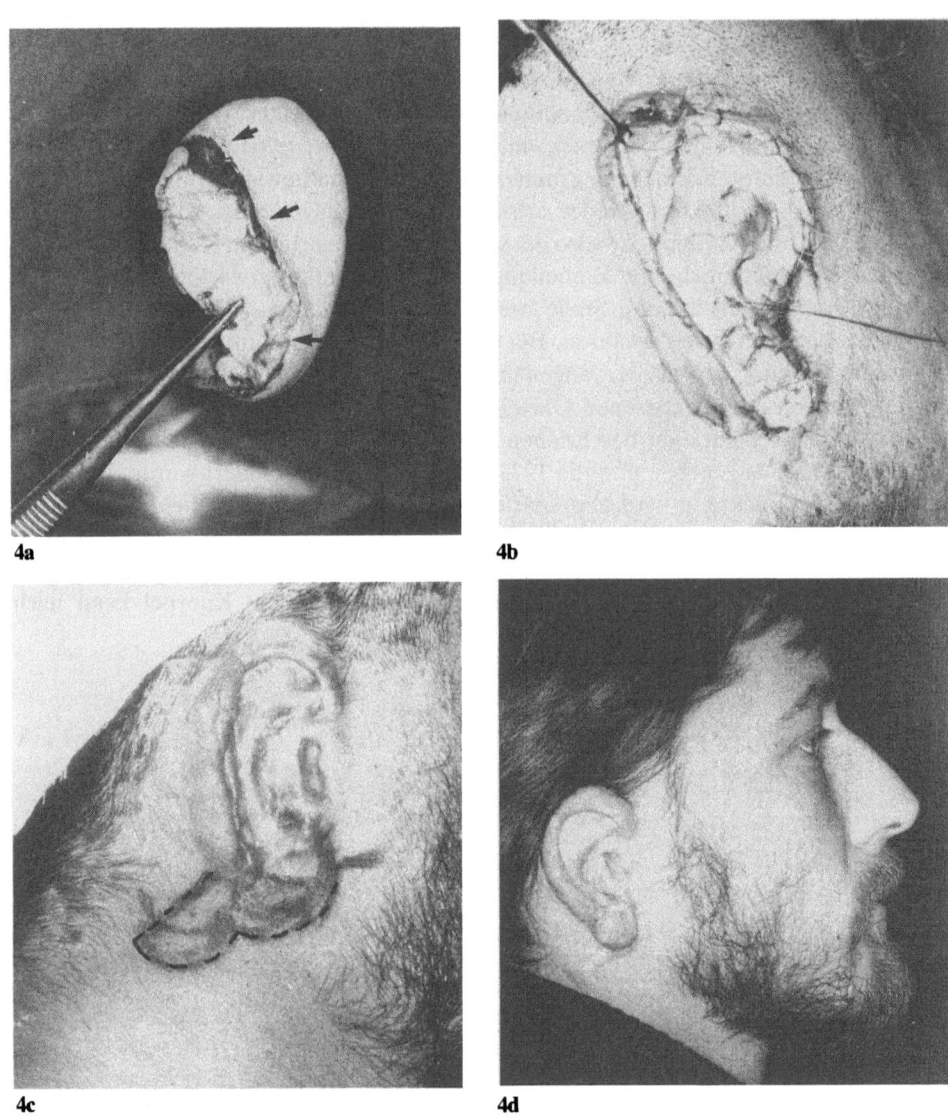

4a

4b

4c

4d

Abb. 4a. Komplett abgerissene Ohrmuschel, von der Rückseite betrachtet. Die schmale Basis (↑ ↑) reicht nicht aus, um das wieder eingenähte Ohr zu ernähren.

Abb. 4b. Die Haut der Rückseite der Ohrmuschel ist zum freien Rand hin präpariert, der Ohrmuschelknorpel ist an verschiedenen Stellen gefenstert und die Wunde hinter dem Ohr vergrößert. Die gesamte Ohrmuschelrückseite ist in Wunddefekt eingenäht und mit Fibrinkleber eingeklebt.

Abb. 4c. Das Ohrmuschelgerüst und die Haut der Vorder- und Rückseite sind reizlos eingeheilt, das Ohrläppchen muß neu gebildet werden (------).

Abb. 4d. Aussehen des komplett eingewachsenen und rekonstruierten Ohres.

Der teilweise Ohrmuschelverlust

Sind die abgetrennten Teile der Ohrmuschel verloren gegangen, so können sie heute durch spezialisierte HNO-Chirurgen ersetzt werden. Man verwendet dann als Stützgerüst in der Regel Knorpel von der eigenen Rippe (manchmal auch vom Ohr) und Haut aus der Umgebung des Ohres. Diese Haut ist in der Färbung (Kolorit) und in der Struktur der Haut des Ohrmuschelrestes am ähnlichsten.

Bei dem hier abgebildeten jungen Mann (Abb. 5a) wurde aus Rippe ein Stützgerüst geschnitzt (Abb. 5b) und dieses dann in eine, unter die haarlose Kopfhaut präparierte Tasche geschoben. Durch Nähte kann man die Ohrmuschelform modellieren (Abb. 5c). In weiteren Schritten können wir dann das Ohr vom Kopf abheben und die feinen Konturen des Reliefs herausarbeiten (Abb. 5d). In der gleichen Art werden auch Defekte der mittleren Ohrmuschel rekonstruiert.

Bei Verlust des Ohrläppchens oder größerer Teile der unteren Ohrmuschel schneiden wir einen Doppellappen aus unbehaarter Haut (Abb. 6a) und umhüllen damit das Stützgerüst aus Rippenknorpel (Abb. 6b + c).

Der komplette Ohrmuschelverlust

Wohl zu den schwierigsten Unternehmungen des Hals-Nasen-Ohrenchirurgen gehört die Anfertigung einer verlorengegangenen Ohrmuschel, wie bei dieser jungen Frau in der Abb. 7a, bei der neben einer Vielzahl von Knochen- und Organverletzungen auch schwere Gesichtsverletzungen mit Gesichtsnervenlähmung, mit Verlust der gesamten Ohrmuschel und einer starken Zerstörung und Vernarbung der umgebenden Haut zu

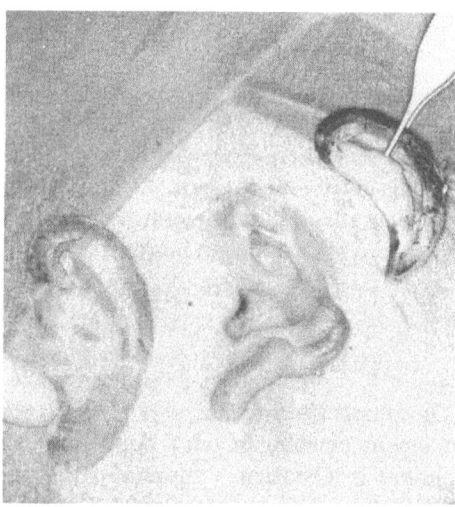 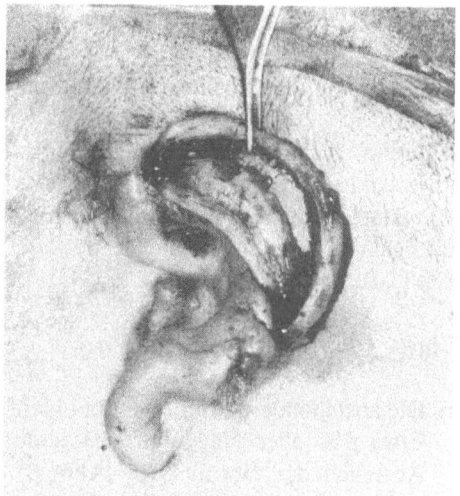

Abb. 5a. Abriß der oberen Ohrmuschel bei einem landwirtschaftlichen Unfall, das aus eigenem Rippenknorpel geschnitzte Knorpelgerüst wird angepaßt. (Vorne Schablone der normalen Ohrmuschel).

Abb. 5b. Die Haut an der Abrißkante ist abpräpariert und das Knorpelgerüst an den Knorpel der Ohrmuschel angenäht. Eine Hauttasche wurde hinter dem Ohr präpariert.

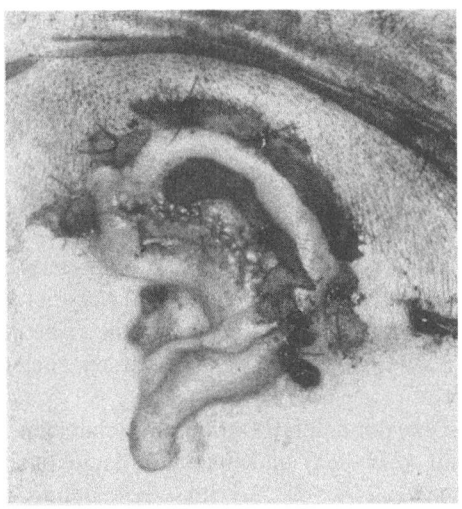 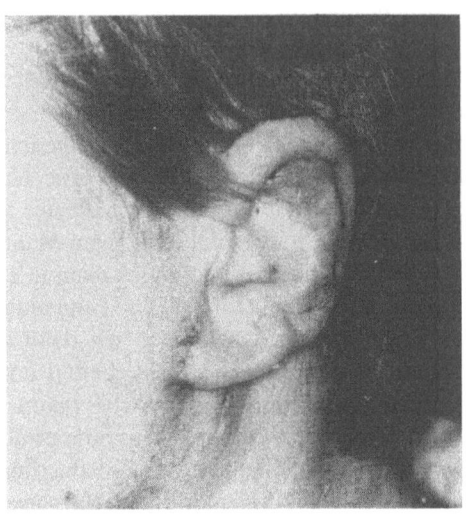

Abb. 5c. Knorpelgerüst in die Hauttasche eingebracht. Durch modellierende Matratzennähte ist
die obere Ohrmuschel naturgetreu ausgeformt.

Abb. 5d. Zustand zehn Tage nach Rekonstruktion
der Ohrmuschel.

finden war. Auch hier haben wir das Rippenknorpelgerüst unter die vorsichtig vom
Knochen gelöste Haut geschoben und dann die Nischen des Knorpels mit Nähten
ausmodelliert (Abb. 7b). In mehreren Operationsschritten konnten wir so eine recht gut
geformte Ohrmuschel rekonstruieren (Abb. 7c).

Die Chirurgie der Ohrmuschelmißbildungen

Während die Genetiker (Vererbungsforscher) versuchen, verschiedene Mißbil-
dungssyndrome entsprechend ähnlicher Entstehungsmuster zu gliedern, ist der Chirurg
eher geneigt, die Mißbildungen nach Ausmaß des operativen Eingriffes einzuordnen. So
hat sich die Einteilung in leichte, mittlere und schwere Mißbildungen bewährt (Dyspla-
sien I., II. und III. Grades).

Leichte Ohrmuschelmißbildungen

a) Die abstehende Ohrmuschel und kleinere Ohrmuschelformfehler
   Etwa 5% aller Neugeborenen leiden an einem einseitigen oder doppelseitigen
   Abstehen der Ohrmuschel (Abb. 8). Während in Ostasien – zumindest bei der
   älteren Generation – abstehende Ohren als Glückszeichen gewertet wurden, wollen
   bei den Europäern und westlich beeinflußten Kulturen die Menschen diese „Glückszeichen" möglichst schnell vom Hals-Nasen-Ohrenchirurgen beseitigt haben. Das 5.
   Lebensjahr, die Zeit kurz vor der Einschulung, ist für eine Operation am günstigsten.
   Von einem Schnitt, unsichtbar hinter der Ohrmuschel angelegt, wird der Knorpel
   geformt und so die Ohrmuschel näher an den Kopf gebracht. Die Wunde wird dann

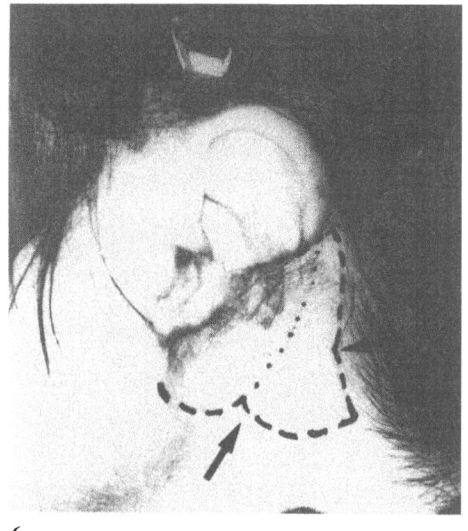

6a

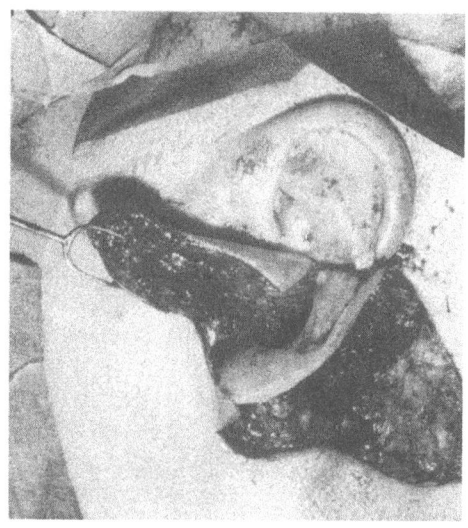

6b

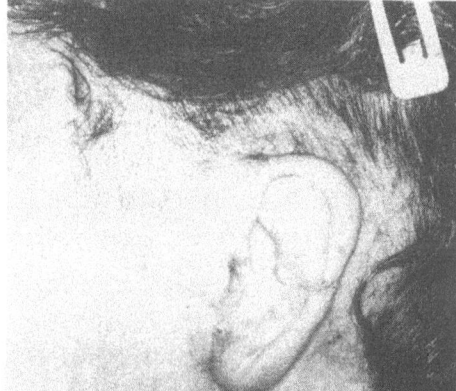

6c

Abb. 6a. Abriß und Verlust des unteren Teiles der Ohrmuschel; der zur Rekonstruktion vorgesehene Lappen ist eingezeichnet.

Abb. 6b. Das Stützgerüst aus der Rippe ist eingenäht, der zur Rekonstruktion vorgesehene Lappen bereits mobilisiert.

Abb. 6c. Zustand nach Rekonstruktion der unteren Ohrmuschel.

mit feinem Nahtmaterial wieder verschlossen, die Narbe ist nach einigen Monaten nicht mehr zu sehen. Weiterhin kann man angewachsene, mißgebildete, fehlende oder zu große Ohrläppchen korrigieren oder kleinere Verformungen und Fehler, wie etwa ein abstehendes Ohr, mit einer Kerbe in der Mitte des Ohres wie bei diesem in der Abb. 9 gezeigten Jungen korrigieren. Ähnlich wie bei kleinen Tumoren des hinteren Ohrmuschelrandes können auch zu große Ohren verkleinert werden.

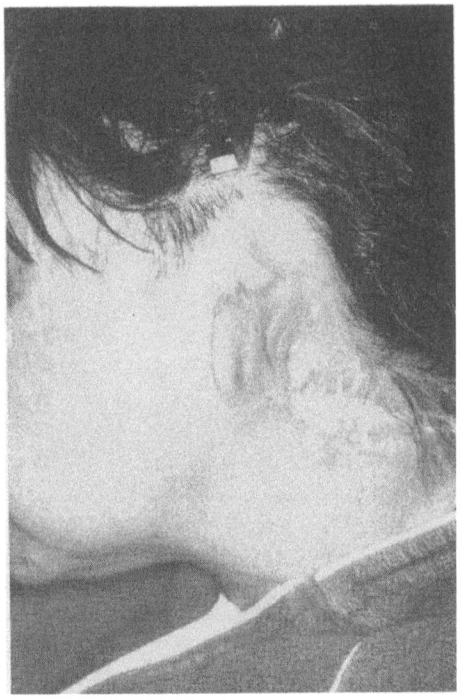

7a

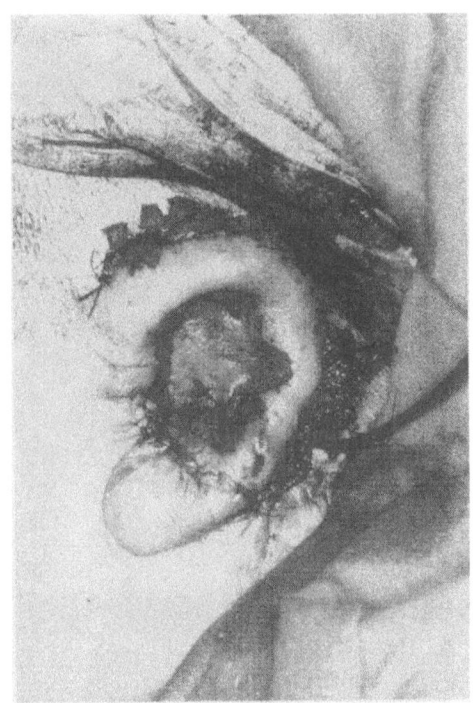

7b

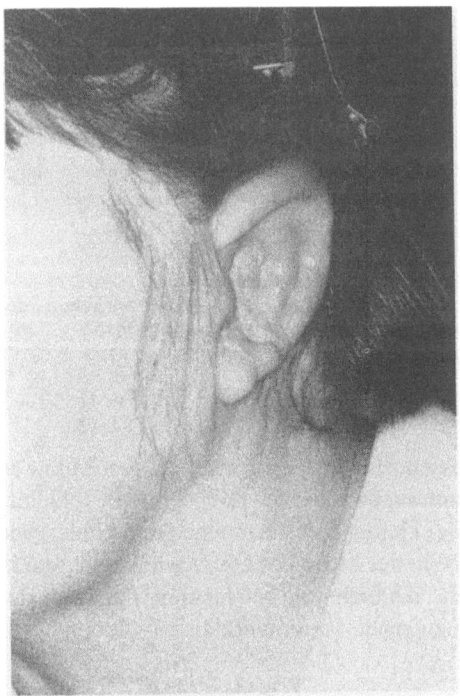

Abb. 7a. Zustand nach Verkehrsunfall mit schweren Verletzungen im gesamten Gesichtsbereich, narbiger Verschluß des Gehörganges und Verlust der gesamten Ohrmuschel. Schwere narbige Veränderungen im Bereich hinter dem Ohr.

Abb. 7b. Ein Rippenknorpelgerüst (s. Abb. 10) ist an anatomisch richtiger Stelle unter die Haut gepflanzt worden, die Form ist durch Matratzennähte und Fibrinkleber modelliert.

Abb. 7c. Zustand nach vier einzelnen Rekonstruktionsschritten. Der Gehörgang wurde neu angelegt, die Ohrmuschel zeigt ein gutes kosmetisches Resultat.

7c

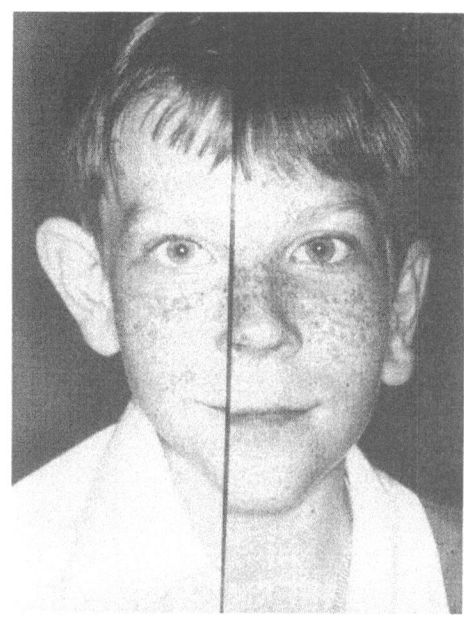

Abb. 8. Beidseitig abstehende Ohrmuschel, rechts Zustand vor der Operation, links Zustand nach Anlegen der Ohrmuschel.

b) Tassenohrdeformitäten und Miniohr

Bei dieser Art der Ohrmuschelmißbildung hängt der obere Teil der Ohrmuschel über das Ohr nach unten, gleichzeitig ist das Ohr oft in der langen Achse verkürzt.

Die einfache Tassenohrdeformität kann von der Rückseite der Ohrmuschel her aufgerichtet werden. Bei *stärkerer Deformation* wird nicht selten Knorpel für eine Vergrößerung oder Abstützung der oberen Ohrmuschel notwendig.

Sehr *schwere Tassenohrdeformitäten* werden in der Mitte aufgetrennt und mit Knorpel und Haut vergrößert. Ähnlich geht man bei dem zu kleinen Ohr, dem Miniohr, vor. Statt der Rekonstruktion des Mittelteils kann hier auch der obere Teil der Ohrmuschel mit Knorpel ersetzt werden.

c) Die schweren ein- und beidseitigen Ohrmuschelmißbildungen (= Mikrotie III. Grades oder Dysplasie III. Grades)

Bei diesen Mißbildungsformen findet man nur noch angedeutete Ohrmuschelreste (Abb. 10a), dabei ist der Gehörgang häufig häutig oder knöchern verschlossen. Das Mittelohr ist regelmäßig mißgebildet. Zusätzlich finden sich oft Verformungen der Gesichtsknochen.

Bei der doppelseitigen Form, bei der das Innenohr, d.h. der Hörnerv, meistens intakt ist, muß dem Kind bereits in den ersten Lebensmonaten ein Knochenleitungshörgerät angepaßt werden, damit der Schall über den Knochen das Innenohr erreichen und damit das Kind das Sprechen lernen kann. Es bliebe sonst – weil es praktisch taub ist – auch stumm. Im 4. Lebensjahr ist dann der Wiederaufbau eines Mittelohres und die Anlage eines Gehörganges möglich. Bei einseitiger Normalhörigkeit wird in der Regel nur die mißgebildete Ohrmuschel aufgebaut, da das Gehör des operierten Ohres nie die Qualität des normal hörenden Ohres erreichen kann

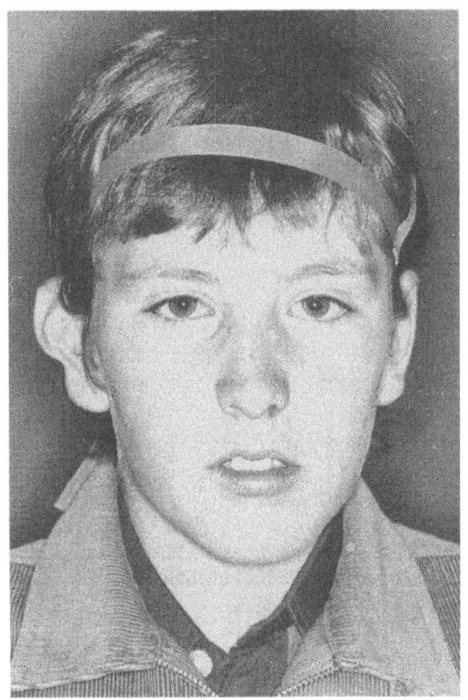

9a

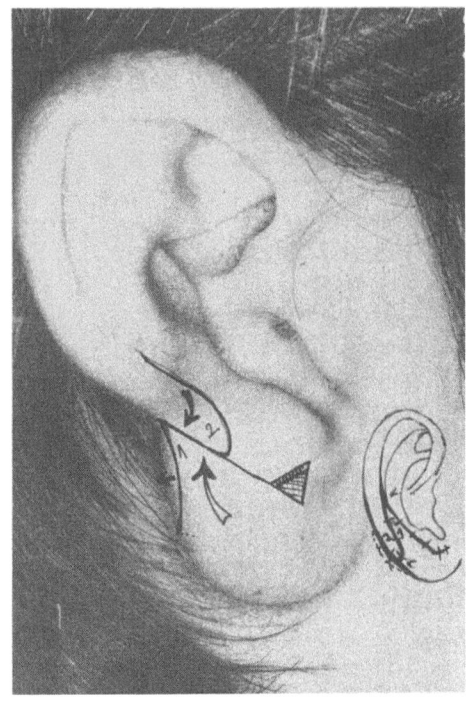

9b

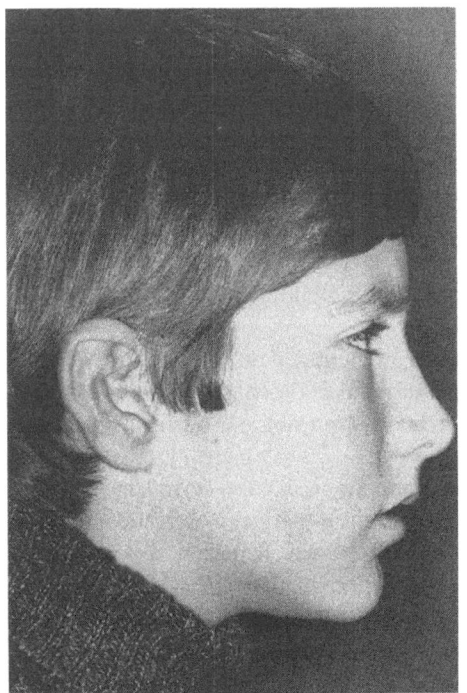

9c

Abb. 9a. Abstehende, etwas zu große und etwas zu weit nach unten hängende Ohrmuschel mit einer Kerbe (Kolobom).

Abb. 9b. Operationsplanung einer Z-Plastik zur Verkleinerung des Ohres und Auffüllen der Kerbe.

Abb. 9c. Zustand nach Ohrmuschelanlegeplastik und Auffüllen der Kerbe.

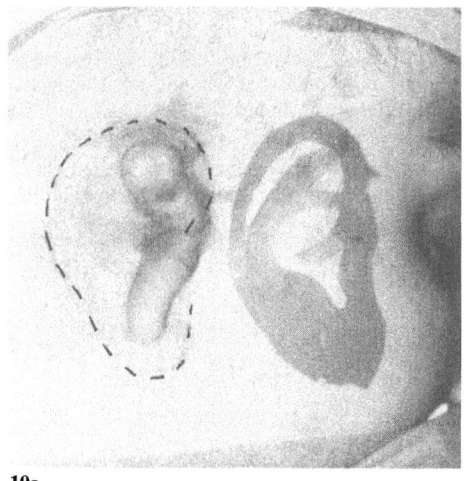

10a

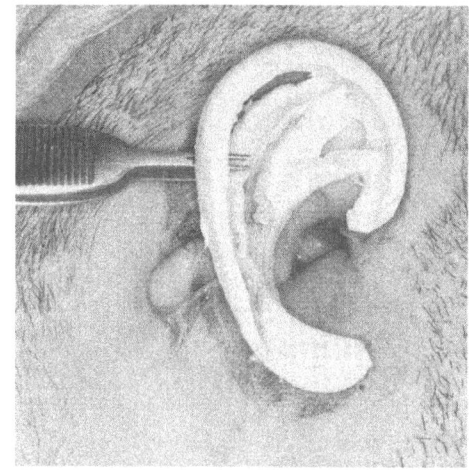

10b

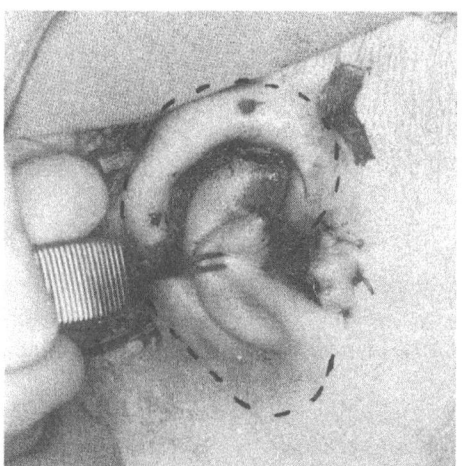

10c

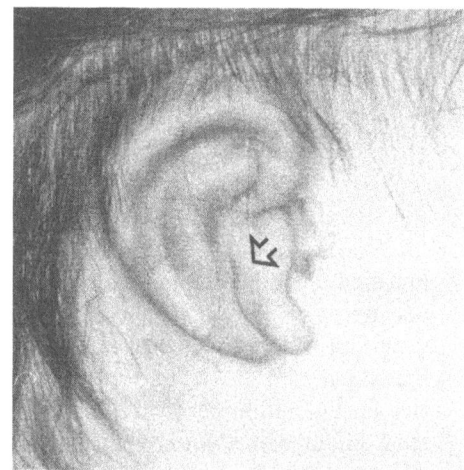

10d

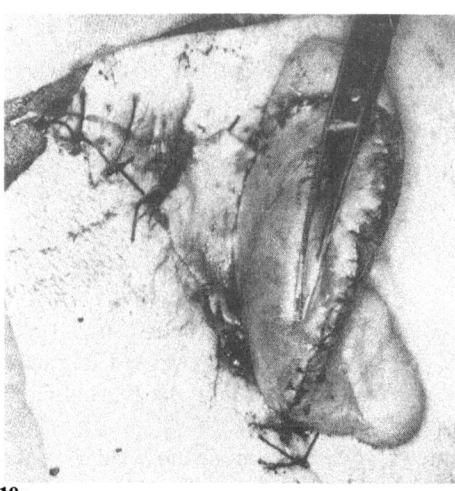

10e

Abb. 10a. Mikrotie III. Grades mit Ohrmuschel-rudiment und Atresia auris congenita (angeborener Verschluß des Gehörganges). Nach einer Schablone wird die Ohrmuschelgröße eingezeichnet (-------).

Abb. 10b. Nach Schablone vorbereitetes Rippenknorpelstützgerüst, der Gehörgang wurde hier operativ angelegt und das Mittelohr rekonstruiert.

Abb. 10c. Das vorbereitete Stützgerüst ist in die Hauttasche eingezogen und das Ohrmuschelrelief mit Matratzennähten und Fibrinkleber modelliert. Das Ohrläppchen kann in einem späteren Operationsschritt nach unten verlagert werden.

Abb. 10d. Sechs Wochen nach Einbringen des Gerüstes ist dieses in der Tasche gut eingeheilt (↓ Rest des Rudimentes).

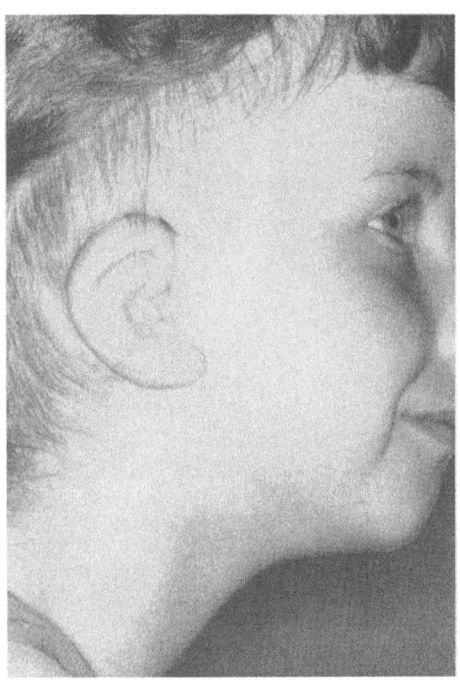

Abb. 10e. Nach Abheben der Ohrmuschel und Verschluß der Hautwunden am Schädel wird die Ohrmuschelrückseite mit einem Vollhauttransplantat vom Gesäß beklebt und am Rande mit feinem Nahtmaterial befestigt.

Abb. 10f. Das Ohrläppchen ist jetzt in die richtige Position gebracht, die neue Ohrmuschel hat ihre endgültige Form.

10f

und die Lebensqualität mit dieser nicht ganz ungefährlichen und mit Komplikationen behafteten Operation nicht wesentlich gebessert werden kann. Wir operieren Gehörgang und Mittelohr in diesem Fall nur auf besonderen Wunsch des erwachsenen Patienten.

Bei der Operation des Mittelohres muß der Operateur darauf achten, die kostbare Haut hinter dem Ohrmuschelrudiment nicht zu verletzen. Unter diese Haut wird dann das aus Rippenknorpel gebildete Stützgerüst geschoben (Abb. 10b) und die Ohrform mit Fibrinkleber und formenden Nähten modelliert (Abb. 10c). In einer zweiten Operation etwa sechs bis acht Wochen später wird die Muschel (Abb. 10d) abgehoben und ein Hauttransplantat auf der Rückseite eingepflanzt (Abb. 10e). In einer weiteren Operation wird dann das Ohrläppchen in die richtige Position gebracht und die Ohrmuschel noch weiter ausgeformt (Abb. 10f). Wenn nötig, bekommen Kinder dann Hörgeräte, die an eine Brille befestigt oder im Gehörgang angebracht werden können.

Die Chirurgie vom Tumoren

Sinn dieser Chirurgie ist es, den Tumor radikal zu entfernen. Erst in zweiter Linie steht der Verschluß des entstandenen Defektes und die Wiederherstellung der Ohrmuschelform.

Bei kleineren Tumoren der Concha versucht man, nach Entfernung diese Defekte mit gestielten Hautlappen aus der Region hinter dem Ohr zu decken, oder es werden defektgroße Hautläppchen aus der Region hinter dem Ohr als freie Transplantate in die Defekte mit einem biologischen Fibrinkleber eingeklebt und eingenäht.

Bei Tumoren im vorderen Bereich des Ohrrandes verwenden wir Haut aus der Umgebung, um den entstandenen Defekt zu decken und um ein natürliches Aussehen des Ohres zu erreichen. Bei Entfernung von großen Tumoren werden auch größere Hautverschiebungen und Rippenknorpel zur Abstützung der Ohrmuschel notwendig (Abb. 11).

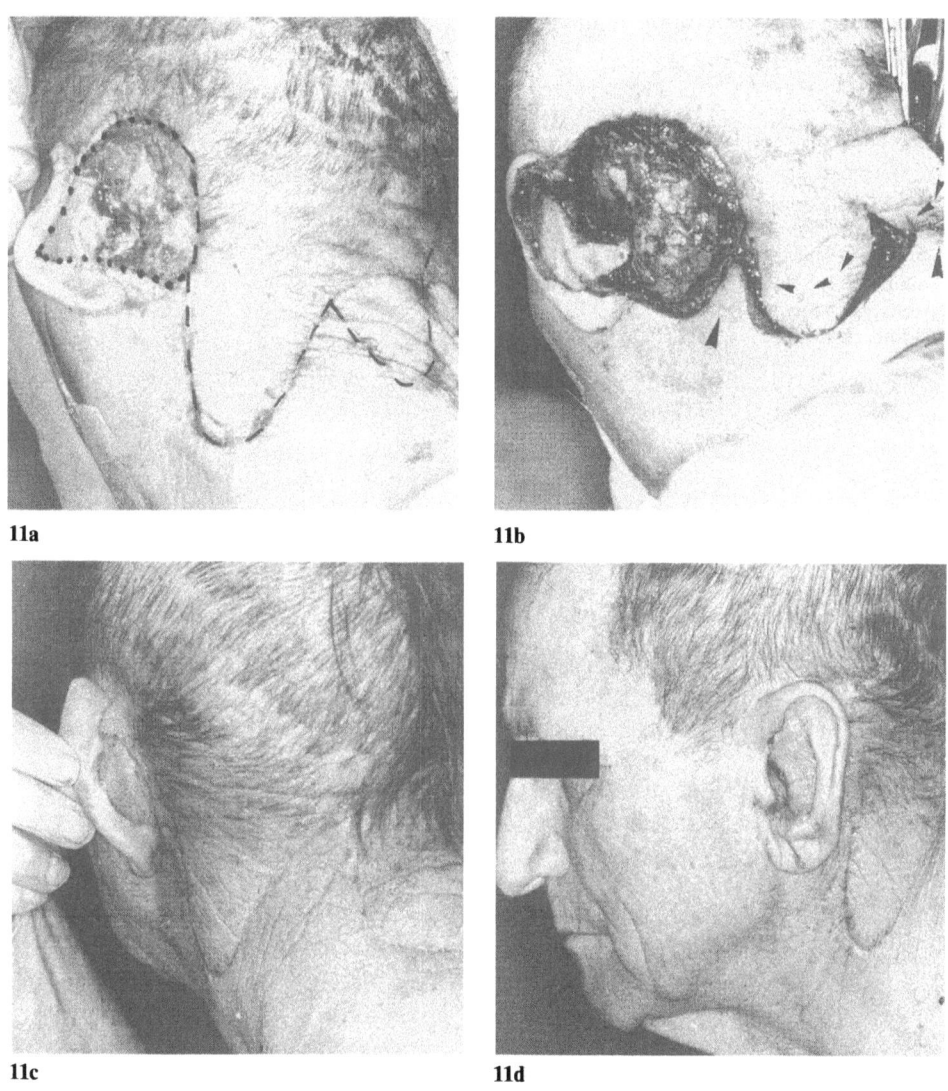

11a

11b

11c

11d

Abb. 11a. Tumorresektion von großen Teilen der Ohrmuschel und der Haut hinter der Ohrmuschel. Es sind lediglich noch der Ohrmuschelrand und das Ohrläppchen vorhanden. Der zur Operation vorgesehene zweizipfelige Lappen ist eingezeichnet.

Abb. 11b. Der Lappen ist umschnitten und mobilisiert.

Abb. 11c + d. Zustand eine Woche nach Rekonstruktion der Ohrmuschel mit einem zweizipfeligen Lappen und einem Knorpelgerüst als Stütze.

175

Zusammenfassung

Durch Verfeinerung der Operationstechniken, aber auch durch unsere zunehmende Erfahrung, Formfehler des Ohres zu korrigieren, haben wir in den letzten Jahren zunehmend bessere Ergebnisse erzielen können. Den Hals-Nasen-Ohren-Chirurgen des vorigen und auch der ersten Hälfte dieses Jahrhunderts war die Wiederherstellung der gesamten Ohrmuschel „ein zu hohes Ziel" (Zeis, 1838)! Heute können wir den an ihren Formfehlern des Gesichtes leidenden Patienten helfen. Mißbildungen, Defekte nach Unfall oder Tumoroperation können behoben und fehlende Ohrmuscheln komplett rekonstruiert werden.

Anschrift des Verfassers:
Prof. Dr. med. Dr. med. dent. H. Weerda
Medizinische Universität zu Lübeck
Klinik für Hals-, Nasen- und Ohrenheilkunde
Ratzeburger Allee 160
2400 Lübeck 1

Drittgradige Verbrennungen – Die China-Methode und Weiterentwicklung

F. Bäumer, H. A. Henrich, A. Bader

Chirurgische Universitäts-Klinik, Experimentelle Chirurgie, Würzburg

Die Verbrennungstherapie – Historischer Rückblick

Die Geschichte der Verbrennungstherapie hat eine lange Tradition in der Medizin. Bereits 500 Jahre vor unserer Zeitrechnung erschien ein Werk mit umfassenden Behandlungsanleitungen in Indien. In unserem europäischen Raum ist die lokale Therapie von Verbrennungen historisch verknüpft mit den Aufgaben des Wundarztes und auch dem Berufsstand der Bader, die ohne akademisch-medizinische Ausbildung schon früh die handwerklich chirurgischen Tätigkeiten verrichteten.

Paracelsus berichtet in der „Wundarznei" bereits von Verbrennungen durch brennendes Holz, Verbrühungen beim Salz- und Kupfersieden und von Explosionen beim Umgang mit Salpeter und Schießpulver. Blitzschlag verursachte seiner Meinung nach die schlimmsten Verletzungen (13). Paracelsus erkannte bereits zwei Grade der Verbrennungen, eine oberflächliche mit Pustel- und Blasenbildung und eine tiefergehende mit Krusten und Schorf. Die sofortige Abkühlung der verbrannten Haut zur Schmerzlinderung und zur Verhinderung weiterer Gewebsschädigung war bereits den alten chinesischen Ärzten bekannt. Sie verwendeten schon damals kaltes Wasser. Die europäische Volksmedizin kannte außer Wasser eine ganze Reihe anderer Mittel zur Kühlung, wie Essig, Eiweiß, Öl, saftige Pflanzen, Ton, Fette wie Butter, Speck und Hirschtalg. Bei infizierten Brandblasen empfahl man Eigelb und Talg sowie Bleipräparate zur Austrocknung.

Paracelsus entwickelte eine Salbe aus Schweine- und Bärenfett, die nach vorheriger Erhitzung in Rotwein mit dem Gehirn eines Gehängten vermischt wurde. Noch vorteilhafter soll die Hinzugabe eines getrockneten Wildschweingehirns, von Sandelholz und Mumienanteilen gewesen sein (17). Der Papyrus Ebers schlug die Behandlung mit frischem Fleisch, Honig und einem warmen geölten Frosch vor. 1880 wurde die erste Transplantation von Schafshaut in den Vereinigten Staaten vorgenommen (1). Vor allem die beiden letzten Weltkriege intensivierten jedoch von neuem die Forschung auf dem Gebiet der Verbrennungstherapie.

In den 70er Jahren wurden dann schon Banken für Spenderhaut geschaffen (22). Eine immunologische Einteilung der Hauttransplantate wurde versucht (23). Diskussionen sind noch immer im Gange über den optimalen Zeitpunkt der Exzision (Entfernung) von nekrotischem (abgestorbenem) Gewebe, der sogenannten Escharektomie. So empfahlen bereits Weidenfeld und Zumbusch 1905 (21) das sofortige Abtragen von zerstörtem Gewebe. Andere bevorzugten, zur Vermeidung größerer Blutverluste in der Schockphase, die Escharektomie auf spätere Zeitpunkte zu verschieben (16). Biologisches und synthetisches Material zur Wundabdeckung nach Entfernung der nekrotischen, verbrannten Hautareale wurden in großer Vielzahl entwickelt. Bei jährlich rund 1000 Todesfällen an Verbrennungen in der Bundesrepublik Deutschland stellt die lokale Therapie der Verbrennung eine wichtige Aufgabe dar. Wahrscheinlich erleidet jeder fünfte einmal in seinem Leben eine behandlungsbedürftige Verbrennungswunde.

Ziel der Verbrennungsbehandlung – Der Hautersatz

Bei der lokalen Therapie tiefer Verbrennungen steht im Vordergrund die Wiederherstellung der Hautfunktion, die durch die Verbrennung teilweise oder vollständig gestört worden ist (Verbrennungsgrade in Tabelle 1). Ziel dabei ist die Neubildung einer hinsichtlich Aufbau und Aussehen möglichst vollwertigen Haut (Abb. 1). Zur Beurteilung des Endergebnisses neugebildeter Haut im Anschluß an die Verbrennungstherapie sollte man sich die Aufgaben des Organs Haut an sich vor Augen halten. Diese bestehen u. a. in der Temperaturregulation, in der Regelung von Flüssigkeits- und Feststoffverschiebungen, in der Verhinderung mikrobieller Infektionen sowie der Fernhaltung des atmosphärischen Sauerstoffs. Diese Funktionen sollte der Hautersatz soweit wie möglich im Rahmen der Therapie bei einem Verbrennungstrauma übernehmen. Neben der temporären Deckung wird bei uns häufig die Abstoßung der verbrannten Haut abgewartet und gerbende Substanzen, wie Tannin oder Jod-Polyvinylpyrrolidon, appliziert. Vor allem das Jod-PVP hat sich zur Reduktion der Keimzahlen auf der verbrannten Oberfläche als sehr hilfreich erwiesen. Bei dieser Art von Behandlung stellen die eigentlich unvermeidbare Kontamination (mikrobielle Verunreinigung), der lange Klinikaufenthalt, die Verbrennungskrankheit und die nicht zufriedenstellenden kosmetischen Resultate einen erheblichen Nachteil dar.

Tabelle 1. Verbrennungsgrade

1. Grad:	diffuse Rötung und Schwellung des betroffenen Hautbezirks
2. Grad:	Rötung, Schwellung und Blasenbildung. (Narbenlose Abheilung bei oberfl. II.° Verbrennung)
3. Grad:	Zerstörung der Epidermis, Kutis, unter Umständen auch der darunterliegenden Gewebsschichten. Charakteristisch sind lederartige, weiße bis gelbbraune trockene Nekrosen. Hinterläßt Narben, die zu Keloiden und Gelenkkontrakturen führen können.
4. Grad:	Verkohlung

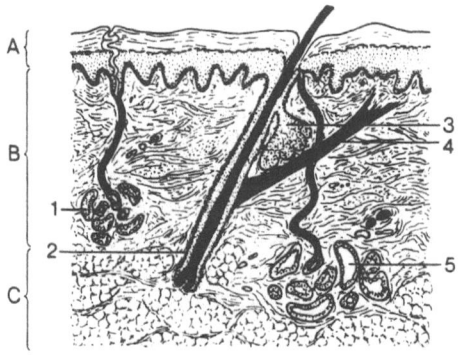

Abb. 1. Anatomie der Haut. A: Epidermis; B: Lederhaut (Corium); A u. B: Cutis; C: Subcutis; 1,5: Schweißdrüsen; 2: Haartasche mit Haar; 3.: Talgdrüse; 4.: Muskel zur Aufrichtung des Haares

Je früher verbrannte Hautareale entfernt werden, desto geringer ist erfahrungsgemäß die Wahrscheinlichkeit der Entwicklung einer Narbenhypertrophie (überschießenden Narbenbildung). Wird allerdings Spalthaut im Sinne einer Mesh-graft-Plastik zur plastischen Deckung verwendet, so zeigt sich hinterher in der Regel eine typische Felderung der Haut. Bei Kindern wird der frühe chirurgische Eingriff in der Literatur bereits mehrmals beschrieben (8), bei Erwachsenen mehren sich ebenfalls entsprechende Fallberichte. Das Ideal wäre die Heilung ohne Entzündung. Der Untergang von Gewebe im Sinne von Nekrosen und die damit einhergehenden lokalen Abwehrreaktionen begünstigen die Narbenbildung und sollten deshalb vermieden werden. Eine Reaktion des Mesemchyms (embryonales Bindegewebe) mit wiederherstellenden Funktionen ist aber unabgängliche Voraussetzung für die Heilung. Die Transplantation von autologer (körpereigener) Vollhaut läßt in diesem Zusammenhang die geringsten nachteiligen Reaktionen erwarten.

Die chirurgische Wunde nach frühzeitiger oder sofortiger Escharektomie ist „sauber" und schafft gute Voraussetzungen für eine Heilung ohne Entzündung. Eine solche Wunde sollte allerdings möglichst früh verschlossen werden. Körpereigene Haut eignet sich dafür am besten, ist jedoch bei ausgedehnten Verbrennungen nur im beschränkten Umfange verfügbar. Deshalb müssen homologe oder heterologe Haut (Leichen- bzw. Tierhaut) oder synthetische Abdeckungen verwendet werden. Bei diesen Möglichkeiten ist wiederum die Leichenhaut der Tierhaut und diese dem synthetischen Material überlegen (2). Zu diesem Zwecke sollten Hautbanken eingerichtet werden, die ausreichend menschliche oder tierische Haut zu Transplantationszwecken zur Verfügung haben sollten.

Synthetische Hautersatz-Materialien bestehen aus Silastic oder Teflon. Vom Hautersatz wird Gewebeverträglichkeit sowie gute Wundhaftung verlangt. Außerdem soll eine Flüssigkeitsdampftransmission ähnlich wie bei der normalen Haut erreicht werden. Antigene Merkmale oder eine Oberflächenstruktur, die das Einwachsen von Fibroblasten gestatten würden, sind nicht erwünscht. Flexibilität und Lagerungsfähigkeit werden vorausgesetzt.

Die China-Methode (Intermingled Transplantation)

Bisher gibt es weltweit noch keinen Konsens hinsichtlich der besten Art der Brandwundenversorgung. Große Erfolge werden jedoch aus der Volksrepublik China gemeldet. An einem Verbrennungszentrum in Shanghai werden großflächige tiefe Verbrennungen, die in Europa als lebensgefährlich anzusehen sind, bemerkenswert erfolgreich behandelt. Während die Technik bei der chirurgischen Behandlung von Brandwunden noch bis zu einer Ausdehnung von ca. 60 % Gesamtkörperoberfläche gleich ist wie in China, wird dort für extremere Verbrennungen ein spezielles Therapieverfahren, die sogenannte China-Methode, angewendet. Da diese Technik auch Ausgangspunkt einer Reihe von Modifikationen durch die Autoren war, die im Experiment nicht nur zu einer Verbesserung der Wundheilung und des kosmetischen Ergebnisses führten, sondern auch Vorteile für den gesamten Organismus hinsichtlich der Flüssigkeits- und Eiweißbilanz in der Akutphase der Verbrennung beinhalten, wird hier ausführlicher auf die China-Methode eingegangen werden. Die Indikationsstellung zu dieser „Intermingled Transplantation", der gemischt homolog-autologen Hauttransplantation, ergibt sich aus der Abgrenzung gegenüber den verschiedenen Therapieprinzipien bei weniger ausgedehnten Verbrennungen.

Die Operationstechnik der „Intermingled Transplantation" (Abb. 2) bedeutet die sparsame inselartige Verpflanzung von autologer Eigenhaut in eine der Abdeckung dienende homologe oder gar heterologe Matrix (z. B. Schweinehaut). Als Folge von Abstoßungsreaktionen wird der Körper die homologe oder heterologe Haut nicht akzeptieren und sie abstoßen, während die autologen Inseln als Ausgangspunkte für eine dauerhafte Abdeckung (disseminierte Reepithelialisierung) dienen.

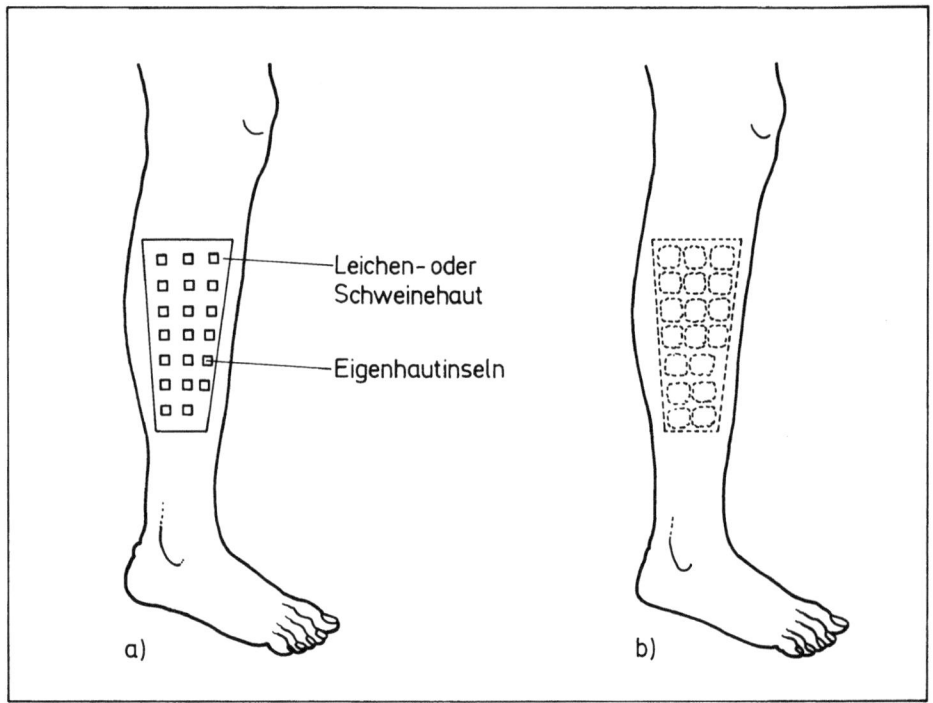

Abb. 2. Schema der „Intermingled Transplantation". Leichenhaut (homologe Haut) oder Tierhaut (heterologe Haut) wird zur vorübergehenden Abdeckung auf die Verbrennungswunde gelegt. Vorher werden Löcher hinein gestanzt, die zur Aufnahme von kleinen Eigenhautinseln dienen (a). Im Laufe der Wundheilung breiten sich die Eigenhautinseln aus und decken die Wunde ab (b) (Disseminierte Reepithelisierung). Die körperfremde Haut wird schließlich in Schichten abgestoßen.

Bei Verbrennungen 3. Grades, d. h. einer Verbrennung, die alle Schichten der Haut erfaßt, und einer Ausdehnung von mehr als 60 % der Körperoberfläche ergibt sich aus Ermangelung einer ausreichenden Menge an verbliebener, nicht zerstörter Eigenhaut die Frage nach einem geeigneten Ersatz. Während dieser Zeit sollte dem Körper die Möglichkeit gegeben werden, durch Wachstum der restlichen Eigenhautinseln eine bleibende Wunddeckung zu erreichen. An der Shanghaier Klinik wird dabei das Verfahren der gemischt homolog-autologen Hauttransplantation angewendet. Das Prinzip dieser Technik liegt in der gestuften Operationsfolge, wobei jedoch die transplantierte Fremdhaut nicht entfernt wird, sondern mit dem Zweck der Platzhalterfunktion belassen wird.

180

Bei der Durchführung solcher Operationen sind in China parallel meist mehrere Operationsteams tätig. Die erste Gruppe beispielsweise bereitet die homologe Leichenhaut unter Verwendung eines Dermatoms vor. Die gewünschte Dicke beträgt dabei etwa 0,5 mm. Die homologe Haut ist bis dahin bei −196°C in flüssigem Stickstoff tiefgefroren aufbewahrt worden. Eine zweite Gruppe wird währenddessen mit der Escharektomie, der Abtragung der verbrannten Hautareale, tätig. Eine dritte Gruppe von Ärzten stanzt im Abstand von 1 cm Inseln in die Leichenhaut (Abb. 3). Die Kantenlänge einer Insel, die zur Aufnahme von Eigenhautinseln dient, beträgt vorzugsweise 0,5 cm.

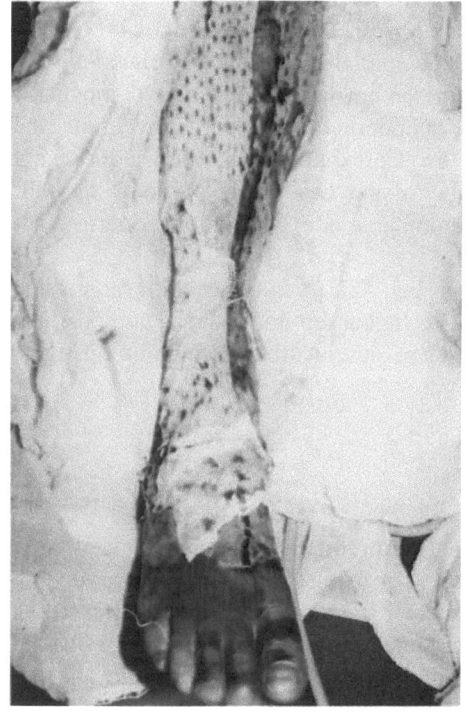

Abb. 3. Abdeckung der Brandwunde nach der „China-Methode". Es handelt sich hier um einen Patienten, der sich im März und April 1986 an der Burn Unit der 2. Medizinischen Universität im Rui Jin Krankenhaus in Shanghai zur Behandlung seiner Verbrennungen befand. Die Extremität wird mit heterologer Schweinehaut 4 Tage nach Abtragung der Nekrosen und 8 Tage nach dem Verbrennungstrauma gedeckt. In die Stanzlöcher werden Eigenhautinseln eingebracht.

Grundlegende Verbesserungen dieser chinesischen Technik wurden aufgrund experimenteller Untersuchungen von den Autoren bearbeitet. So wurde im Experiment Vollhaut anstelle der Spalthaut verwendet, wodurch ein wesentlich besseres kosmetisches Ergebnis erzielt wird.

Ein weiterer Vorteil der „Würzburger Technik" ist eine Verschiebung der Relation von transplantierter Eigenhautfläche zu transplantierter homologer Hautfläche zugunsten eines wesentlich geringeren Bedarfs an Eigenhaut. Ein Abstand von 3,5 cm zwischen den einzelnen Eigenhautinseln erwies sich als ausreichend; dies entspricht im Experiment bei einer Inselfläche von 1 cm^2 einem Verhältnis von 20:1. Bei der ursprünglichen chinesischen Technik beträgt vergleichsweise das Flächenverhältnis noch 4:1. Dies bedeutet einen um 80 % geringeren Bedarf an autologer Spenderhaut und somit einen entscheidenden Vorteil angesichts der generell reduzierten Verfügbarkeit intakter unverbrannter Eigenhaut.

Wichtig ist hierbei auch die Feststellung, daß die homologen Leichenhauttransplantate, zumindest im Beobachtungszeitraum, nicht im Sinne einer ausgeprägten immunologischen Abstoßungsreaktion ihre Vitalität einbüßten (4), sondern, begünstigt durch eine spontane Unterdrückung von immunologischen Abstoßungsreaktionen (Immunsupression), nur in Schichten von der Oberfläche zum Wundrand hin abschilfern (2).

In China ist das Angebot an homologer Haut aufgrund der soziologischen Gegebenheiten gering, weswegen bis auf wenige Ausnahmen auf die Anwendung homologer Haut verzichtet werden muß. Als Ersatz wird deswegen im Rahmen der „Intermingled Transplantation" heterologe Spalthaut vom Tier verwendet. Diese führt jedoch im Vergleich mit homologer Haut zu einer verzögerten und lückenhaften Abdeckung der Wunde mit neuer Haut (Reepithelialisierung) und deutlicher Narbenbildung im Gegensatz zur homologen Vollhaut mit beschleunigter Reepithelialisierung, also einer vollwertigeren Ausbildung der Epidermis (2). Die Chinesen bevorzugen eine native, möglichst frisch entnommene homologe oder heterologe Spenderhaut, mit dem Hinweis auf eine längere Überlebensdauer des Transplantats. Im Tierexperiment konnte jedoch kein Unterschied in der Vitalität und der Überlebensdauer des Transplantats festgestellt werden, gleichgültig, ob es sich um frisch entnommene oder gefrierkonservierte Haut handelte (2).

Die Möglichkeit der Gefrierkonservierung bei –27 °C in einer herkömmlichen Gefriertruhe würde den Weg zur allgemeinen Verfügbarkeit homologer Haut eröffnen und wäre problemlos. Die Chinesen bevorzugen eine Aufbewahrung in flüssigem Stickstoff bei –196 °C.

Die Escharektomie

Neben der Art der chirurgischen Behandlung bei Verbrennungen ist auch der Zeitpunkt der Escharektomie von essentieller Bedeutung. Die klinischen Erfahrungen zeigten, daß die Entfernung der nekrotischen Areale zu einer spontanen allgemeinen Besserung des Patienten führten. Bei ausgedehnten drittgradigen Verbrennungen befindet sich der Verletzte zusätzlich in einer Phase der Vergiftung durch Substanzen, die aus der verbrannten Haut freigesetzt werden. Es handelt sich dabei um Proteinkomplexe, sogenannte Verbrennungstoxine, die, in die Blutbahn eingeschwemmt, die Verbrennungskrankheit (z. B. Nierenversagen) mit oft tödlichem Ausgang bewirken. So liegt die Sterblichkeit bei der drittgradigen Verbrennung signifikant höher als bei vergleichbaren Schädigungen durch Erfrierungen. Ein Lipoproteinkomplex (Fett-Eiweiß-Verbindung), der aus den hitzekoagulierten Arealen von Zellwandbestandteilen freigesetzt wird, scheint dafür verantwortlich zu sein. Spezifische Schäden an Lunge, Herz, Nieren und Gehirn sind die Folgen.

Selbst der *Nachbrennvorgang* bei drittgradigen Verbrennungen ist zeitabhängig (3). Durch Injektion von Patent-Blau konnte mit der daraus folgenden Intravitalfärbung (lebende Bestandteile des Gewebes werden angefärbt, da durch die Durchblutung Farbstoffe eingeschwemmt werden) die zeitabhängige Verbreiterung der Nachbrennzone bewiesen werden. Das Maximum wird dabei nach 5 Tagen erreicht. Die Chinesen halten diesen Zeitpunkt nach 7 bis 10 Tagen für gegeben (persönliche Information). Mit dem Zeitpunkt der Beendigung des Nachbrennens, der ja auch zeitlich eng mit der Beendigung der Schockphase korreliert, würde sich der 5. Tag als frühestmöglicher Zeitpunkt zur Operation ergeben. Nachdem der Nachbrennvorgang an sich aber einen ungünstigen Aspekt der Brandwunde darstellt, ergibt sich in der Literatur immer wieder die Frage nach einer frühzeitigen oder gar sofortigen Escharektomie. Klinische und statistische Auswertungen liegen bereits vor. Eine Frühexzision würde eine geringere Morbidität (Erkrankungsrate) und Mortalität (Sterblichkeit) bewirken (18).

Bei den Patienten, die innerhalb der ersten 2 bis 5 Tage nach der Verbrennung einer Exzision der verbrannten Areale unterzogen wurden, war ein kürzerer Klinikaufenthalt die Folge. Eine Wundinfektion zeigte sich nur in 55 % der Fälle gegenüber 90 % bei der Vergleichsgruppe mit einer Spätexzision der Wunde. Therapieresistente Elektrolytentgleisungen (Für den Ablauf vitaler Vorgänge ist ein definierter Elektrolytbestand des Organismus Voraussetzung. Die Regulation der Elektrolyte steht im engen Zusammenhang mit dem Wasserhaushalt), Hinweise auf Stoffwechselstörungen (metabolische Dysfunktionen), bestanden bei 20 % der Patienten mit früher Exzision und bei 79 % bei der späten Gruppe. Die Mortalität lag bei 0 % gegenüber 12 % bei Spätexzision nach dem 7. Tag.

Durch die Frühexzision wird das verbrannte Areal – als der eigentliche Verursacher der Wundsepsis und der daraus folgenden Sterblichkeit – zum frühestmöglichen Zeitpunkt entfernt. Burke (6) berichtet über eine reduzierte Mortalität und Morbidität bei Frühexzision am 1. bis 5. Tag nach der Verbrennung (10, 7).

Fibrinklebung – Ein Fortschritt in der Verbrennungsbehandlung

Zusätzlich zu prinzipiellen Änderungen des Therapieansatzes, die in der „Würzburger Methode" Eingang gefunden haben, hat sich die *Fibrinklebung* der Transplantate als ein weiterer, die Wundheilung erleichternder Faktor erwiesen (4). Die Fibrinklebung als Nachahmung der physiologischen, in allen Wunden vorkommenden Exsudation (Absonderung) von Fibrinogen, einem Eiweiß, das bei der Gerinnung benötigt wird, führt zu einer gleichmäßigen Adhäsion des Transplantats, dessen Ernährung durch den unmittelbaren Kontakt mit der gereinigten Wundfläche, also dem gesunden Gewebe, verbessert wird. Unter einem nicht geklebten Transplantat würden sich nicht unerhebliche Absonderungen entwickeln (Serombildung). Das Transplantat würde dann den Kontakt mit dem Wundgrund verlieren und durch diese verstärkte Serombildung vom ernährenden Wundbett abgehoben werden. Das Transplantat bliebe dann blaß (Abb. 4a), während das fibringeklebte sich rosa färbt als Zeichen einer guten Durchblutung (Abb. 4b). Ohne Fibrinklebung ergibt sich daher immer die Notwendigkeit der Schlitzung der Transplantate, um den Seromabfluß zu gewährleisten. Dies ist bei den fibringeklebten Transplantaten nicht notwendig. Dieses Übermaß an Exsudation ist für die Ernährung des Transplantates also eher hinfällig; so verwundert es nicht, daß die Überlebenszeit der fibringeklebten Transplantate signifikant höher liegt. Dies ist auch das Ziel der vorübergehenden Abdeckung mit homologer Haut. Den Eigenhautinseln muß die Zeit für das Wachstum (Proliferation) zu den Seiten hin gegeben werden. Ein intakter Wundschutz der noch nicht mit Haut versorgten Wundfläche in der Zwischenphase bis zur endgültigen Abdeckung mit Haut (Epithelisation) ist von entscheidendem

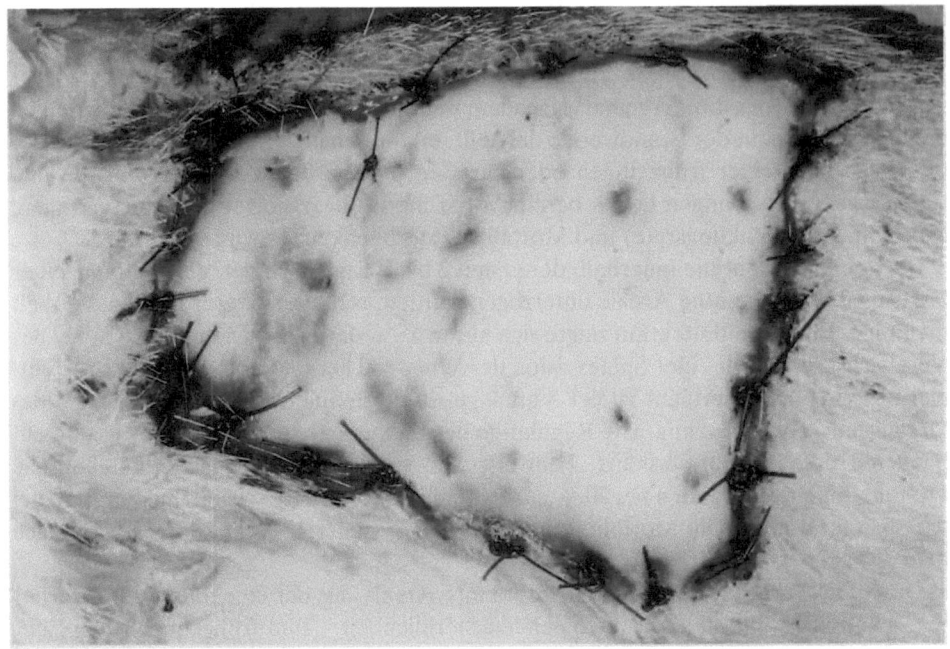

a

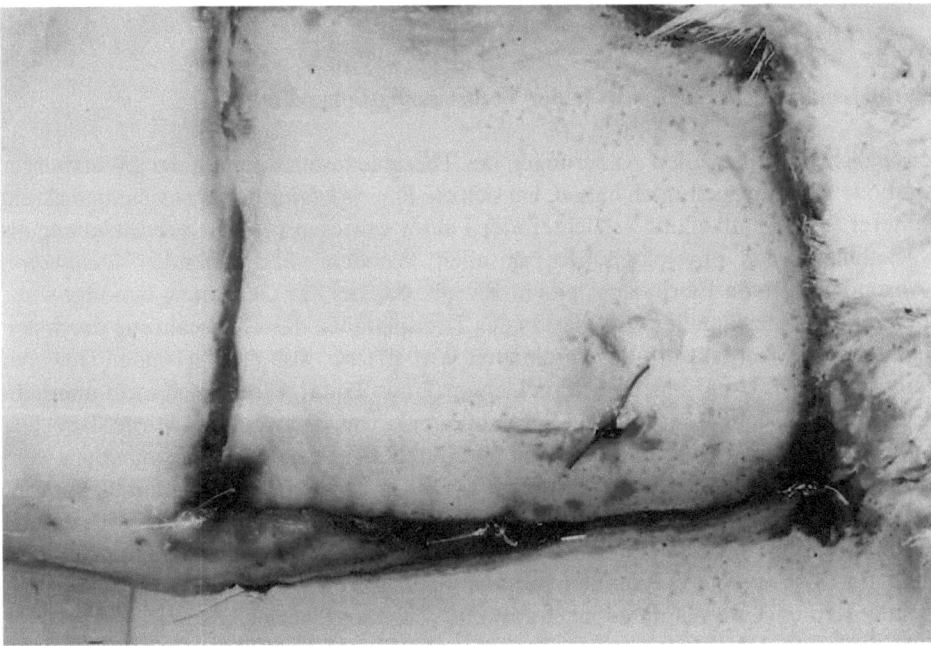

b **Abb. 4a, b.** Vergleich zwischen eingenähten und mit Fibrinkleber fixierten Hauttransplantaten. Das genähte Transplantat (4a) verliert infolge von Absonderungen (Serombildung) teilweise den Kontakt mit dem Wundgrund. Es bleibt naß. Das fibringeklebte Transplantat hat durch die gleichmäßige Adhäsion einen guten Kontakt mit der Wundfläche. Die Ernährung des Transplantats wird verbessert, als Zeichen einer guten Durchblutung färbt es sich rosa.

Vorteil (4). Ein gut ernährtes Transplantat ist weniger anfällig für Infektionen, die bei Verbrennungen bekanntlich ein immenses Problem darstellen können und bei denen z. B. Krankheitserreger wie Pseudomonas, Proteus oder Staphylokokken u. a. vornehmlich vertreten sind. Gerade die Staphylokokken können oft zu Lungenaffektionen führen (10).

Zusätzlich zur besseren Ernährung und dem weitgehend auf Null reduzierten Exsudationsverlust bei fibringeklebten Transplantaten wird der Fortschritt der Wundheilung selbst vom Wundgrund her gefördert. Der Mechanismus der Heilung ist mit und ohne Fibrinklebung prinzipiell gleich, bei Fibrinklebung überlebt das Transplantat jedoch zusätzlich zum früheren Beginn der Wundheilung länger. Transplantate unterliegen einem kontinuierlichen Verfallsprozeß mit folgender Abschilferung, da sich mit der Zeit die Ernährungssituation des Transplantats verschlechtert. Es entsteht ein Granulationsgewebe. Dieses Granulationsgewebe beeinträchtigt nicht die Ernährung durch Diffusion.

Man kann annehmen, daß das Granulationsgewebe eher den Zweck der Wundschließung als den der Abräumung des Transplantates hat. Das Granulationsgewebe bei Fibrinklebung ist von lockerer und zellreicher Struktur. Ohne Fibrinklebung resultieren vorherrschend bindegewebige und narbige Strukturen in weit größerem Umfang. Die Abbildungen 5a, b zeigen den Unterschied im Endergebnis 64 Tage nach einer drittgradigen Verbrennung mit Fibrinklebung (Abb. 5b) und einer sofort im Anschluß an die Escharektomie erfolgten Transplantation homologer Haut ohne Fibrinklebung (Abb. 5a).

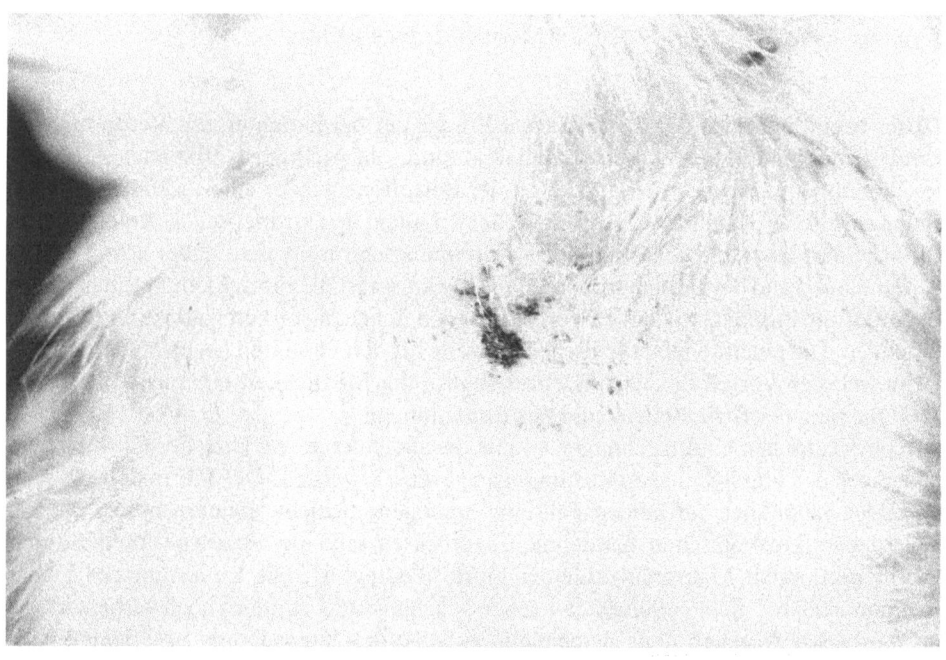

5a

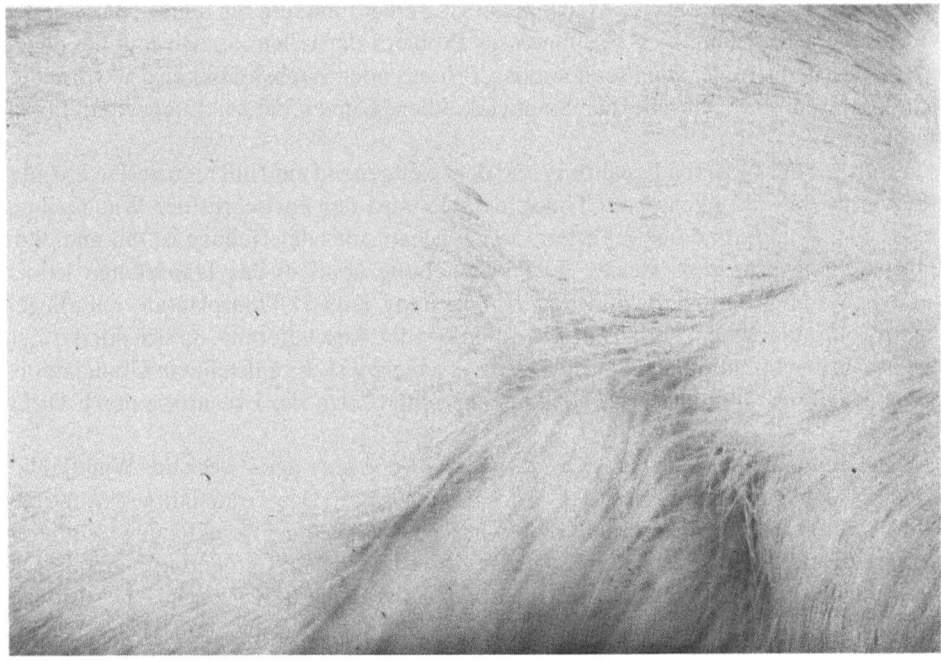

5b

Abb. 5a, b. Endergebnis bei genähten und fibringeklebten Hauttransplantationen. Das typische Bild ohne Fibrinklebung (a) besteht in einer Epidermis (Anatomie der Haut siehe Abb. 1) ohne papilläre Struktur und mit dichter Dermis ohne Hautanhangsgebilde. Mit Fibrinklebung (b) zeigt sich eine papilläre Epidermisstruktur mit wesentlich geringeren narbigen Anteilen der Dermis und allgemein lockerer Struktur. Im Verbund mit den Papillen befinden sich Talgdrüsen. Die Kapillarisierung ist ausgeprägt. Es hat sich also eine funktionell höherwertige Haut gebildet.

Dies beeinflußt auch den *kosmetischen* Effekt, der bei Patienten mit Verbrennungswunden vor allem in der Phase der Rehabilitation sehr wichtig ist. Erst nach Abschluß der Wundheilung erweist sich, inwieweit der Betroffene wieder eine soziale Akzeptanz finden wird. Die Gesellschaft beurteilt dabei vor allem den kosmetischen Aspekt. Diese Tatsache darf auch und gerade in der Verbrennungschirurgie nicht außer acht gelassen werden. Aufgrund der tierexperimentellen Ergebnisse ist die Fibrinklebung ein geeignetes Mittel zur Prophylaxe der bei Verbrennungen üblichen starken Narben und Keloidbildungen. Die eventuellen psychischen Vorteile für den Patienten liegen auf der Hand.

Ein weiterer Vorteil des Fibrinklebers liegt in der Möglichkeit einer systematischen Beeinflussung der Eiweißbilanz und des Blutvolumens.

In physikalischen Untersuchungen konnte die abdichtende Wirkung des Fibrinklebers gegenüber der Flüssigkeitsverdunstung nachgewiesen werden. Der Fibrinkleber Tissucol bildet dabei aber auf keinen Fall eine homogene Schicht, sondern besitzt eine in elektronenmikroskopischen Aufnahmen deutlich zu sehende Netzstruktur, die durch die Interaktion der Makromoleküle des Fibrins bedingt ist. Die Ernährung des Transplantates ist dabei nicht gefährdet, wie oben gezeigt wurde, sondern noch verbessert, da ein Austausch zwischen dem gleichmäßig anhaftenden Transplantat und dem Wundgrund offensichtlich vorhanden ist. Das dazwischen liegende Fibrinnetz dient als Leitstruktur für den Flüssigkeitstransport. Die Verdunstung ist deutlich reduziert (Abb. 6). Dies hängt aber auch von den verwendeten Abdeckmaterialien ab.

Wird nun homologe Vollhaut mit Fibrin appliziert, so wird die Verdunstung von der Wundfläche deutlich eingeschränkt. Dies führt zu einer Stabilisation des Blutvolumens, vor allem in der Akutphase nach dem Verbrennungstrauma (Abb. 7). Eine Verminderung der Exsudation aus der Wundfläche durch Fibrinklebung trägt daher zur Verhinderung eines Schockgeschehens bei.

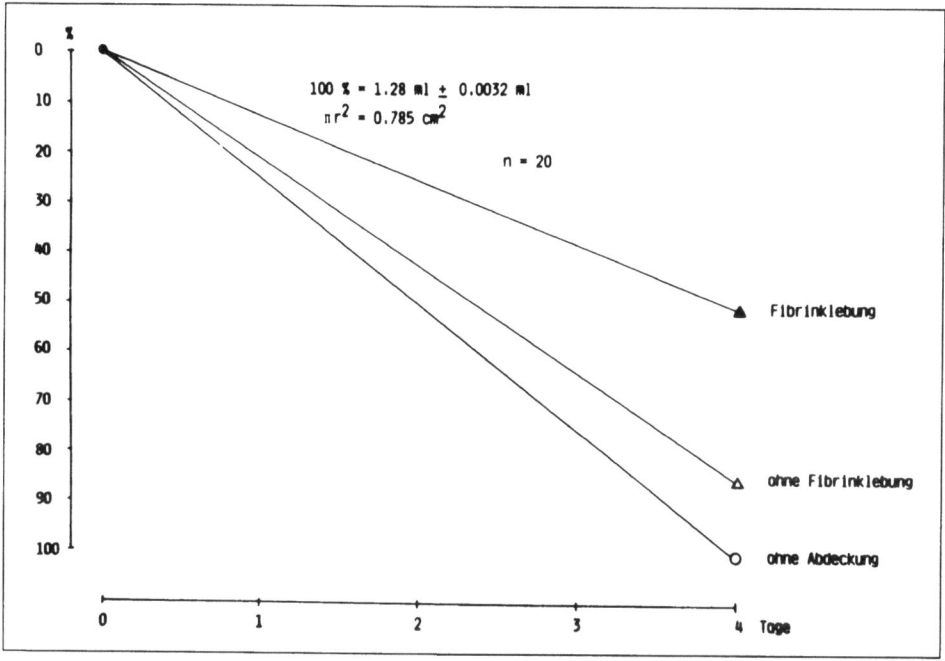

Abb. 6. Flüssigkeitsverlust und Fibrinklebung (In-vitro-Experiment). Bei der Inkubation von mit Wasser gefüllten Gläsern bei 37 °C über 4 Tage unter Vewendung von Zellstoff als Abdeckmaterial ergab sich ein Flüssigkeitsverlust durch Verdunsten von 83 %. Dabei entsprechen 100 % dem Flüssigkeitsverlust ohne jegliche Abdeckung. Wurde zusätzlich Fibrinkleber auf den Zellstoff aufgetragen, so betrug der Verlust nur 36 %. Wurde ein Gittertüll mit einer Struktur von ca. 1 × 1 mm verwendet, so betrug der Flüssigkeitsverlust 52 % bei Fibrinklebung, 83 % ohne eine solche.

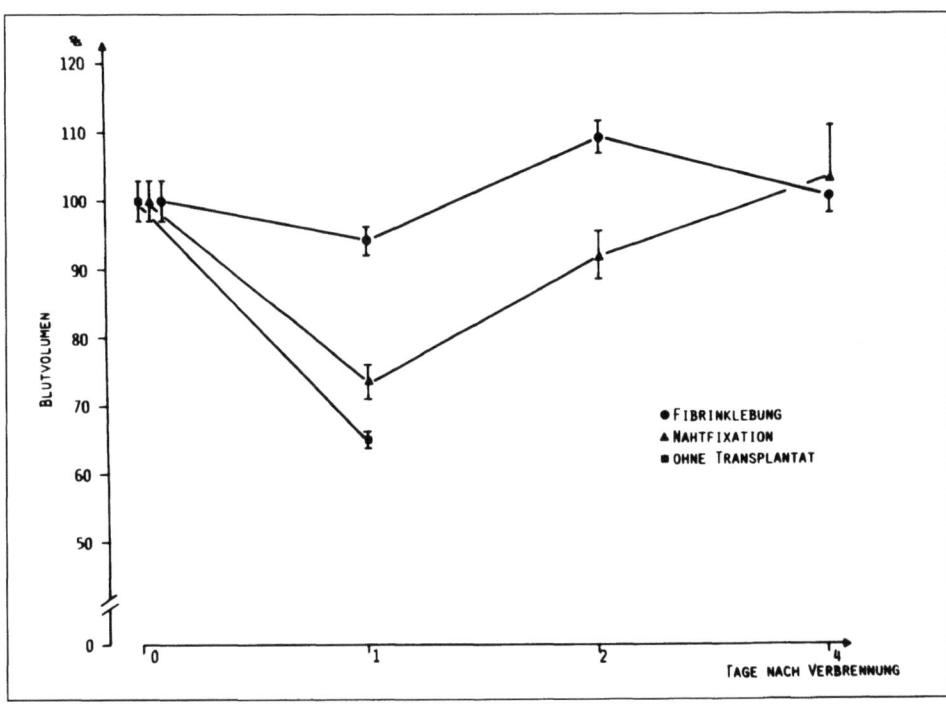

Abb. 7. Blutvolumen und Fibrinklebung. Der Verlauf des Blutvolumens bei zwei Vergleichsgruppen von Tieren, deren Transplantate einmal mit und einmal ohne Fibrinkleber auf die Wunde aufgebracht worden war. Eine dritte Gruppe wurde nicht behandelt und diente als Kontrolle. Bei den Tieren ohne Fibrinkleber fällt das Blutvolumen am 1. Tag nach der Verbrennung bereits unter 75 % des mit der Indikatorverdünnungsmethode festgestellten Ausgangswertes. Dabei wurde der kritische Grenzwert zum Übergang in der hypovolämischen Schock erreicht. Die Blutvolumina nach Applikation des Fibrinklebers verhielten sich wesentlich stabiler mit einem Verlust von ca. 4 %.

Zellkulturen – Unbegrenzter Hautersatz für die Zukunft?

Bei Betrachtung der gegenwärtigen Situation ergeben sich erfolgversprechende Aspekte auf dem Gebiete von Zellkulturen menschlicher Haut. Bereits jetzt weiß man, daß menschliche Epidermiszellen, die aus kleinsten Hautbiopsien stammen, in einer entsprechenden Gewebekultur größere zusammenhängende epitheliale Schichten bilden können (12). Eine Hautbiopsie von 2 cm² sollte sich z. B. innerhalb von 3–4 Wochen in der Zellkultur um den Faktor 10 000 vergrößern. Wenn daher bei Patienten so großflächige Verbrennungen vorliegen, daß kaum Eigenhaut zur Transplantation auf die verbrannten Areale zur Verfügung steht, können aus kleinen Hautbiopsien des Patienten größere epitheliale Schichten gezüchtet werden. Diese werden dann zur Abdeckung der Wundflächen verwendet und heilen, da sie aus körpereigenen Zellen bestehen, dort endgültig ein. Allerdings fehlen dieser Haut aus Epidermiszellschichten im Vergleich zu Vollhaut- oder Spalthauttransplantaten die Hautanhangsgebilde.

Das „Schriners Burns Institute", Massachusetts/USA, wie auch die Harvard Medical School, Boston/USA, berichteten jüngst von 2 Kindern mit Verbrennungen von 95 % der Körperoberfläche, die auf diese Weise bereits erfolgreich behandelt worden seien. Nach einer wiederum frühzeitig durchgeführten Escharektomie der vorwiegend dritt-gradig verbrannten Areale waren diese vorübergehend mit homologer Haut abgedeckt worden. Auch in diesen beiden Fällen hatten die homologen Transplantate die Funktion eines Platzhalters (12). (Selbst die Kultivierung von homologen Epidermiszellen von Leichenhaut zur vorübergehenden Deckung wurde von Hefton und Finckelstein (14) mit Erfolg angewendet. Ähnliche Berichte kommen auch aus Yale/USA (9).) In der Zwischenzeit wurden die 2–8 Zellschichten dicken epithelialen Transplantate gezüchtet und später zur endgültigen Abdeckung auf die Wundflächen aufgelegt.

Resümee

Wie die Vielfalt verfügbarer Behandlungsmethoden drittgradiger Verbrennungen zeigt, gibt es noch keine allgemein akzeptierte Therapieform. In der Tendenz ergibt sich jedoch eine Übereinstimmung in drei wesentlichen Punkten:
1. Möglichst frühzeitige oder sofortige Abtragung des verbrannten Gewebes (Escharektomie).
2. Möglichst rasche Abdeckung der Wundflächen.
3. Möglichst autologer, da endgültiger Ersatz der Haut.

Diese grundsätzlichen Überlegungen und weitere Entwicklungen werden in Zukunft helfen, die Folgen einer Verbrennung für den Patienten zu mildern und so seine Reintegration in die Gesellschaft zu unterstützen.

Literatur

1. Artz CP, Rittenbury MS, Yarbrough DR (1972) An appraisal of allografts and xengrafts as biological dressings for wounds and burns. Ann Surg 175: 934
2. Bäumer F, Henrich HA, Bonfig R, Kossen DJ, Romen W (1986) Die chirurgische Behandlung drittgradiger Verbrennungen mit gemischt homolog/autologen sowie heterolog/autologen Trans-plantaten. Zbl Chir 111: 426
3. Bäumer F, Henrich HA, Ußmüller J (1986) Experimentelle Feststellung des zeitabhängigen Ausmaßes des Nachbrennens im Hinblick auf die Möglichkeit der plastischen Deckung drittgradiger Verbrennungen. Akt Traumatol 16: 37
4. Bäumer F, Bader A, Henrich HA, Buchmann F (1987) Zum Stellenwert der Applikation von Fibrinkleber bei der chirurgischen Behandlung ausgedehnter Wundflächen. Med Welt 38: 1258
5. Bäumer F, Bader A, Keller F, Henrich HA (1982) Flüssigkeits- und Eiweißbilanz bei drittgradigen Verbrennungen. In Zellner P R (Hrsg) Fibrinklebung in der Verbrennungschirurgie - Plast. Chirurgie. Springer, Berlin Heidelberg New York
6. Burke JF (1974) Primary burn excision and immediate grafting: A method shortening illness. Trauma 14: 389
7. Chicarilli J, Charles B, Cuono C (1986) Selective aggressive burn excision for high mortality subgroups. Trauma 26: 18
8. Cohen I (1984) How do methods and timing of debridement affect the quality of repair? Trauma 24: 25
9. Cuono C, Langdon R (1986) Use of cultured epidermal autografts and dermal allografts as skin replacement after burn injury. Lancet 1 8490: 1123
10. Demling R (1984) Effect of early burn excision and grafting on pulmonary function. Trauma 24: 830

11. Ding Y, Pu S, Wu D (1983) Clinical and histological observations on the application of intermingled auto and porcine-skin heterografts in third degree burns. Burns 9: 381
12. Gallico CG, O'Connor N, Compton W (1984) Permanent coverage of large burn wounds with autologous cultured human epithelium. New Engl J Med 311: 448
13. Gurlt E (1898) Geschichte der Chirurgie und ihre Ausübung. III Bde. Berlin
14. Hefton J, Finkelstein JL (1983) Grafting of burn patients with allografts of cultured epidermal cells. Lancet 2: 428
15. Hendron D, Parks D (1985) Comparison of serial debridement and autografting and early massive excision with cadaver skin overlay in the treatment of large burns in children. Incl Therm Inj 12: 109
16. MacMillan BG, Altenmeier WA (1962) Massiv excision after extensive burn. In: ARZT, CP (Hrsg.): Research in burns. Washington-Philadelphia
17. Peters WJ (1980) Biological dressings in burns – a review. Am Plast Surg 4: 133
18. Pietsch J, Netscher D, Nagaraj H, Groff D (1985) Early excision of major burns in children: Effect of morbidity and mortality. J Pediatr Surg 206: 754
19. Pruitt B, Levine N (1984) Characteristics and uses of biological dressings and skin substitutes. Arch Surg 119 (1984)
20. Shih T, Yang C, Wei S (1982) Treatment of burns. Springer Berlin-Heidelberg 22 ff.
21. Weidenfeld S, Zumbusch L.v. (1905) Weitere Beiträge zur Pathologie und Therapie schwerer Verbrennungen. Arch Dermatol Syph 76: 163
22. Zellner PR (1974) Konservierte Leichenhaut zur Deckung großflächiger drittgradiger Verbrennungswunden. Zbl Chir 99: 1105
23. Zellner PR, Raubert I, Wegener K (1975) Transplantation und Konservierung gewebetypisierter Haut bei Brandverletzungen. Chirurg 46: 319

Anschrift des Verfassers:
Priv. Doz. Dr. F. Bäumer
Chirurgische Universitätsklinik
Luitpoldkrankenhaus
Josef-Schneider-Str. 2
8700 Würzburg

Die Entwicklung der Neurochirurgie und neue therapeutische Möglichkeiten

P. Knöringer

Neurochirurgische Abteilung der Universität Ulm (Direktor: Prof. Dr. med. K. Schmidt) Bezirkskrankenhaus Günzburg

A. Neurochirurgie in prähistorischen Zeiten

Schädeltrepanationen, d.h. chirurgisch durchgeführte Schädeleröffnungen, wurden in Europa, Kleinasien, Nordafrika und Amerika bereits in der Jungsteinzeit und früher vorgenommen. Immer war es bei den Funden so, daß Teile der Schädeldecke entfernt waren. Daher glaubten die ersten Anthropologen, die sich mit diesem Thema beschäftigten, aus Schädeln Verstorbener, die zu Lebzeiten eine besondere Begabung besessen hatten, seien Knochenscheibchen für Amulette entnommen worden. Der französische Arzt Paul Broca (1824–1880) konnte jedoch nachweisen, daß diese Operationen an Lebenden durchgeführt worden sein mußten. Er fand nämlich regenerative Veränderungen an Rändern von Trepanationsöffnungen, wie Knochenneubildung und Abrundungserscheinungen. Dies konnte nur bei Menschen geschehen sein, die derartige Eingriffe überlebt hatten. Die wohl spektakulärsten Aufschlüsse lieferten die peruanischen Funde aus der Mochicazeit (500 v. Chr.). Mehr als 10 000 trepanierte Schädel, die eine Vielzahl von Operationsmethoden offenbarten, wurden aus dem peruanischen Boden zutage gefördert. Unter 400 trepanierten Schädeln, die ein Julio Tello untersuchte, fanden sich 250 mit sicheren Überlebenszeichen. Ein weiterer Forscher, McCurdy, fand unter 71 Trepanationsfällen nur 12, die offensichtlich tödlich geendet hatten. Als Ergebnis dieser und auch anderer Untersuchungen muß man wohl eine Überlebensrate von 60 bis über 80 % annehmen, was uns heute in Erstaunen versetzt, wissen wir doch nicht, wie die Probleme der Narkose, der Blutstillung und der Keimfreiheit (Asepsis) gemeistert worden waren. Unter den Grabbeilagen konnten auch Werkzeuge wie Meißel, Trepane (Schädelbohrer) und Skalpelle, die bei den älteren Funden aus Stein, später dann aus Kupfer und Bronze gefertigt waren, sowie plastische Darstellungen des Trepanationsvorganges entdeckt werden. Auch über die Kunst, Kopfverbände aus Baumwollagen und Baumwollschnüren anzulegen, gaben die Grabkammern eine Vorstellung, wenn Menschen eine Schädeloperation nicht oder nur kurz überlebt hatten.

Als Operationsindikation vermutete man lange Zeit vorwiegend magisch-kultische Vorstellungen, wie etwa das Herauslassen eines bösen Geistes aus dem Kopf. Doch fanden sich die Schädelöffnungen sehr häufig im Bereich krankhafter Veränderungen, wie z. B. an Stellen von Schädelbrüchen, Geschwülsten oder Entzündungen, so daß man von einer Art medizinischer Indikation für diese Eingriffe ausgehen muß. Behandelt wurden wohl in erster Linie Verletzungen, wie eingeschlagene Schädeldecken, aber auch Knochengeschwülste und Entzündungen. Möglicherweise wurde auch schon hin und wieder ein Bluterguß, der sich auf oder unter der Hirnhaut befand (epi- oder subdurales Hämatom) erfolgreich operiert, wenn nach einer Gewalteinwirkung Bewußtlosigkeit, einseitige Pupillenerweiterung oder Lähmungserscheinungen auftraten und der Schädel rechtzeitig an der richtigen Stelle zur Druckentlastung eröffnet wurde. Da unsere Vorfahren durch Kampfhandlungen untereinander, durch die Jagd und die Auseinandersetzung mit den Witterungseinflüssen häufiger einer Gewalteinwirkung am Schädel ausgesetzt waren als wir, lag auch die Trepanationsfrequenz in dieser Zeit erheblich höher, als sie es heute ist. Dies geht aus einer Arbeit von Ullrich und Weickmann über „prähistorische Neurochirurgie im mitteldeutschen Raum" hervor. Danach lag die Trepanationsfrequenz früher mit 2 bis 15 % deutlich höher als in der Gegenwart, in der sie auf 0,05 bis 0,1 % geschätzt wird. Somit gehören die prähistorischen Schädeltrepanationen zwar zu den ältesten großen chirurgischen Eingriffen, aber wie auch im Altertum und Mittelalter beschränkten sie sich im wesentlichen auf die einfache Eröffnung der Schädelhöhle. Operationen am zentralen Nervensystem selbst, nämlich am Gehirn und Rückenmark, waren erst der Neuzeit vorbehalten.

B. Der Beginn der modernen Neurochirurgie

Voraussetzungen für den Beginn der modernen Neurochirurgie bildeten nicht nur die großen Fortschritte in Narkose und Asepsis, sondern auch in der Physiologie (Lehre von

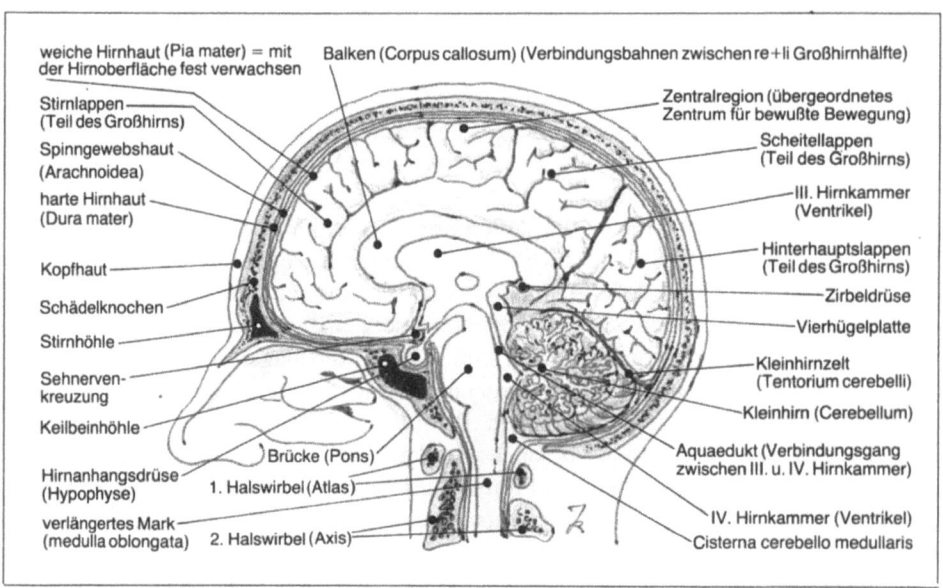

Abb. 1. Schnitt durch die Mitte des Kopfes zur Darstellung des Großhirns, Kleinhirns und Hirnstamms sowie der III. und IV. Hirnkammer. Zwischen weicher Hirnhaut (Pia mater) und Spinngewebshaut (Arachnoidea) befindet sich der Raum für das Nervenwasser. (Zeichnung: P. Knöringer)

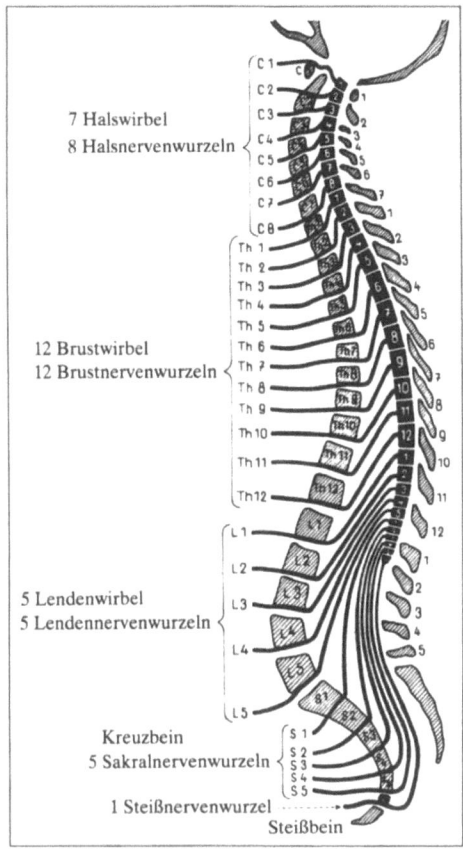

7 Halswirbel
8 Halsnervenwurzeln

12 Brustwirbel
12 Brustnervenwurzeln

5 Lendenwirbel
5 Lendennervenwurzeln

Kreuzbein
5 Sakralnervenwurzeln

1 Steißnervenwurzel

Steißbein

Abb. 2. Schematische Darstellung der Wirbelsäule und des Rückenmarks. Beim Erwachsenen endet das Rückenmark etwa in Höhe des 1. Lendenwirbelkörpers. Auf Grund des segmentalen Aufbaus müssen die Segmentnerven im Wirbelkanal nach unten zu einen zunehmend weiteren Weg zürücklegen, bis sie ihn in Höhe des zugehörigen Wirbels verlassen können. Die Ansammlung der Nervenfasern, die dadurch nach dem Ende des Rückenmarks entsteht, nennt man Pferdeschweif (Cauda equina). Zwischen den Wirbelkörpern liegen die Bandscheiben, die als Puffersysteme zu betrachten sind. Zwischen Schädel und 1. Halswirbel (Kopfnickgelenk) und zwischen 1. und 2. Halswirbel (Kopfdrehgelenk) befinden sich keine Bandscheiben. Diese Segmente sind die beweglichsten der gesamten Wirbelsäule. Das Kreuzbein besteht aus 5 und das Steißbein aus 3–5 miteinander verschmolzenen Wirbeln.
(Aus: Schirmer M ([7]1989) Neurochirurgie. Urban & Schwarzenberg, München, Wien, Baltimore)

den normalen Lebensvorgängen) sowie der normalen und pathologischen (krankhaften) Anatomie (Lehre vom Bau der Körperteile), die in der Mitte des vorigen Jahrhunderts erarbeitet werden konnten (Abb. 1, 2). Immer häufiger wurden bei Hirnsektionen von Menschen, die an einem mutmaßlichen Hirntumor verstorben waren, unter anderem gut abgekapselte Tumoren, Zysten und Abszesse registriert, wie sie in ähnlicher Weise auch an anderen Organen vorkamen, dort aber schon seit einiger Zeit erfolgreich operativ angehbar waren. Auch am Gehirn schien eine operative Behandlung bei günstiger oberflächlicher Lage technisch möglich. Diese Voraussetzungen und die rasche Entwicklung einer Lokalisationslehre des Gehirns durch Neurologen (Neurologie: Lehre von den Nerven und Nervenkrankheiten), die die sorgfältige klinische Beobachtung in Relation zu den entsprechenden Obduktionsbefunden setzten und durch physiologische Experimente (Tierversuche) überprüften, bildeten erst das Fundament, auf dem die heutige Neurochirurgie entstehen konnte.

Die wohl erste geglückte Hirntumoroperation, offensichtlich die Entfernung eines Olfaktoriusmeningeoms (Hirngeschwulst im Bereich des Riechnervs), wurde am 1. Juni 1884 in Rom durch Francesco Durante an einer Frau namens Chiara Battistelli ausgeführt. Sie hatte an Geruchsstörungen, Gedächtnisverlust, Lähmungserscheinungen der rechten Körperhälfte und beginnender Erblindung gelitten. 1 Jahr zuvor, 1883, entfernte William McEwen, Professor der Chirurgie der Royal Infirmary in Glasgow, eine Rückenmarksgeschwulst mit vollem Erfolg und führte im darauffolgenden Jahr einen weiteren Eingriff der gleichen Art durch. Es handelte sich um die ersten erfolgreichen Operationen dieser Art, die in das Schrifttum eingingen.

C. Die aktuelle Entwicklung neuer therapeutischer Möglichkeiten

Durch moderne bildgebende Verfahren (siehe auch Beitrag: Knöringer, „Moderne bildgebende Verfahren in der Neurochirurgie – Funktionsweise, Einsatzgebiete, Nutzen", S. 85) gelingt es heute in der Neurochirurgie immer besser, pathologische Prozesse abzubilden, operationstaktisch gezielter anzugehen und das Erreichte nach dem Eingriff zu überprüfen. Da die moderne Diagnostik darüber hinaus noch deutlich geringere Belastungen (z. B. Computertomogramm statt Angiographie bei Verdacht auf Hirntumor) für den Patienten bringt, fällt die Entscheidung sie durchzuführen, leichter und früher. Durch die Entdeckung eines operationsbedürftigen Befundes in einem Anfangsbzw. Frühstadium sinkt das Operationsrisiko, während gleichzeitig die Chancen einer dauerhaften Heilung steigen.

Die operative Entwicklung in der Neurochirurgie ist gekennzeichnet durch die Standardisierung der Grundverfahren, die Verfeinerung des Instrumentariums, die Einführung der Mikrochirurgie und durch zunehmende Verwendung biologischer und alloplastischer Materialien. In jüngster Zeit haben in der Tumorchirurgie, neben Messer, Sauger und elektrischer Schlinge, Laserstrahl und Ultraschallverflüssigung Einzug gehalten.

Im Rahmen dieses Beitrags können nicht alle technischen Möglichkeiten der Neurochirurgie behandelt werden. Es wird daher nur ein Überblick zu Schwerpunkten der aktuellen Entwicklungen gegeben. Abbildungen zu Anatomie von Schädel (Abb. 1) und Wirbelsäule (Abb. 2) finden Sie auf den Seiten 192f.

Chirurgie der Hirntumoren

Aufgrund der geschilderten Verbesserungen gelingt es immer häufiger selbst ausgedehnte gutartige Hirntumoren wie Meningeome unter Erhalt aller wichtigen Strukturen der Umgebung ohne Entfernung von Anteilen des Gehirns, z. B. im Bereich der Schädelbasis oder der hinteren Schädelgrube, in geduldigem Vorgehen schrittweise und vollständig zu entfernen. Auch Tumoren und andere raumfordernde Prozesse in der Mitte des Gehirns wie z. B. in der Pinealisregion, im 3. Ventrikel oder sogar im Hirnstamm werden operativ angegangen und zunehmend erfolgreich entfernt (siehe Abb. 13 in Beitrag Knöringer, S. 106f.). Den Geschwülsten des Nervus statoacusticus (8. Hirnnerv), den Akustikusneurinomen, die vom Gleichgewichtsnervanteil ausgehen und die Cushing noch als gelbe Monster bezeichnete, ist der Schrecken genommen. Als erstes konnte die Operationssterblichkeit drastisch gesenkt werden. Auch die früher übliche Gesichtslähmung konnte durch Erhaltung des in inniger Beziehung zu dem Tumor stehenden Gesichtsnervs (Nervus facialis) meist vermieden werden. Heute ist bei kleineren Tumoren ein noch vorhandenes Resthörvermögen durchaus zu erhalten. War der Nervus facialis bei der Tumorentfernung nicht zu schonen, wird gewöhnlich ein primärer oder sekundärer rekonstruktiver Eingriff durch Zwischenschaltung von körpereigenen Nervenkabeln mit mikrochirurgischer Naht und/oder Klebetechnik durchgeführt, so daß sich eine postoperative Gesichtslähmung wieder zurückbilden kann. Auch hinter dem Auge in der Augenhöhle gelegene Prozesse sind von oben oder seitlich nach exakter computertomographischer Lokalisierung gezielt und schonend mikrochirurgisch entfernbar.

Bei dem Glioblastoma multiforme, dem bösartigsten Hirntumor, ist mit radikalerer Operation unter Zuhilfenahme der Non-touch-Technik durch CUSA (Ultraschallverflüssigungs- und Absauggerät) und adjuvanter Nachbestrahlung eine Verdoppelung der Überlebenszeit erreichbar. Während sie früher bei 6 bis 9 Monaten lag, ist sie jetzt bei 16 bis 18 Monaten und länger angelangt. Die zusätzliche Chemotherapie hat bislang keine signifikante Verbesserung gebracht, so daß die meisten Neurochirurgen diese zusätzliche Behandlung wegen der damit verbundenen Nebenwirkungen, die zur Verschlechterung der Restlebenszeit führen, nicht in das Behandlungskonzept mit einbeziehen. Seit den Anfängen der Neurochirurgie bildet diese Tumorart ein trauriges Kapitel, und es ist auch nicht in absehbarer Zeit mit einem Durchbruch zu rechnen. Momentan muß man sich mit dem Ziel begnügen, die Überlebenszeit bei guter Qualität weiter zu verlängern.

Die operative Behandlung von Gefäßveränderungen

Die Versorgung von Gefäßaussackungen (Aneurysmen) ist mit der verfeinerten mikrochirurgischen Technik, verbesserten Clips und der bipolaren Koagulation so risikoarm geworden, daß die Ausschaltung des Aneurysmas in einer Frühoperation unmittelbar nach der Blutung erfolgen kann. Auch große und ungünstig gelegene zerebrale Angiome (geschwulstartige Neubildung von Gefäßgewebe) sind, unter Umständen in mehreren Sitzungen sowie unter Zuhilfenahme prä- oder intraoperativer Embolisierungstechniken, heute entfernbar geworden. Bei Gefäßverschlüssen und hochgradigen Verengungen kann die Hirndurchblutung entweder durch Rekonstruktion der großen Halsgefäße oder, wenn dies nicht möglich ist, durch einen mikrochirurgisch hergestellten Umgehungskreislauf, evtl. durch Zwischenschaltung von Veneninterponaten, verbessert werden. Hierbei wird eine Arterie der Kopfhaut mit einer Hirnarterie verbunden.

Wasserkopf-Ventilimplantation

In der Neurochirurgie des Wasserkopfs (Hydrocephalus) hat sich die Ventilbehandlung durchgesetzt (Abb. 3). Bisher wird je nach Druckverhältnissen ein Mittel-, Nieder- oder Hochdruckventil implantiert. Wenn sich im weiteren Verlauf herausstellt, daß kein ideales Ventil gewählt wurde (Über- oder Unterfunktion), muß ein Austausch gegen ein geeigneteres erfolgen. Nun befindet sich bereits ein Modell in Erprobung, bei dem die Höhe des Eröffnungsdruckes von außen korrigierbar ist. Da die meisten Ventile bei Kleinkindern oder sogar Säuglingen eingesetzt werden, sind infolge des Längenwachstums an den Kathetern mehrere Korrekturoperationen nötig. Die Versuche gehen dahin, Systeme zu schaffen, die mitwachsen können.

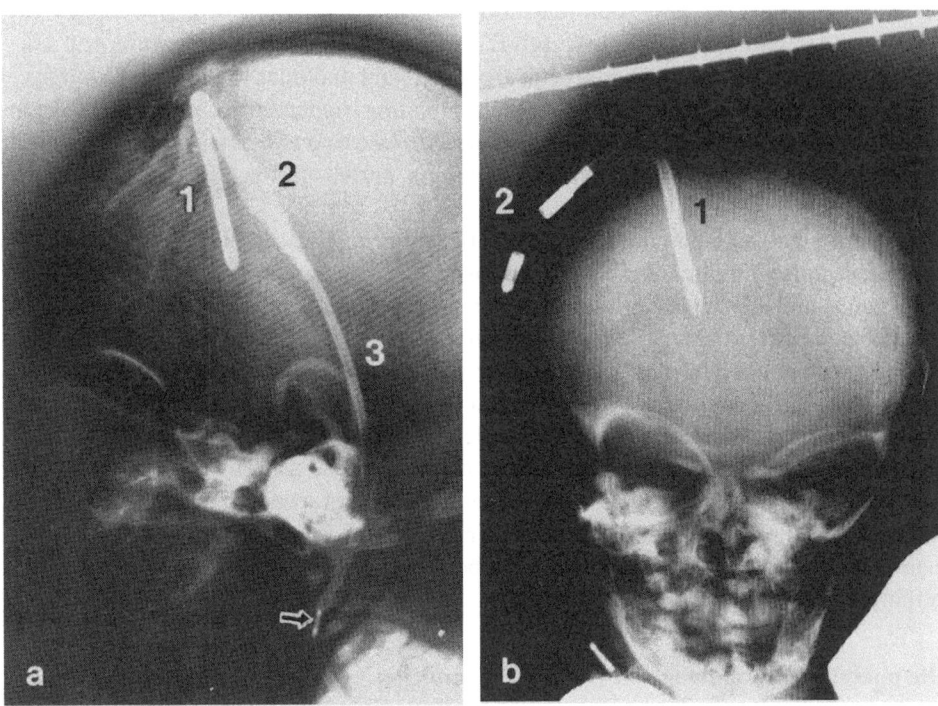

Abb. 3. Röntgenaufnahmen des Schädels in Vorder- und Seitansicht eines drei Wochen alten Säuglings, bei dem wegen eines zunehmenden Wasserkopfes ein Ventil eingesetzt werden mußte. Ein Katheter 1 (Ventrikelkatheter) leitet das Nervenwasser aus der rechten Seitenkammer durch ein Bohrloch in der Schädeldecke zum Ventil 2, das zwischen Knochen und Kopfhaut eingepflanzt ist. Steigt der Druck des Nervenwassers, öffnen sich die Schlitze des Ventils, und das Nervenwasser kann über den Herzkatheter 3, der in den rechten Vorhof reicht, abfließen. Der Herzkatheter verläuft vom Ventil bis zum Hals unter der Haut und ist dort (Pfeil) in eine Halsvene eingeleitet.

Unfallverletzungen – Fibrinknochenmehlverbund/Kunststoffplastiken

In der Behandlungsstrategie schwerer frontobasaler Verletzungen (Schädelbasisbrüche im Bereich der Nasennebenhöhlen) ist heute die einzeitige definitive Versorgung, ggf. unter Einbeziehung der Nachbardisziplin (Kieferchirurgie, HNO) angezeigt. Nach Revision der Hirnwunde und Entfernung von Blutergüssen (Hämatomen), eingedrungenen Fremdkörpern oder Knochensplittern, werden Hirnhautdefekte durch Naht und/oder Fibrinklebetechnik wasserdicht verschlossen, wobei die Abdichtung der basalen Hirnhaut (Dura) mikrochirurgisch geschieht. Sind Stirn- und Augenhöhlen mitbeteiligt, werden sie im Zuge der Operation saniert. In der gleichen Sitzung erfolgt der Wiederaufbau des Schädels sowohl im Bereich der Basis als auch der Stirnwölbung. Die vordere Umrandung der Augenhöhle wird, wenn irgend möglich, aus den eigenen Knochenfragmenten unter Einsatz von knochenverbindenden Maßnahmen rekonstruiert, während die Wiederherstellung des Augenhöhlendachs und der Schädelbasis durch eine biologische Plastik aus Knochenmehl, Fibrinkleber und Antibiotikum erfolgt (siehe Abb. 4e).

Dieser Verbund ist formbar und führt zum sofortigen wasserdichten Verschluß. Später entsteht ein vitaler Knochen, der aufsteigende Infektionen verhindert. Knochendefekte der Stirnwölbung, die nach Hebung und Entfernung von Knochentrümmern entstanden sind, werden durch eine Kunststoffplastik, die zur Infektionsvorbeugung für eine gewisse Zeitspanne Antibiotika freisetzt, gedeckt (siehe Abb. 4f, h). Auf diese Weise werden dem Patienten nicht nur weitere Eingriffe zur Rekonstruktion, sondern auch eine Reihe möglicher Sekundärkomplikationen wie z.B. Hirnhautentzündung (Meningitis), Lufteintritt in die Schädelhöhle und Austritt von Nervenwasser (Liquorfi-

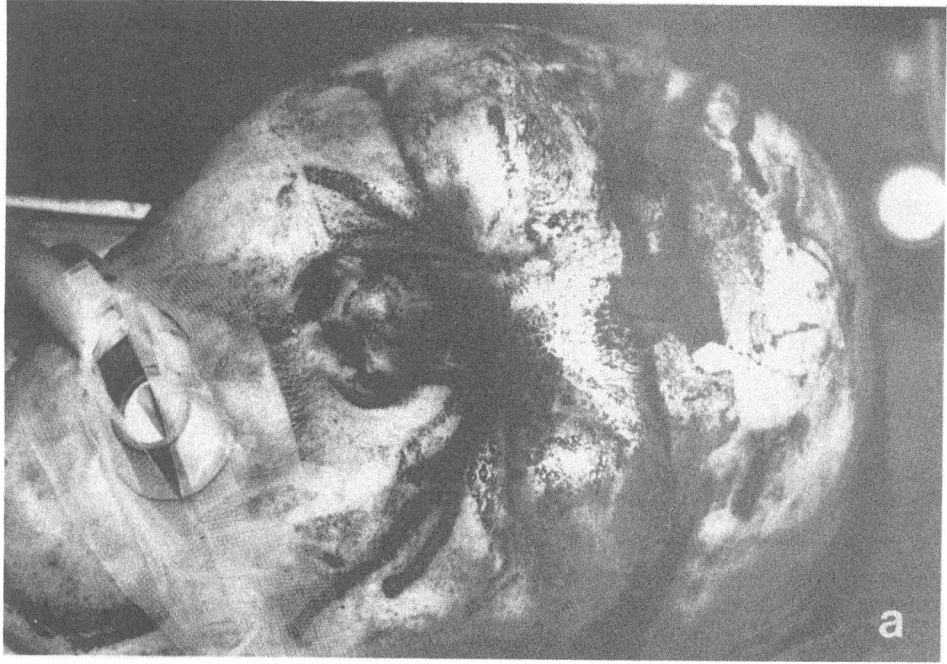

Abb. 4 a. Patient mit schwerer Schädelhirnverletzung im Bereich der Stirn und der vorderen Schädelbasis unmittelbar nach dem Unfall.

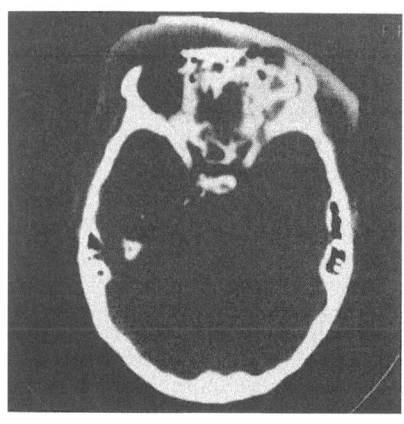

4 b. Das Computertomogramm zeigt die eingedrückte Basis mit Teilverlegung der rechten Augenhöhle durch Knochensplitter.

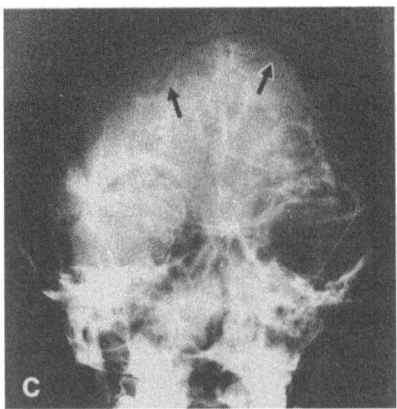

4 c. Der eingedrückte Bereich des Stirnbeins ist im Röntgenbild mit Pfeilen markiert.

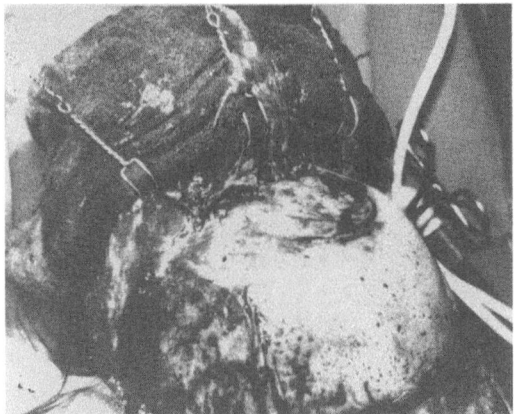

4 d. Die Kopfhaut ist von der Stirnhaargrenze bis zum Oberrand der Augenhöhlen abgelöst und nach vorne umgeklappt. Der eingedrückte, vielfach zersplitterte Knochen ist freigelegt.

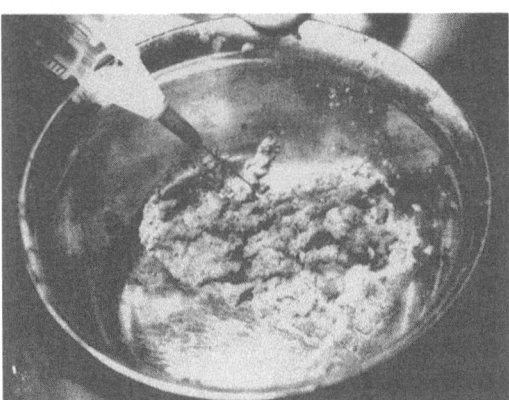

4 e. Nach Entfernung der Knochenteile wird die zerstörte Schädelbasis durch die Knochenmehlfibrinkleberplastik rekonstruiert. Bei dieser Technik wird das beim Bohren anfallende Knochenmehl gesammelt und mit antibiotischer Lösung benetzt. Vor der Herstellung der Knochenplastik wird die überschüssige Flüssigkeit ausgepreßt und das Knochenmehl mit Fibrinkleber (Tissucol, Fa. Immuno) vermischt. Die beiden Komponenten des Fibrinklebers werden mit einer Doppelspritze simultan zu genau gleichen Teilen appliziert. Durch die Knochenmehlfibrinkleberplastik wird ein sofortiger wasserdichter Verschluß erreicht. Später wird das transplantierte Knochengewebe völlig in den Körper eingebaut, so daß die Gefahr einer aufsteigenden Infektion aus dem Nasenrachenraum gebannt ist.

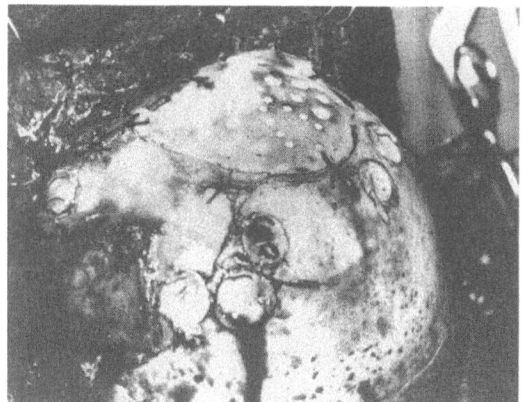

4 f. Die Knochenlücke des konvexen Stirnbeinbereichs ist durch eine Kunststoff-Plastik (Refobacin-Palacos, Fa. Merck) verschlossen, aus der über einen längeren Zeitraum ein Antibiotikum abgesondert wird. Hierdurch besteht ein guter Infektionsschutz, so daß die Plastik auch bei offenen, infektionsgefährdeten Verletzungen sofort durchgeführt werden kann.

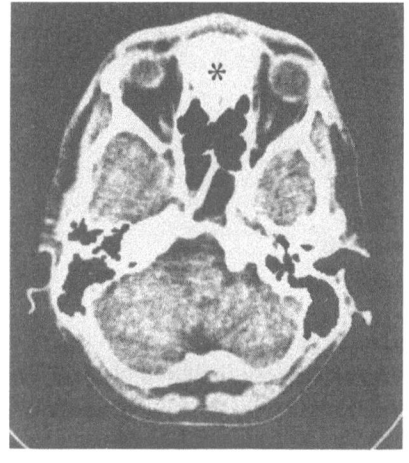

4 g, h. Computertomogramm und Röntgenbild nach der Operation:

g) Die vordere Schädelbasis im Bereich der Siebbeinzellen (Stern) ist durch die Knochenmehlfibrinkleberplastik wasserdicht verschlossen, die Knochensplitter sind aus der rechten Augenhöhle entfernt.

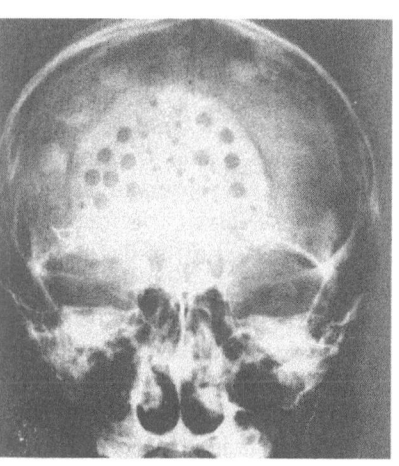

h) Die oberen Ränder der Augenhöhlen sind durch Zusammenfügen der eigenen Knochenstücke wiederhergestellt. Die restliche Knochenlücke ist durch die Kunststoffplastik verschlossen.

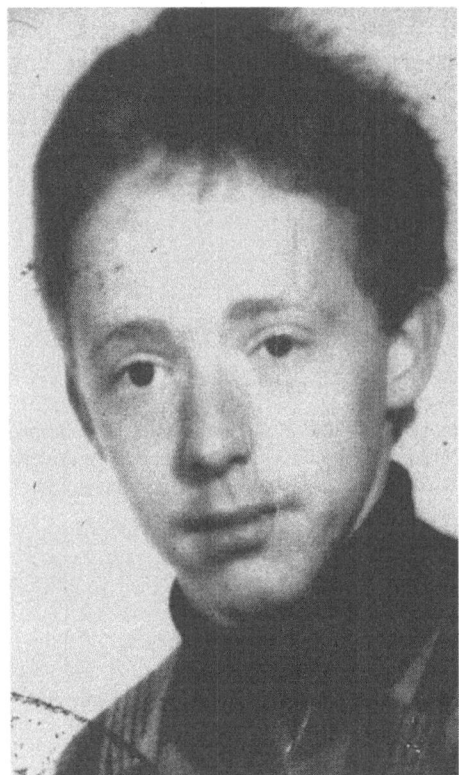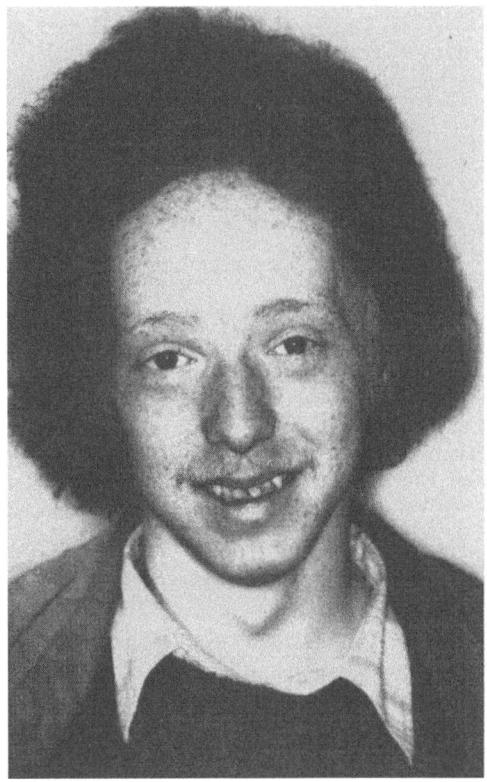

4 i, j. Der Patient ein Jahr vor (i) und ein Jahr nach der Verletzung (j).

stel) durch Nase oder Ohr erspart.

Die Abbildungen 4a–j sollen die einzeitige, definitive Versorgung einer frontobasalen Verletzung mit Beteiligung der rechten Augenhöhle und der Nasennebenhöhlen (Stirnbeinhöhle und Siebbeinzellen) veranschaulichen. In diesem Fall wurde der Eingriff ausschließlich durch den Neurochirurgen durchgeführt.

Die Behandlung von Schmerzsyndromen (Neuralgie)

Die Neuralgie des Nervus trigeminus (V. Hirnnerv) ist die häufigste Gesichtsneuralgie und hat den alten Neurochirurgen bereits Probleme aufgegeben. In der Vergangenheit waren zur Behandlung therapieresistenter Schmerzanfälle nur nervenzerstörende Eingriffe möglich. Die mikrochirurgische Druckentlastung des Nervus trigeminus von Mikrogefäßen (nach Jannetta) bedeutet einen erheblichen Fortschritt in der Behandlung dieser Erkrankung. Dabei kann durch Verlagerung von kleinen Gefäßschlingen, die den Nerv kurz nach seinem Austritt aus dem Hirnstamm irritieren und die Neuralgie auslösen, in ca. 80 % eine Dauerheilung erreicht werden, ohne daß Ausfälle, wie z. B. pelziges Gefühl im Gesicht, in Kauf genommen werden müssen.

Zur Behandlung schwerster Schmerzzustände, deren Ursache nicht beseitigt werden kann, wie z. B. bei Infiltration von Nervenfasern durch Absiedlungen maligner Tumoren, steht in der Unterbrechung der Schmerzbahn ein wirksames Verfahren zur Verfügung. Früher mußte dieser Eingriff am operativ freigelegten Rückenmark vorgenommen werden (offene Chordotomie). Nun ist es möglich geworden, die Schmerzbahn im oberen Halsmark durch Punktion und Einführen einer Elektrode unter Zuhilfenahme einer Zielvorrichtung nach Reizkontrolle durch einen definierten kurzdauernden Stromstoß auszuschalten (perkutane Chordotomie). Bei erhaltenem Berührungsempfinden und ungestörter Beweglichkeit ist dann das Schmerzempfinden der betroffenen Körperseite vom Arm abwärts erheblich herabgesetzt, wodurch die Schmerzen beseitigt oder wirksam gelindert sind. Die perkutane Chordotomie ist selbst für schwerstkranke Patienten wenig belastend und erfordert nur einen stationären Aufenthalt von 1 bis 2 Tagen. Während ein zusätzlicher Vorteil in einer weitgehenden Unabhängigkeit von Schmerzmedikamenten gesehen werden muß, besteht ein gewisser Nachteil darin, daß Schmerzzustände beider Körperhälften auch eine Ausschaltung beider Schmerzbahnen erforderlich macht.

Bei beidseitigen oder Mittellinien-Schmerzen hat aus diesem und auch anderen Gründen die rückenmarksnahe Verabreichung kleiner Morphindosen weite Verbreitung gefunden. Das Medikament wird in wässriger Lösung in ein Reservoir eingespritzt und durch eine Pumpe über einen Katheter dem Applikationsort zugeführt (Abb. 5). Sind die Schmerzen in der oberen Körperhälfte, etwa im Bereich des Kopfes oder des Halses, lokalisiert, wird der Katheter durch die Schädeldecke in eine Hirnkammer geleitet. Es gibt Pumpen mit Reservoir, die voll im Körper implantiert werden, und solche, die von außen an das unter der Haut liegende Katheterende anschließbar sind.

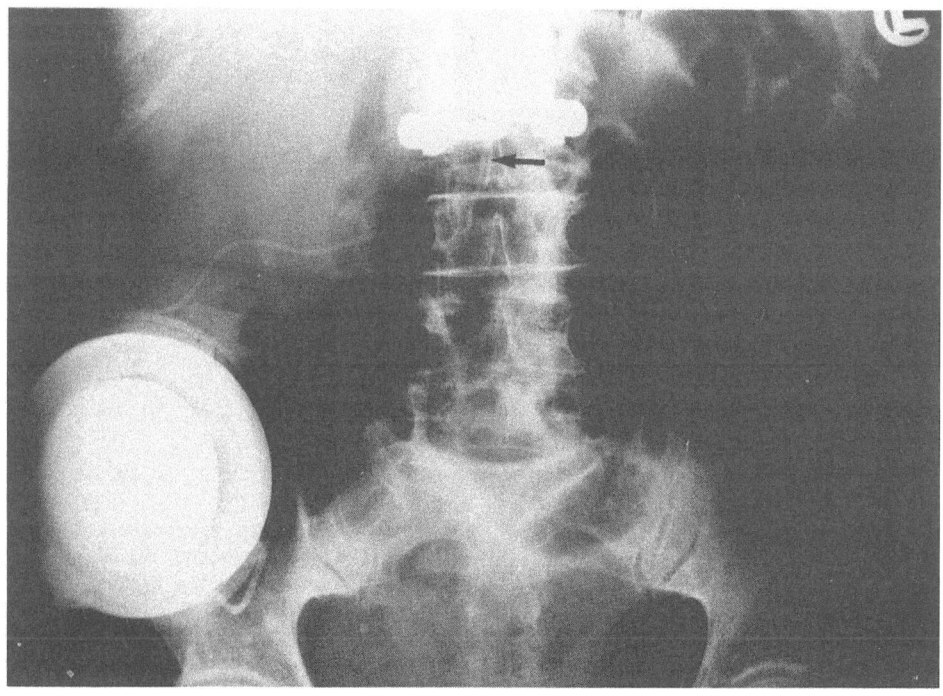

5a

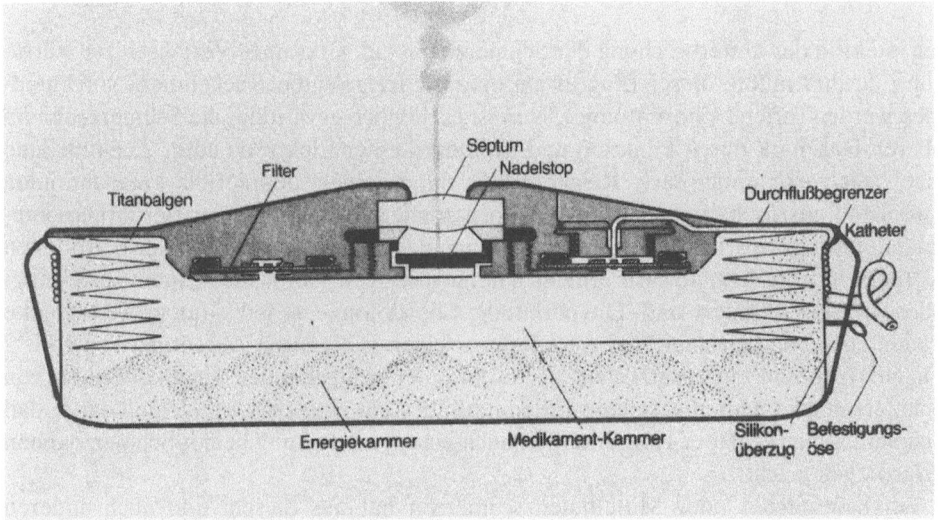

5b

Abb. 5 a. Das Röntgenbild zeigt eine unter die Bauchhaut implantierte Pumpe mit Reservoir (Infusaid Pumpe, Fa. Fresenius), die kontinuierlich exakt gleichbleibende kleine Mengen des Medikaments über einen Katheter in den Nervenwasserraum des Wirbelkanals (Pfeil) befördert. Im vorliegenden Fall werden damit schwerste Schmerzzustände, hervorgerufen durch das Recidiv eines bösartigen Nierentumors, behandelt. Wegen Wirbelmetastase war bereits früher ein Stabilisierungseingriff ausgeführt worden. **b)** In die Medikamentenkammer wird durch die Haut etwa alle 3 Wochen eine Morphinlösung in genau ausgetesteter Konzentration eingespritzt. Die zweite Kammer enthält als Energiequelle ein chemisch inertes Zwei-Phasen-Gemisch, das bei Körpertemperatur Druck auf den Balgen ausübt und dadurch das Medikament durch einen Filter, einen Durchflußbegrenzer, und den Katheter an die gewünschte Körperstelle drückt.

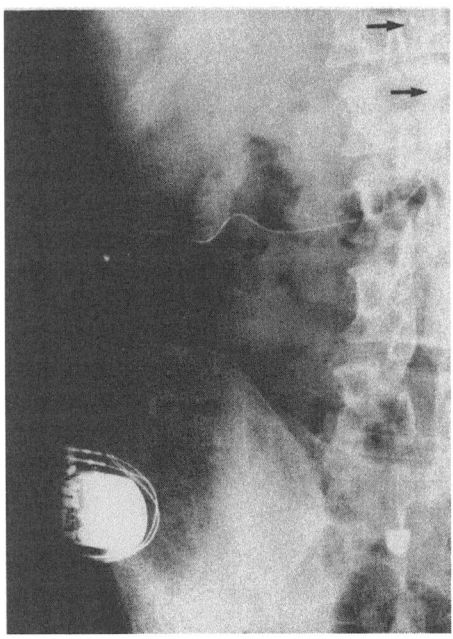

Abb. 6. Implantiertes Pulsgenerator-Reizelektrodensystem (Fa. Metronic) zur Behandlung chronischer Narbenschmerzen nach mehrfacher Bandscheibenoperation im Röntgenbild. Durch die quadripolare Elektrode (Pfeil) ist es möglich, den Reizort auch nach der Implantation noch etwas zu verändern.

Das Reservoir muß jeweils von Zeit zu Zeit nachgefüllt werden. Der stationäre Aufenthalt, der zur Ermittlung der richtigen Dosis benötigt wird, ist länger als der, der zur Chordotomie erforderlich ist.

Bestehen Schmerzzustände anderer Ursache, wie z. B. Narbenschmerzen nach mehrfachen Bandscheibenoperationen, kann in vielen Fällen eine Schmerzlinderung durch gezieltes Einlegen von Reizelektroden auf die harte Rückenmarkshaut oder in bestimmte Hirnzentren erreicht werden. Die Elektroden bekommen ihre elektrischen Stromstöße von einem unter die Haut eingepflanzten Pulsgenerator (Abb. 6). Die Frequenz und Stärke der Reizströme kann jederzeit von außen bedarfsgerecht geändert werden.

Fortschritte der Wirbelsäulen- und Rückenmarkschirurgie

Zur operativen Versorgung von Wirbelsäulen-/Rückenmarkserkrankungen sind nunmehr neben den hinteren und seitlichen Zugängen auch die vorderen zwischen den Halseingeweiden, durch den Mund und über die Eröffnung des Brust- oder Bauchraumes in standardisierter Weise erarbeitet. Die vorderen Zugänge dienen hauptsächlich der Entfernung von Wirbeltumoren, werden jedoch auch bei Versteifungsoperationen nach Bandscheibenvorfällen oder Instabilitäten nach Wirbelsäulenverletzungen durchgeführt.

Bandscheibenvorfälle

Als Standardmethode in der operativen Behandlung von Bandscheibenvorfällen der Lendenwirbelsäule, einer der häufigsten neurochirurgischen Eingriffe, darf die mikrochirurgische Entfernung des vorgefallenen Bandscheibengewebes mit radikaler Ausräumung der degenerierten Anteile der Zwischenwirbelscheibe gelten. Durch die Entlastung der gequetschten Nervenwurzel werden die radikulären Schmerzen (Wurzelschmerzen) und neurologische Ausfälle beseitigt oder günstig beeinflußt. Durch narbige Ausheilung der Restbandscheibe tritt im allgemeinen eine ausreichende Stabilisierung des erkrankten Wirbelsäulenabschnittes ein. Bis über 90 % gute Resultate können erreicht werden. Der Bewältigung der Probleme, die bei den restlichen ca. 5–10 % auftreten, gelten die derzeitigen Bemühungen. Die Ergebnisse mit künstlichen Ersatzbandscheiben haben bis jetzt noch nicht zu überzeugen vermocht. Gegenwärtig ist bei nicht ausreichend belastungsfähiger Restbandscheibe die Versteifungsoperation die Methode der Wahl. Der Versteifungseingriff wird heute noch meist von vorne über den Bauchraum vorgenommen. Anschließend ist zur sicheren Einheilung der Knochenblöcke eine ca. 4wöchige strenge Bettruhe und das sechsmonatige Tragen eines Gipsmieders notwendig. Wir führen die Versteifungsoperation nach einem vom Autor erarbeiteten mikrochirurgischen Verfahren über den hinteren Zugangsweg aus, bei dem die Knochenspäne auf diesem Wege zwischen die Wirbelkörper eingeschoben und mit Metallimplantaten verrutschungsfest eingeklemmt werden (Abb. 7). Die Metalle gestatten eine sofortige Mobilisierung ohne Stützkorsett oder gar Gipsmieder und sind so bemessen, daß eine spätere Entfernung nicht nötig ist. Der Eingriff durch den Bauchraum wird dem Patienten hiermit erspart. Auch beim Wirbelgleiten, bei dem es durch

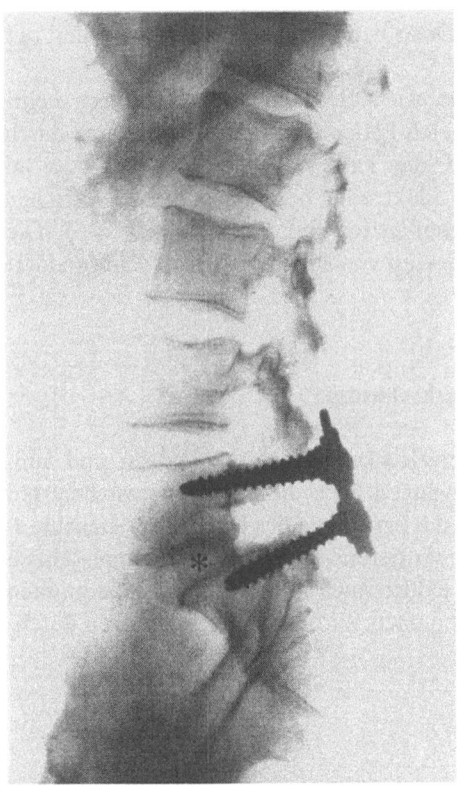

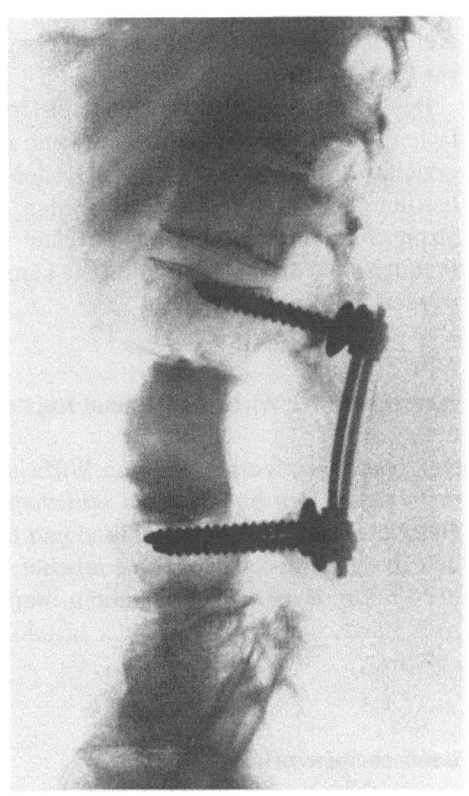

Abb. 7. Bei Wirbelgleiten L5/S1 wurde nach Entlastung der Wurzeln eine ausreichende Reposition und eine Fusion der Wirbelkörper L5/S1 durch interkorporelle Knochenspäne und Metallimplantate ausschließlich von hinten durchgeführt. Bei diesem Verfahren ist nur ein Zugangsweg erforderlich, die Mobilisierung kann einige Tage nach der Operation ohne äußeres Stützmieder erfolgen.

Abb. 8. Seitliches Röntgenbild nach vollständiger Entfernung des III. Lendenwirbels bei tumurösem Befall über den alleinigen Zugang vom Rükken her. Vorne Wirbelkörperprothese aus einspritzbarem selbsthärtenden Kunststoff (Fa. Merck), hinten Metallimplantate (Fa. H. C. Ulrich) und körpereigener Beckenspan.

Verschiebung benachbarter Wirbelkörper und Instabilität zu Kompressionserscheinungen der Nervenwurzeln und hartnäckigen belastungsabhängigen Rückenschmerzen kommen kann, findet dieses Verfahren erfolgreich Verwendung.

In der Chemonukleolyse (chemische Auflösung des Gallertkerns der Bandscheibe) und in der perkutanen Nukleotomie (Teilentfernung des Gallertkerns der Bandscheibe durch die Haut) darf eine Erweiterung der Behandlungsmöglichkeiten von Bandscheibenvorfällen der Lendenwirbelsäule gesehen werden. Beide Verfahren, die in örtlicher Betäubung ausführbar sind, können allerdings nur bei sogenannten weichen Bandscheibenvorfällen, d.h. bei Bandscheiben, deren Faserring (umgibt den Gallertkern) noch nicht ganz zerrissen ist, erfolgreich angewandt werden. Haben sich jedoch Stücke aus dem Bandscheibenverband herausgelöst und sind als sogenannte Sequester in den Wurzelkanal eingedrungen, wobei sie dort auf die Nervenwurzel drücken, kann nur deren gezielte mikrochirurgische Entfernung zur gewünschten Schmerzfreiheit führen.

204

Bei der Chemonukleolyse wird durch eine lange Kanüle, die durch die Rückenhaut von hinten seitlich unter Durchleuchtungskontrolle in die Mitte der Bandscheibe eingeführt wird, Chymopapain – ein Enzym der Papayafrucht – eingespritzt. Dieses Medikament bewirkt durch Wasserentzug im Gallertkern eine Schrumpfung der Bandscheibe, wodurch im allgemeinen eine Druckentlastung der entsprechenden Nervenwurzel erreicht wird.

Bei der perkutanen Nukleotomie wird ein ca. 5 mm dickes Röhrchen in die kranke Bandscheibe eingeführt. Durch dieses hindurch wird der Gallertkern mit kleinen Faßzangen und einem rotierenden Messerchen, das angesaugtes Bandscheibengewebe so weit verkleinert, daß es absaugbar wird, teilentfernt. Wiederum ist es das therapeutische Ziel, durch Verminderung des Bandscheibenvolumens den Druck von der eingeklemmten Nervenwurzel zu nehmen.

Chirurgie der Wirbelsäulen- und Rückenmarkstumoren

Viele der relativ seltenen Tumoren, Blutschwämmchen und Zysten im Rückenmark selbst sind durch die Fortschritte in Diagnostik, Mikrochirurgie und operativer Technik erfolgreich behandelbar. In der operativen Behandlung des Rückenmarkglioms (bösartiger Tumor) sind durch das CUSA-Gerät neue Möglichkeiten erwachsen. Da viele dieser Geschwülste weicher als das Rückenmark sind, können die Impulse, die den Tumor zertrümmern, so gewählt werden, daß nur dieser und nicht das Rückenmark selbst angegriffen wird. Die Intensität der Absaugung wird so eingestellt, daß nur die zertrümmerten Tumorbröckchen und nicht das Rückenmark angesaugt werden. Auf diese Weise ist ein äußerst schonendes organerhaltendes Arbeiten in „non-touch-Technik" durchführbar. Vollständige, zumindest radikalere Tumorentfernungen bei besserer Rückbildung bestehender neurologischer Ausfälle sind die positiven Folgen.

Gutartige Rückenmarkstumoren, die von den Rückenmarkshüllen (Meningeome) oder Nervenwurzeln (Neurinome) ausgehen, können sicher und radikal entfernt werden, auch wenn sie groß und an ungünstigen Stellen gelegen sind oder die Wirbelgrenzen überschreiten. Wenn der Tumor bis in den Wirbel reicht, erfolgt nach der Tumorentfernung in gleicher Sitzung die Rekonstruktion des Wirbels aus Spongiosa und Fibrinkleber.

Bei den Tumoren, die vom Wirbelkörper ausgehen und in der überwiegenden Anzahl bösartig sind, hat sich zur Vermeidung bzw. Besserung von Lähmungserscheinungen die Tumorentfernung durch Wirbelkörperteilresektion mit anschließender Stabilisierung mittels Verbundosteosynthese (Wirbelkörperprothese aus Kunststoff + Metallfixierung) bewährt. Im Bereich der Brust- und Lendenwirbelsäule ist es jetzt technisch möglich, einen ganzen Wirbel von hinten, seitlich am Rückenmark vorbei zu entfernen und durch einspritzbaren selbsthärtenden Kunststoff zu ersetzen (Abb. 8). Die Patienten sind in der Regel im Anschluß an die Operation ohne äußere Stützbandage mobilisierbar und für die restliche Lebensphase gehfähig. Es versteht sich von selbst, daß in diesen Fällen eine enge Zusammenarbeit mit dem Strahlentherapeuten und internistischen Onkologen erfolgt.

Wirbelsäulen- und Rückenmarksverletzungen

In der Versorgung von Wirbelsäulen-/Rückenmarksverletzungen müssen beide Organe gleichermaßen bedacht werden. Durch exakte mikrochirurgische Dekompression (Druckentlastung) und Versorgung von angehbaren Verletzungen der Nervenwurzeln oder Caudafasern (Nervenfaserbündel, das vom Ende des Rückenmarks abwärts im Wirbelkanal verläuft) und Wiederherstellung einer stabilen Wirbelsäule in anatomischer Form ist vor allem bei inkompletten Lähmungen oft ein erstaunliches Zurückgehen der Ausfallerscheinungen zu erzielen. Die knochenverbindenden (osteosynthetischen) Maßnahmen, die von einigen wenigen Zentren entwickelt wurden, zielen auf einen kleinstmöglichen Eingriff und Funktionsausfall der Wirbelsäulenbeweglichkeit.

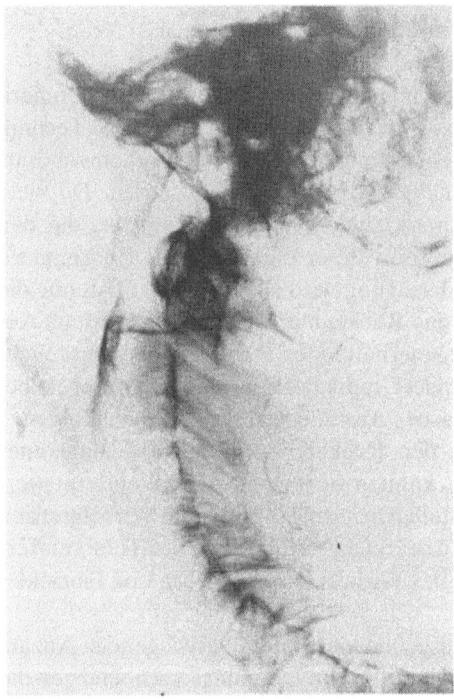 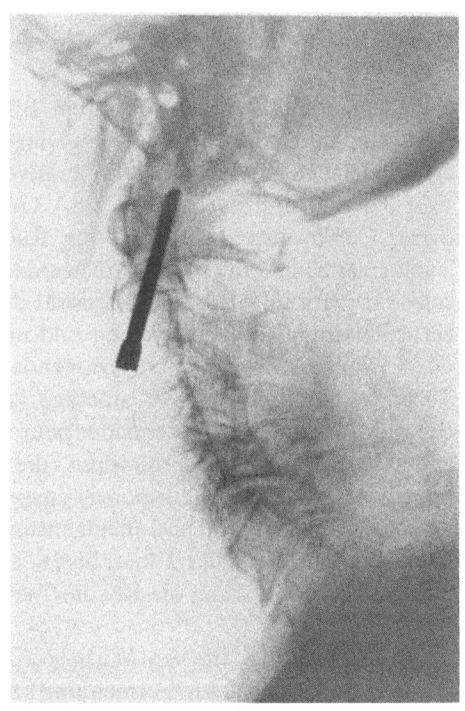

Abb. 9. a) Fraktur des 2. Halswirbels (Densfraktur) mit erheblicher Verschiebung des Dens nach hinten.

b) Zustand nach Reposition und Stabilisierung durch Doppelgewindeschrauben (Fa. H. C. Ulrich) nach Knöringer. Das Schraubenpaar fixiert den abgerissenen Zahnfortsatz des 2. Halswirbels rotationsstabil, wodurch die normale Anatomie und damit das Kopfdrehgelenk wiederhergestellt wird. Ein Versteifungseingriff würde durch Ausschaltung des Kopfdrehgelenkes zu einer erheblichen Bewegungseinbuße führen. Da die Schrauben nahezu ganz im Wirbel versenkt sind, verursachen sie keine mechanischen Irritationen der angrenzenden Strukturen (z.B. des Bewegungssegmentes $C_{2/3}$) und müssen nicht mehr entfernt werden.

Sie sind jetzt weitgehend standardisiert, so daß in Zukunft eine breitere Anwendung erfolgen kann. Die Abbildung 9 zeigt die Versorgung einer Densfraktur mit Doppelgewindeschrauben nach Knöringer, Abbildung 10 eine Halswirbelsäulenverrenkung vor und nach Stabilisierung mit Platten, Schrauben und Verdrahtung.

Resümee

Dieser Beitrag konnte nur einige neue therapeutische Möglichkeiten darstellen. So konnte auf ein wichtiges neurochirurgisches Teilgebiet, die Diagnostik und Therapie der Kompressionssyndrome und der Verletzungen peripherer Nerven, nicht näher eingegangen werden. Die Diagnose solcher Verletzungen wird durch elektrophysiologische Untersuchungsmethoden objektiviert und der Erfolg therapeutischer Maßnahmen damit überprüft.

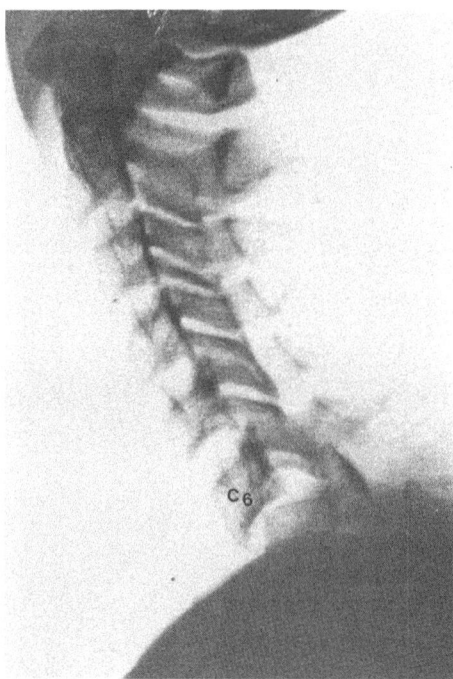 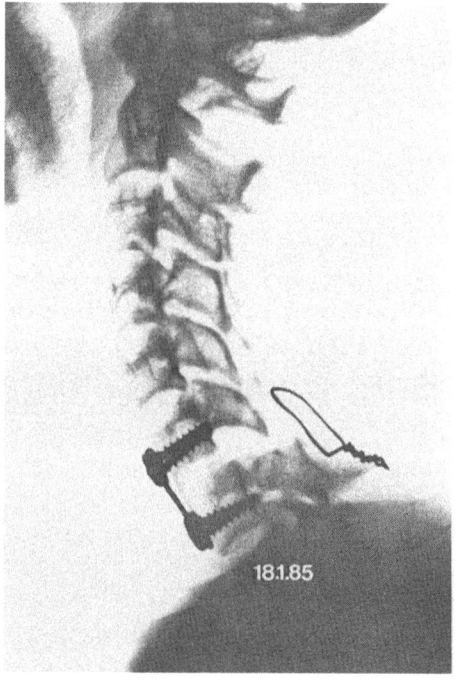

Abb. 10. a) Verrenkungsbruch des 6. und 7. Halswirbels mit inkompletter Querschnittslähmung.

b) Zustand nach operativer Druckentlastung des Rückenmarks durch Reposition und Stabilisierung der verschobenen Winkel. Dies erfolgt durch einen mikrochirurgisch unterstützten Eingriff von vorne und hinten. Völlige Rückbildung der Lähmungserscheinungen. Die Metalle beschränken sich exakt auf die Versteifungsstrecke ($C_{6/7}$) und führen nicht zur Irritation der angrenzenden Bewegungssegmente. Aus diesem Grunde ist eine spätere Materialentfernung nicht nötig.

Entscheidend für die ansteigende Erfolgsrate neurochirurgischer Maßnahmen sind die exakten diagnostischen Methoden, insbesondere die bildgebenden Verfahren, und verbesserte Operationstechniken. Hier bringen neue Geräte (z. B. Ultraschallverflüssiger), neues Osteosynthesematerial (z. B. Doppelgewindeschrauben) oder biologische Materialien (z. B. physiologische Fibrinkleber) Fortschritte.

Zu einer besseren Prognose von Betroffenen tragen auch schonende diagnostische Möglichkeiten zur Früherkennung von neurochirurgisch angehbaren Erkrankungen sowie die zunehmende Erfahrung in der Narkosetechnik und der Intensivbehandlung während der prä- und postoperativen Phase bei.

Anschrift des Verfassers:
Dr. med. Peter Knöringer
Arzt fürNeurochirurgie und Neuroradiologie
Geschäftsführender Oberarzt der Neurochirurgischen Abteilung der Universität Ulm
Bezirkskrankenhaus Günzburg
Ludwig-Heilmeyer-Str. 2
8870 Günzburg

Das moderne Schlaflabor bei Diagnose und Therapie von nächtlichen Atemstörungen

R. Haidmayer

Physiologisches Institut der Karl-Franzens-Universität Graz

Der Schlaf

Bei der Begründung der modernen Neurophysiologie (Lehre von der Funktion des Nervensystems) spielt der Schlaf eine wichtige Rolle. In der Nacht zum Ostermontag im Jahre 1920 wurde der an der Grazer Universität wirkende, spätere Nobelpreisträger Otto Loewi durch einen Traum geweckt, in dem ihm plötzlich eine Versuchsanordnung klar wurde, wie man nachweisen könne, daß Nerven ihre Wirkungen am Herzen über die Freisetzung von bestimmten erregungsübertragenden Substanzen entfalten. Er machte sich hastig einige Notizen und schlief wieder ein. Am nächsten Morgen war Loewi aber nicht imstande, sein Gekritzel zu entziffern. In der folgenden Nacht kam der Traum wieder. Loewi schrieb nun seine Gedanken sorgfältiger nieder, und am nächsten Tag führte er dann das bahnbrechende Experiment durch, das für die moderne Neurophysiologie richtungsweisend werden sollte (Koelle, 1986).

Mit dem Einschlafen gelangen wir für einige Stunden in einen veränderten Bewußtseinszustand, in dem wir weder sehen, hören noch bewußt fühlen, was um uns herum vorgeht. Für die meisten Menschen ist der Schlaf so selbstverständlich, daß sie über seine Entstehung und seinen Sinn kaum nachdenken, obwohl wir ein Drittel des 24-Stunden-Tages und rund ein Drittel unseres Lebens im Schlaf verbringen. Die Schlafmenge, die wir anscheinend brauchen, verändert sich jedoch im Laufe des Lebens. Kleinkinder und Kinder schlafen wesentlich mehr als Jugendliche, und Jugendliche wiederum mehr als Erwachsene.

Grundlage der Schlafforschung: Elektrophysiologische Messungen

Obwohl Schlaf und Traum in Mythologie und Dichtung ihren festen Platz einnehmen, blieben unsere Kenntnisse über den Schlaf bis vor etwa einem halben Jahrhundert sehr dürftig. In der Mitte der zwanziger Jahre wurde die Schlafforschung sehr intensiviert und vor allem durch die Einführung der Elektroenzephalographie (EEG) durch Hans Berger (1929) bereichert. Dabei werden Hirnstromwellen (Potentialschwankungen) als Ausdruck der Hirntätigkeit durch Elektroden von der Haut abgeleitet und nach entsprechender Verstärkung aufgezeichnet. Auf diese Weise gelang es dann Loomis und Mitarbeitern (1937/38), unterschiedliche Schlafstadien zu identifizieren und ihren zyklischen Wechsel innerhalb einer Nachtschlafperiode aufzudecken.

Erst Mitte der fünfziger Jahre wurde ein grundlegender Abschnitt des Schlafes neu entdeckt: der REM-Schlaf. Aserinsky und Kleitman beschrieben periodisch auftretende Schlafphasen, in denen es zu unregelmäßigen Augenbewegungen in allen Richtungen kam. Diese Augenbewegungen wurden durch in Augennähe angebrachte Hautelektroden als Elektrookulogramm (EOG) aufgezeichnet. Durch direkte Beobachtung schlafender Versuchspersonen konnte bestätigt werden, daß die Augen sich unter den geschlossenen Lidern tatsächlich bewegen. Das Auftreten rascher Augenbewegungen in diesem Stadium führte zur Bezeichnung REM-Schlaf (Rapid Eye Movement Sleep), die heute allgemein verwendet wird. Alle übrigen Schlafphasen werden dem REM-Schlaf als Non-REM-Schlaf gegenübergestellt. Das Phänomen der Träume scheint eng mit dem Auftreten von REM-Schlaf-Phasen in Verbindung zu stehen.

Aufschluß über die Muskelspannung (Muskeltonus) gewinnt man durch Aufzeichnung des Elektromyogramms (EMG). Zu diesem Zweck werden zwei Elektroden zumeist unter dem Kinn auf die Haut geklebt, um die elektrischen Ströme der Kinnmuskulatur abzuleiten.

Anhand der elektrophysiologischen Kriterien EEG, EOG und EMG können nach Rechtschaffen und Kales (1968) mehrere Schlafstadien unterschieden werden (Tabelle 1, Abb. 1).

Tabelle 1. Schlafstadien

Entspannter Wachzustand

Bei geschlossenen Augen findet man im EEG vorwiegend periodische Alphawellen (8–14 Hz). Der Muskeltonus ist im allgemeinen hoch, unregelmäßige Augenbewegungen können vorhanden sein. Mit Zunahme der Müdigkeit nimmt die Alpha-Aktivität ab, die Augen können langsam rollende Bewegungen ausführen.

Non-REM-Schlaf

Stadium 1

Die Alpha-Aktivität wird zunehmend durch ein gemischt frequentes EEG mit vorwiegend Beta- und langsamerer Theta-Aktivität (4–7 Hz) ersetzt (s. Abb. 1). Auftreten von langsam pendelnden Augenbewegungen, Verringerung des Muskeltonus gegenüber dem Wachzustand.

Stadium 2

Im EEG herrscht nun Theta-Aktivität vor, und es kommt zum intermittierenden Auftreten von zwei Phänomenen, Schlafspindeln und K-Komplexen. Schlafspindeln sind sporadisch auftretende rasche Wellen, die mindestens 0,5 s dauern. K-Komplexe sind vereinzelte langsame, hohe Ausschläge mit einer negativen Welle, die von einer positiven Welle gefolgt wird. Das EMG ist gegenüber dem Wachzustand vermindert, die Augen sind ruhig.

Stadien 3 und 4

Diese Stadien sind gekennzeichnet durch das Auftreten hochamplitudiger Wellen mit langsamer Frequenz (0,5–3 Hz), den Delta-Wellen. Machen die Delta-Wellen 20 bis 50 Prozent der Registrierzeit aus, entspricht der Schlaf dem Stadium 3. Ist ihr Anteil höher als 50 Prozent, erfolgt eine Zuteilung zum Stadium 4. Beide Stadien werden oft zusammen als Delta-Schlaf oder Tiefschlaf bezeichnet. Das EMG zeigt weiterhin eine erniedrigte Muskelspannung an, das EOG ist inaktiv.

REM-Schlaf

Während des REM-Schlafes kehrt das EEG zu einem gemischt frequenten Muster zurück, ähnlich demjenigen im Stadium 1 des Non-REM-Schlafes, im Gegensatz hierzu ist jedoch die Weckbarkeit stark vermindert. Das EMG zeigt ein fast völliges Verschwinden des Muskeltonus, und rasche, gleichsinnige Augenbewegungen treten in Erscheinung. Wegen dieser Diskrepanzen wird der REM-Schlaf auch als „paradoxer Schlaf" bezeichnet. In dieser Schlafphase kommt es zum Auftreten von Träumen.

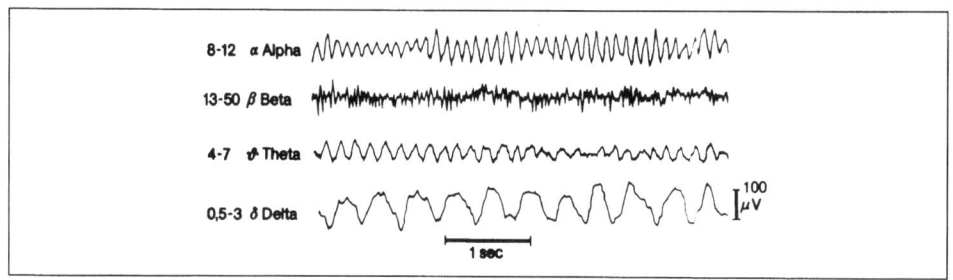

Abb. 1. Elektroenzephalogramm (EEG) mit den charakteristischen vier Wellenarten. Alpha: inaktiver Wachzustand bei geschlossenen Augen. Beta: wach, geistig aktiv, bei Sinnesreizen sowie auch im Traumschlaf. Theta: beim Einschlafen. Delta: im Tiefschlaf.

Das Schlafprofil bei Erwachsenen und Säuglingen

Die Reihenfolge der Schlafstadien ist nicht zufällig, sondern gehorcht einem festgelegten Zyklus. Im allgemeinen gelangt ein normaler junger Erwachsener mit dem Einschlafen in den Non-REM-Schlaf, bis es dann nach 70 bis 90 min zum Auftreten der ersten REM-Schlafphase kommt. Die normale Abfolge der Stadien des Non-REM-Schlafes ist folgendermaßen: Wachzustand, Stadium 1, Stadium 2, Stadium 3, Stadium 4, Stadium 3, Stadium 2. Nun beginnt die erste REM-Schlafphase, gefolgt von einer Reihe von Non-REM-Schlafstadien (Stadium 2, Stadium 3, Stadium 4, Stadium 3, Stadium 2) und einer weiteren REM-Schlafperiode.

Ein Schlafzyklus besteht demnach aus der Aufeinanderfolge von Non-REM- und REM-Schlaf. Die Periodenlänge eines Non-REM/REM-Zyklus beträgt etwa 90 min, kann aber zwischen 70 und 120 min schwanken. Der Anteil der Schlafstadien beim jungen Erwachsenen ist folgender: 50 % Stadium 2, 25 % REM, 10 % Stadium 3, 10 % Stadium 4, 5 % Stadium 1.

Ein Neugeborenes bzw. ein Säugling verbringt bis zu zwei Dritteln des Tages schlafend. Nach der Geburt ist der Schlaf gleichmäßig über den gesamten Tag verteilt, erst während der ersten Lebenswochen und -monate kommt es zu einer Zunahme des Nachtschlafanteiles mit Ausbildung längerer Aktivitätsphasen tagsüber. Außerdem ist bei Neugeborenen und Säuglingen der Anteil des REM-Schlafes am Gesamtschlaf (rund 50 Prozent) wesentlich höher als beim Erwachsenen.

Auch der Ablauf der Schlafphasen weist Besonderheiten auf: Auf den Wachzustand folgt beim Neugeborenen häufig unmittelbar der REM-Schlaf. Erst nach dem ersten Lebenshalbjahr kommt es dann zur Abfolge Wachzustand/Non-REM-Schlaf/REM-Schlaf, wie wir es beim Erwachsenen beobachten können. Mit zunehmendem Alter verringert sich dann kontinuierlich die Gesamtschlafdauer und der REM-Schlafanteil bis zu den für den jungen Erwachsenen gültigen Werten.

Das Polysomnogramm: Meßdaten des modernen Schlaflabors

Im modernen Schlaflabor werden neben der Aufzeichnung von EEG, EOG und EMG für die Erstellung eines sogenannten Polysomnogramms noch eine ganze Reihe anderer Meßgrößen mitregistriert (Tabelle 2) (Polysomnographie: Aufzeichnung verschiedener biologischer Meßgrößen im Schlaf).

Tabelle 2: Änderungen einiger vegetativer Funktionen während des Schlafes: unterschiedliches Verhalten im Non-REM- und REM-Schlaf.

	Non-REM-Schlaf	REM-Schlaf
Blutdruck	Abnahme gegenüber dem Wachzu-	Wiederanstieg mit ausgeprägten
Herzfrequenz	stand	Schwankungen während der raschen Augenbewegungen
Atmung	Frequenz gegenüber Wachzustand leicht erniedrigt, sehr regelmäßig	starke Unregelmäßigkeit, Auftreten von Apnoen
Hirndurchblutung	im wesentlichen unverändert	Zunahme um bis zu 200 %
Wärmeregulation	Reaktionen auf Kälte- und Wärmebelastung wie in Wachzustand	kein Muskelzittern selbst bei tiefen Außentemperaturen
sexuelle Reaktionen	keine	Reaktionen der Sexualorgane
Hormonhaushalt	Anstieg des Wachstumshormonspiegels im Plasma (Stadium 3 und 4)	keine Veränderung
Bewegungsaktivität	generell vermindert	unkoordinierte Glieder- und Rumpfzuckungen
Muskelspannung	gegenüber Wachzustand nur geringfügig vermindert	fast gänzlich erloschen (aktiver Hemmeinfluß)
Sehnenreflexe	etwas vermindert gegenüber Wachzustand	nicht auslösbar
Augenbewegungen	langsam rollend nur im Stadium 1, sonst keinerlei Augenbewegungen	rasch und heftig in horizontaler und auch in vertikaler Richtung

Körpertemperatur und Hormonschwankungen

Mit Schlafbeginn fällt die Körpertemperatur um einige Zehntelgrade ab, der Organismus tritt vom „ergotropen" Zustand in den „trophotropen" Zustand über (ergotroper Zustand: Mobilisierung der Körperenergien und gesteigertes Leistungsvermögen; trophotroper Zustand: Konservierung der Körperenergien und Förderung der Erholung). Weitere Hinweise dafür sind z. B. ein Absinken der Konzentration des Streßhormons Cortisol im Blut sowie ein Anstieg der Wachstumshormonkonzentration als Ausdruck gesteigerter Aufbauvorgänge im Stoffwechsel.

Herzaktivität

Die Ableitung eines Elektrokardiogramms (EKG) ermöglicht die kontinuierliche Darstellung der Herzaktivität sowie Berechnung der aktuellen Herzfrequenz von Herzschlag zu Herzschlag. So kann auch das Auftreten von Arrhythmien während des Schlafes entdeckt werden. Im Normalfall nimmt die Herzfrequenz nach dem Einschlafen deutlich ab und wird sehr stabil im Vergleich mit dem Wachzustand. Mit dem Auftreten des REM-Schlafes jedoch kommt es zu einem Wiederanstieg der Herzfrequenz mit ausgeprägten starken Schwankungen, wobei der Blutdruck ein analoges Verhalten zeigt.

Atmung

So wie die Herzfrequenz wird auch die Atmung nach dem Einschlafen langsam und regelmäßig. Mit dem Übergang in den REM-Schlaf ändert sich jedoch auch hier das Bild schlagartig: Die Atmung wird äußerst unregelmäßig, es können mehr oder weniger lange Atempausen (sogenannte Apnoen) beobachtet werden. Der Partialdruck von Sauerstoff und Kohlendioxid im Blut zeigt ebenfalls ausgeprägte Schwankungen in dieser Phase.

Durchblutung, Reaktionen der Sexualorgane

Im Gegensatz zum Non-REM-Schlaf kommt es also im REM-Schlaf zu einer Aktivierung mancher Körperfunktionen, was sich z.B. auch in einer gesteigerten Hirndurchblutung und Hirntemperatur zeigt. Ein weiteres Phänomen des REM-Schlafes ist das Auftreten von Peniserektionen beim Mann sowie Erhöhungen der Klitoristemperatur bei der Frau, die mit Hilfe der Phallographie (Messung von Volumenänderungen des Penis) bzw. Klitorographie nachgewiesen werden können. Diese Erscheinungen sind zeitlich eng an die Dauer der REM-Schlafperioden gekoppelt und unabhängig vom jeweiligen Trauminhalt, obwohl Träume mit erotischem Inhalt diese peripheren sexuellen Reaktionen zu verstärken scheinen. Diese Phänomene können auch schon an Kleinkindern und Säuglingen beobachtet werden.

Meßmethoden der Atmung im Schlaf

Die Regelung der Atmung erfolgt im Wachzustand einerseits über ein willkürliches (bewußtes) System, das vor allem für Vorgänge wie Sprechen und Singen eine Rolle spielt, andererseits über ein autonomes, metabolisches System, das die Atmung auf die Bedürfnisse des Gesamtorganismus einstellt. In erster Linie soll durch das Atmungssystem die Konzentration von Sauerstoff (O_2) und Kohlendioxid (CO_2) konstant gehalten werden, die Atmungsfunktion ist somit an die jeweilige Stoffwechselsituation des Organismus angepaßt. Im Schlafzustand ist nun ausschließlich die metabolische Atemregulation intakt, das willkürliche System ist inaktiv (Phillipson, 1978). Es ist daher gerade im Schlafzustand von Interesse, die metabolische Atemregulation zu untersuchen, um die Ursache von etwaigen Atemstörungen im Schlaf zu entdecken.

Für die Untersuchung der Atmung im Schlaf benötigt man mehr Meßgrößen, als sie bei einer standardmäßigen Polysomonographie aufgezeichnet werden:

Messung der Häufigkeit des Atemstroms mit Thermistoren

Thermistoren oder Thermoelemente werden für die Registrierung der Häufigkeit des Luftstromes aus Mund oder Nase verwendet, wobei man sich auf den Temperaturunterschied des Luftstromes beim Ein- und Ausatmen stützt.

Messung von Atembewegungen mit Dehnungsaufnehmern

Die Atembewegungen (in d. Abb. mit Impedanz bzw. Atmung bezeichnet) von Bauch und Brustkorb können mit einer Reihe von Techniken aufgezeichnet werden, einschließlich der Verwendung von Quecksilber-gefüllten Dehnungsaufnehmern, druckempfindlichen pneumatischen Meßfühlern oder Geräten, die Änderungen des induktiven Widerstandes aufzeichnen.

Messung von Blutgaskonzentrationen (O_2 bzw. CO_2) mit Elektroden

Durch Elektroden, die man auf die Haut klebt, ist man in der Lage, den Gehalt an Sauerstoff (Partialdruck = pO_2) und den Kohlendioxidgehalt im Blut kontinuierlich zu registrieren (sogenannte „transkutane pO_2- und pCO_2-Messung"). Phasen verminderter Atemtätigkeit im Schlaf (Hypoventilation) können so auch über ein Absinken des Partialdrucks von Sauerstoff (pO_2) und ein Ansteigen des Partialdrucks von Kohlendioxid (pCO_2) nachgewiesen werden.

Wie schon erwähnt, ändert sich das Atemmuster signifikant mit dem Übergang von Non-REM-Schlaf in den REM-Schlaf. Im Non-REM-Schlaf ist die Atmung äußerst regelmäßig, und auch die Blutgaskonzentrationen von O_2 und CO_2 zeigen keine nennenswerten Schwankungen (Abb. 2a). Im REM-Schlaf jedoch werden mit dem Auftreten von raschen Augenbewegungen sowohl Atmung als auch Herzfrequenz unregelmäßig, es treten Atempausen (Apnoen) auf, und auch die Blutgaswerte zeigen entsprechende Schwankungen (Abb. 2b). Das Muster der beschriebenen physiologischen Meßgrößen ändert sich schlagartig mit dem Übergang vom Non-REM-Zustand in den REM-Zustand.

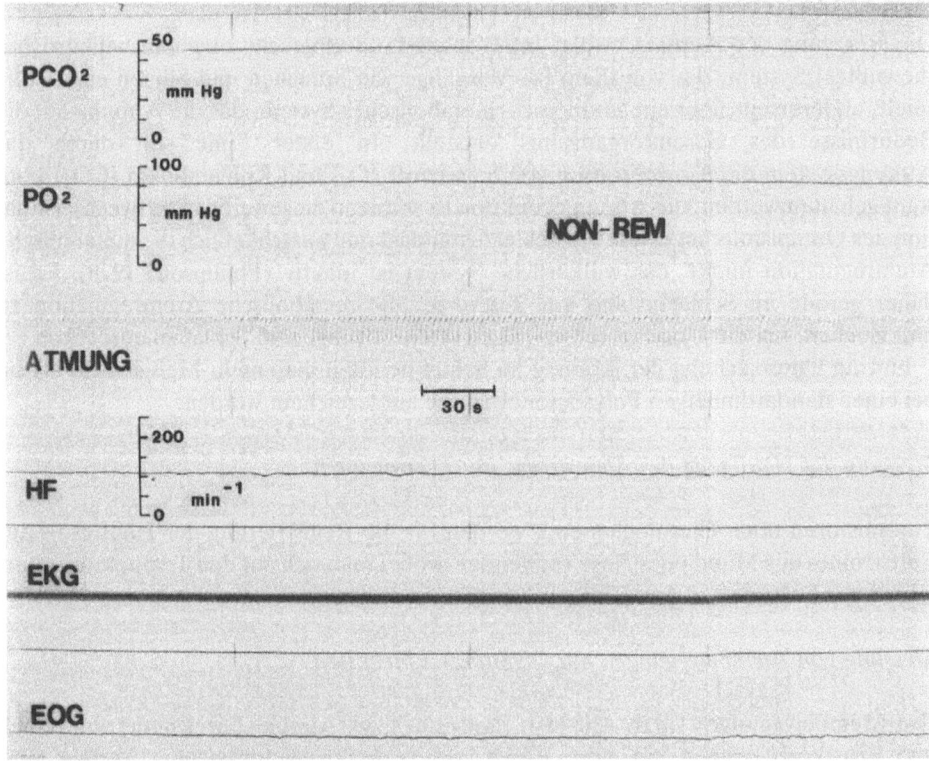

Abb. 2a. Beispiel für eine polysomnographische Registrierung während des Non-REM-Schlafes. Beachtenswert ist der regelmäßige Verlauf von Atmung, Herzfrequenz (HF) und Blutgaswerten (pCO_2 bzw. pO_2) in diesem Schlafstadium. Keine Augenbewegungen (EOG).

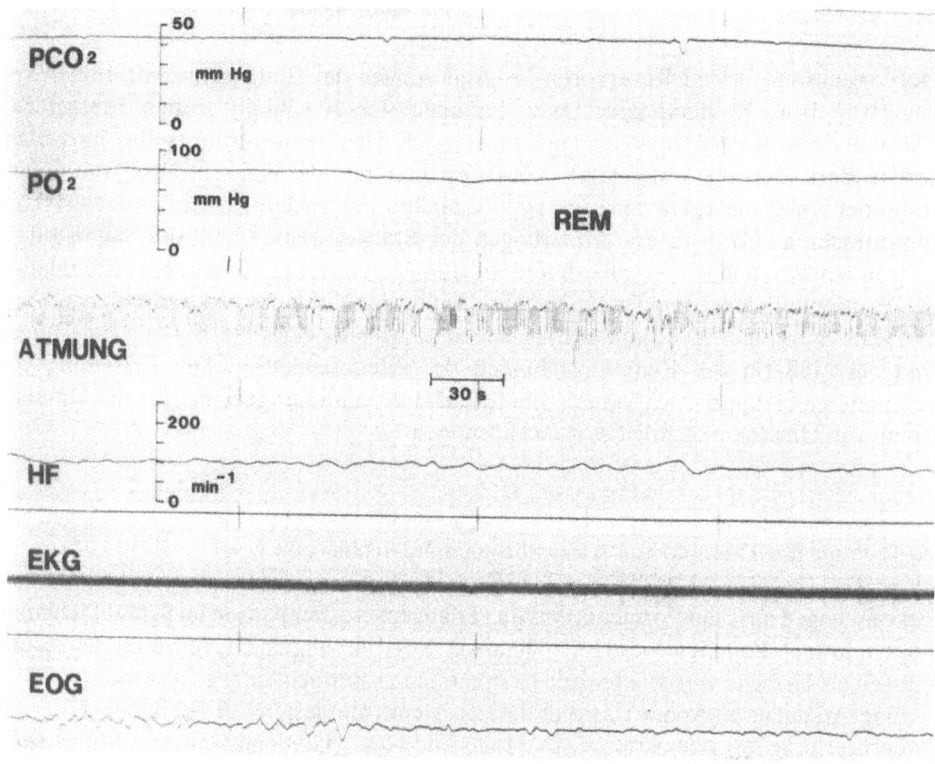

Abb. 2b. Registrierbeispiel für den REM-Schlaf mit den charakteristischen Unregelmäßigkeiten von Atmung und Herzfrequenz (HF) sowie den damit verbundenen Schwankungen der Blutgaswerte (pCO$_2$ bzw. pO$_2$). Nachweis von Augenbewegungen im EOG.

Messung des Atemzugvolumens mit dem Pneumotachographen

Durch die oben beschriebenen Methoden kann die Atmung nur qualitativ erfaßt werden, d.h., eine quantitative Beschreibung ist dadurch nicht möglich. Für die Bestimmung von Atemvolumina (Menge der ein- und ausgeatmeten Luft) verwendet man meistens einen Pneumotachographen, mit dem man die Atemstromstärke (Volumengeschwindigkeit) am Mund messen kann. Dabei handelt es sich im wesentlichen um ein weitlumiges Rohr mit einem eingebauten kleinen Strömungswiderstand. Strömt die Atemluft durch das Rohr, entsteht zwischen dem Anfang und dem Ende eine kleine Druckdifferenz, die der Atemstromstärke direkt proportional ist, und damit dem Volumen, das pro Zeiteinheit den Querschnitt passiert. Durch Integration der Kurve der Volumengeschwindigkeit ermittelt man das jeweilige Atemzugvolumen.

Das Atemzeitvolumen (Ventilation)

Das Atemzeitvolumen (Ventilation) ist das in der Zeiteinheit eingeatmete oder ausgeatmete Gasvolumen. Es ergibt sich definitionsgemäß als Produkt aus Atemzugvolumen und Atemfrequenz.

Der Organismus besitzt Rezeptoren für Änderungen der Blutgaskonzentrationen von Sauerstoff bzw. Kohlendioxid. Diese befinden sich sowohl in großen Blutgefäßen (Aortenbogen, Karotissinus) als auch im Bereich des Atemzentrums selbst im verlängerten Mark (Medulla oblongata). Verändert man nun die Konzentration von Sauerstoff oder Kohlendioxid in der Einatemluft, ändern sich auch die betreffenden Gaskonzentrationen als Antwort auf Änderungen der Blutgase. Ein Abfall des Sauerstoffgehalts in der Einatemluft (*Hypoxie*) und im Blut (*Hypoxämie*) bewirkt eine Stimulation der Ventilation; denselben Effekt hat ein Anstieg des Kohlendioxidgehalts (*Hyperkapnie*). Die Stärke der Ventilationsänderungen in Abhängigkeit von Blutgasänderungen sind ein Maß für die Reaktionsfähigkeit der Atemregulation. Die Erstellung von sogenannten „Atemantwortkurven" im Schlaf sind somit gut geeignet für die Untersuchung von Ursachen nächtlicher Atemstörungen.

Neue Wege der Therapie von Atemstörungen im Schlaf

Erkrankungen aus dem Formenkreis von verlängerten Atempausen im Schlaf (Schlafapnoesyndrome) kommen wesentlich häufiger vor, als allgemein vermutet wird, und müssen als Ursache verschiedenster Krankheiten in Betracht gezogen werden.

Eine Atempause (Apnoe) wird definiert als eine mindestens 10 Sekunden dauernde Unterbrechung des Atemstroms aus Mund und Nase (Guilleminault und Mitarbeiter, 1976).

Es können verschiedene Apnoeformen unterschieden werden:
1) *zentrale Apnoen*, wobei es zu einem Stillstand sowohl der Atembewegungen als auch des Luftstromes kommt; Stillstand der Atemmuskulatur (Zwerchfell und Interkostalmuskeln) durch Wegfall des Atemantriebs.
2) *obstruktive Apnoen* (Obstruktion = Verschluß), wobei es durch einen Verschluß der oberen Luftwege zu einer Unterbrechung des Atemstromes aus Mund und Nase kommt. Dies trotz kontinuierlicher „frustraner" Atembewegungen (Abb. 3)
3) *gemischte Apnoen*, die durch eine zentrale Apnoe in der Anfangsphase gekennzeichnet sind mit anschließenden „frustranen" Atembewegungen ohne nachweisbaren Luftstrom.

Von der Vielzahl der bekannten Atemstörungen im Schlaf sollen hier nur drei Beispiele diskutiert werden: das Pickwick-Syndrom, das Undine-Fluch-Syndrom und das Schlafapnoesyndrom beim Säugling inklusive seiner Bedeutung für den plötzlichen Kindstod (Krippentod).

Das Pickwick-Syndrom und die Therapie mit der Nasenmaske

Das Pickwick-Syndrom stellt eine Sonderform des Atempausensyndroms im Schlaf durch Verschluß der oberen Luftwege (obstruktives Schlafapnoesyndrom) dar. Burwell und Mitarbeiter (1956) prägten diesen Namen in Anlehnung an Charles Dickens „Pickwick Papers", wo der fette Knabe Joe an dieser Krankheit gelitten haben soll.

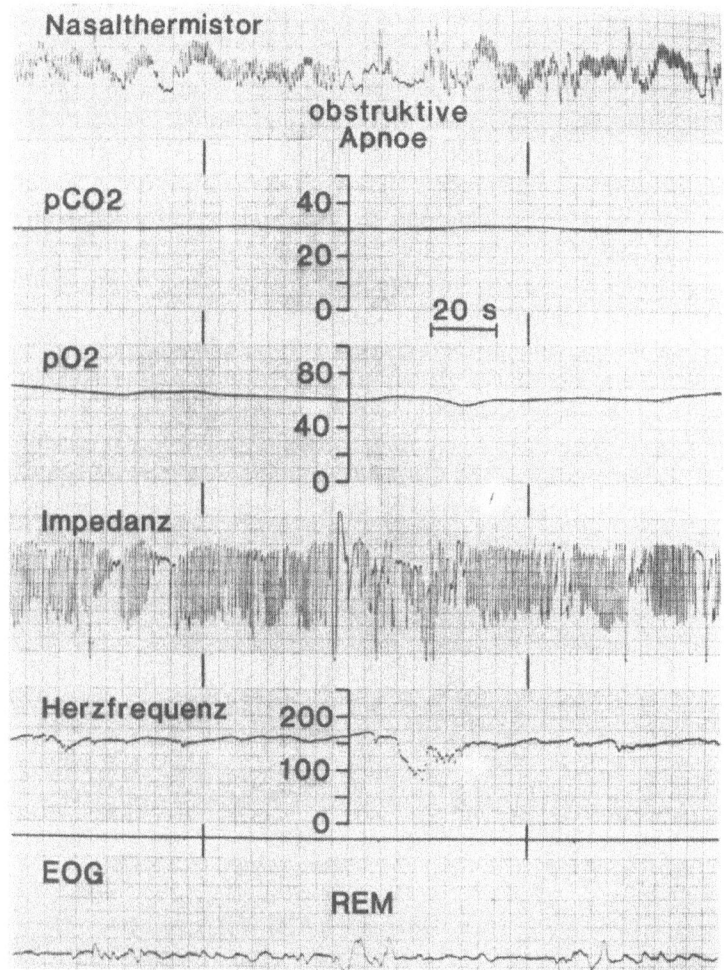

Abb. 3. Nachweis eines verschlußbedingten Atemstillstands (obstruktive Apnoe) durch Wegfall des Luftstromes aus der Nase (Nasalthermistor) bei gleichzeitig anhaltenden Atembewegungen (Impedanzpneumographie). Beachtenswert ist der ausgeprägte Abfall der Herzfrequenz während der Obstruktion. Die Versuchsperson befindet sich im REM-Schlaf, Sauerstoff- und Kohlendioxid-Partialdruck pO_2 bzw. pCO_2 (mm Hg) werden über eine transkutane Elektrode kontinuierlich mitaufgezeichnet.

Beim Pickwick-Syndrom kommt es zu einem Zusammenfallen der Rachenwand und zum Zurückfallen des Zungengrundes (Tonusverlust des Musculus genioglossus) im Schlaf. Daraus resultiert ein periodisches Schnarchen und schließlich eine Neigung zum völligen Verschluß der Luftwege. Patienten mit einem Pickwick-Syndrom sind charakterisiert durch eine ausgeprägte Fettleibigkeit und eine pathologische Einschlafneigung tagsüber. Infolge des wiederholten Sauerstoffmangels im Blut (Hypoxämie) ist die Anzahl der roten Blutkörperchen erhöht. Die Sauerstoffmangelanfälle können dann auch zu einer Überbelastung des rechten Herzens und schließlich zum Cor pulmonale führen (Kummer, 1981). Die Fettleibigkeit spielt zwar beim Manifestwerden dieses

Atempausensyndroms eine entscheidende Rolle, aber auch durchaus normalgewichtige Patienten können davon betroffen sein. In 90 bis 95 Prozent aller Fälle handelt es sich um Männer.

Für die Diagnostik ist eine Polysomnographie über mehrere Stunden wesentlich. Neben der Registrierung von EEG, EOG und EMG des Zungengrundes zur Schlafstadienbestimmung werden vor allem Atemstrom an Mund und Nase (Thermistor), Atembewegungen des Brustkorbs und Bauchs, CO_2-Konzentration in der Atemluft, Blutgaswerte (pO_2- und pCO_2), Herzfrequenz und gegebenenfalls Blutdruck mitaufgezeichnet. Dabei zeigt sich, daß es im Schlaf zu wiederholten Apnoephasen vor allem vom obstruktiven und gemischten Typ kommt. Ihre Anzahl kann bis zu 60 pro Stunde betragen, und sie können von 10 Sekunden bis zu 3 Minuten dauern (im Durchschnitt 30 bis 40 Sekunden). Der Schlaf wird dadurch immer wieder kurz unterbrochen, so daß sich kaum die tieferen Stadien 3 und 4 einstellen (Russi und Bezel, 1987). Dadurch bedingt kommt es wahrscheinlich zur vermehrten Einschlafneigung tagsüber sowie zu weiteren durch den Sauerstoffmangel ausgelösten Symptomen wie morgendliche Kopfschmerzen, Abgeschlagenheit, Konzentrations- und Gedächtnisminderung, Impotenz. In vielen Fällen besteht bei diesen Patienten auch bereits im Wachzustand eine Atemregulationsstörung mit vermindertem Ansprechen auf CO_2.

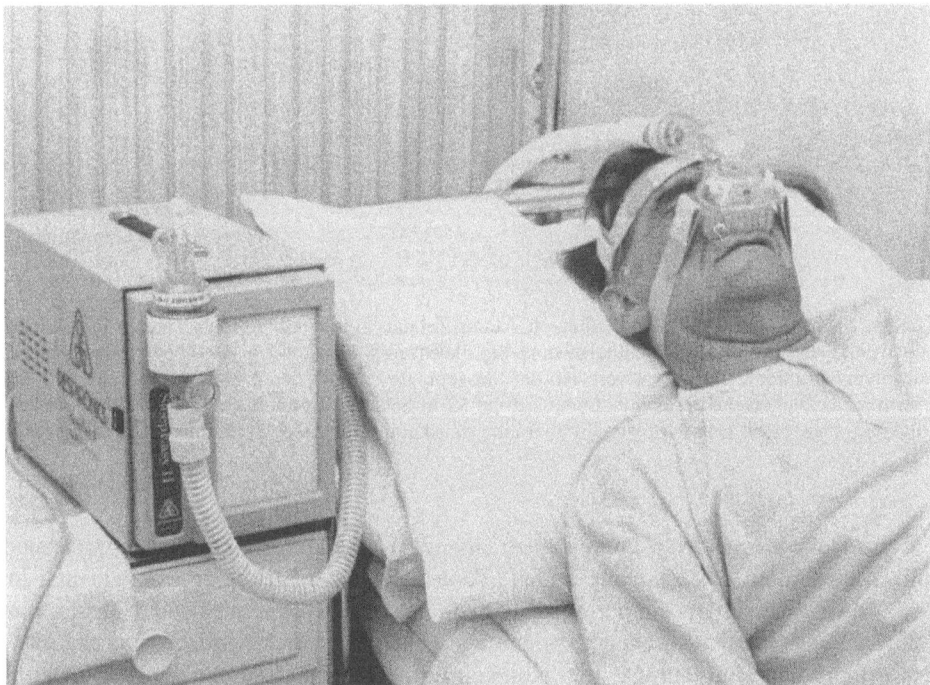

Abb. 4. Behandlung des obstruktiven Schlafapnoesyndroms durch kontinuierlichen positiven Atemdruck. Der Patient ist über eine Nasenmaske mit einem kleinen Kompressor verbunden, durch den ständig leicht erhöhten Druck in den Atemwegen wird ein Kollaps der oberen Luftwege verhindert. (Foto: II. Medizinische Klinik, Landeskrankenhaus Graz, Vorstand: Univ.-Prof. Dr. K. Harnoucourt)

Eine kausale Therapie ist nicht möglich, doch kann bei fettleibigen Patienten eine Besserung durch eine Gewichtsreduktion von 5 bis 10 Prozent erreicht werden. Eine medikamentöse Therapie wurde vielfach versucht, blieb aber letztendlich ohne Erfolg.

Eine ausgesprochen wirkungsvolle Methode zur Behandlung dieses Atempausensyndroms stellt die Tracheostomie (künstliche Verbindung der Luftröhre nach außen) dar, die aber für den Patienten ein stark belastendes Problem bedeutet. Auch kieferchirurgische Korrekturen sowie Entfernung von überschüssigem Weichteilgewebe im Bereich der oberen Luftwege führen manchmal zu einem positiven Erfolg.

Um den durch den Verlust der Muskelspannung verursachten Kollaps der oberen Luftwege und damit einen Verschluß zu verhindern, wurde 1981 von Sullivan und Mitarbeitern erstmals ein über eine Nasenmaske applizierter kontinuierlicher positiver Atemwegsdruck angewendet (Abb. 4). Die Symptome dieses Atempausensyndroms sprechen auf diese Behandlung gleich gut an wie auf eine Tracheostomie und stellen somit das Mittel der Wahl für eine erfolgreiche Therapie dar.

Das Undine-Fluch-Syndrom und die Behandlung mit Zwerchfellschrittmachern

Die Bezeichnung „Undine-Fluch-Syndrom" wurde erstmals von Severinghaus und Mitchell 1962 in die Medizin eingeführt. Sie bezogen sich dabei auf eine deutsche Legende, nach der „die Wassernymphe Undine ihrem sterblichen Gemahl, von dem sie verlassen worden war, sämtliche automatische Körperfunktionen entzog, so daß er ständig daran denken mußte, zu atmen. Als er schließlich einschlief, starb er".

Der Stoff dieser Legende wurde 1816 in einer magischen Oper von E. T. A. Hoffmann und 1845 auch als romantisches Schauspiel von Lortzing verwendet. Allerdings kommt sowohl in der Urfassung als auch in diesen Versionen nirgends ein Fluch der Undine vor. In einer abgeänderten Version von Jean Giraudoux (1882 bis 1944) jedoch kommt es zum Tod des ungetreuen Gatten durch Verlust aller automatischen Funktionen (Sugar, 1978) („Alles, was mein Körper tun soll, muß ich ihm befehlen. Ich kann nur dann sehen, wenn ich es meinen Augen befehle ... Ein Augenblick der Unachtsamkeit, und ich vergesse zu atmen, zu hören. Man wird sagen, er starb, weil ihn das Atmen langweilte.")

Treffender wird das Undine-Fluch-Syndrom als „zentrales alveoläres Hypoventilationssyndrom" (verminderte Belüftung der Lungenbläschen) bezeichnet. Als Ursache für diese Erkrankung liegt meistens eine zentrale Störung der Atemregulation vor. Die ausgeprägtesten Krankheitszeichen finden sich daher im Schlafzustand, wo die automatische Atemregulation fast völlig fehlt, während im Wachzustand zunächst keine Störung auffällt. So wie das Pickwick-Syndrom kann auch das Undine-Fluch-Syndrom in jedem Lebensalter auftreten.

Für die Diagnostik spielt die Prüfung der Erregbarkeit des Atemzentrums eine wichtige Rolle. Die Erstellung von Atemantwortkurven geschieht durch Messung der Änderung der Ventilation bei Erhöhung des CO_2- und Erniedrigung des O_2-Gehaltes in der Einatemluft.

Verlauf, Diagnose und Therapieansätze beim Undine-Fluch-Syndrom lassen sich am anschaulichsten an Hand einer Falldarstellung zeigen:

Die Patientin T. B. entwickelte erste Krankheitszeichen mit zweieinhalb Jahren. Es kam bei dem Mädchen zur massiven Appetitsteigerung, Gewichtszunahme, Verhaltensstörungen mit aggressivem Benehmen und Schwierigkeiten beim Spielen, das Kind wollte nicht einschlafen und zeigte manchmal einen starren Blick ins Leere. Sowohl von der Geburts- als auch Familienanamnese her war das Kind unauffällig, in der Neugeborenenperiode hatten keine Probleme bestanden. EEG-Untersuchungen zum damaligen Zeitpunkt blieben ebenfalls unauffällig.

Zwei Monate später wurde das Mädchen während eines Urlaubes im Schlaf tief cyanotisch (blaurote Färbung der Lippen und Nagelbette infolge Sauerstoffmangels im Blut) und ließ sich nicht mehr erwecken. Anläßlich der sofortigen Einweisung in ein Krankenhaus wurde eine schwere respiratorische Azidose (atembedingte Übersäuerung des Blutes durch einen erhöhten CO_2-Gehalt) festgestellt. Das Kind wurde erfolgreich reanimiert (wiederbelebt). Nach der Reanimation erfolgte die Beatmung über eine nach einem Luftröhrenschnitt eingesetzte Kanüle und die Überführung mit Flugrettung an die Universitätskinderklinik Graz.

In Graz fand dann langsame Entwöhnung vom Beatmungsgerät (Respirator) statt mit Übergang zu einer Schlaf-Respirator-Behandlung. Ohne Respirator zeigte das Mädchen im Schlaf nur eine oberflächliche, unregelmäßige Atmung mit einer ausgeprägten Abnahme der Sauerstoffkonzentration des Blutes. Abbildung 5 zeigt, wie es nach dem Ausschalten des Beatmungsgeräts im Schlaf zum Atemstillstand und zum Absinken des Sauerstoffgehalts im Blut kommt.

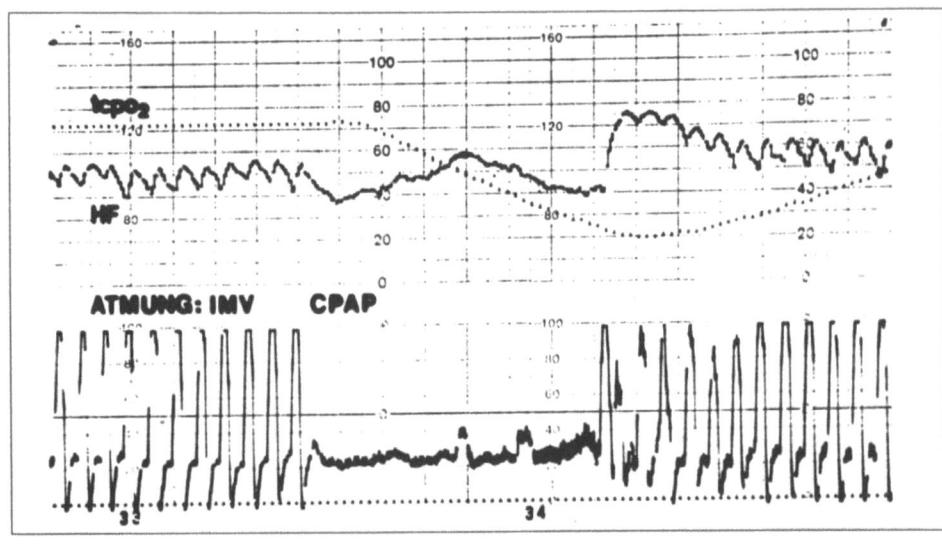

Abb. 5. Undine-Fluch-Syndrom (alveoläres Hypoventilationssyndrom) unter Beatmungsgerät-Therapie während des Schlafes. Nach dem Abschalten des Beatmungsgerätes im Non-REM-Schlaf kommt es zum Atemstillstand (untere Kurve) mit einem Absinken der Sauerstoffkonzentration im Blut (pO_2 auf: 20 mm Hg). Bei Wiederbeatmung steigt auch die Sauerstoffkonzentration im Blut.

Im Schlaflabor des Physiologischen Instituts erfolgte dann eine Polysomnographie mit Erstellung von Atemantwortkurven im Non-REM-Schlaf und REM-Schlaf. Dabei ergab sich, daß die Atmung auf Änderung der Kohlendioxidkonzentration im Blut

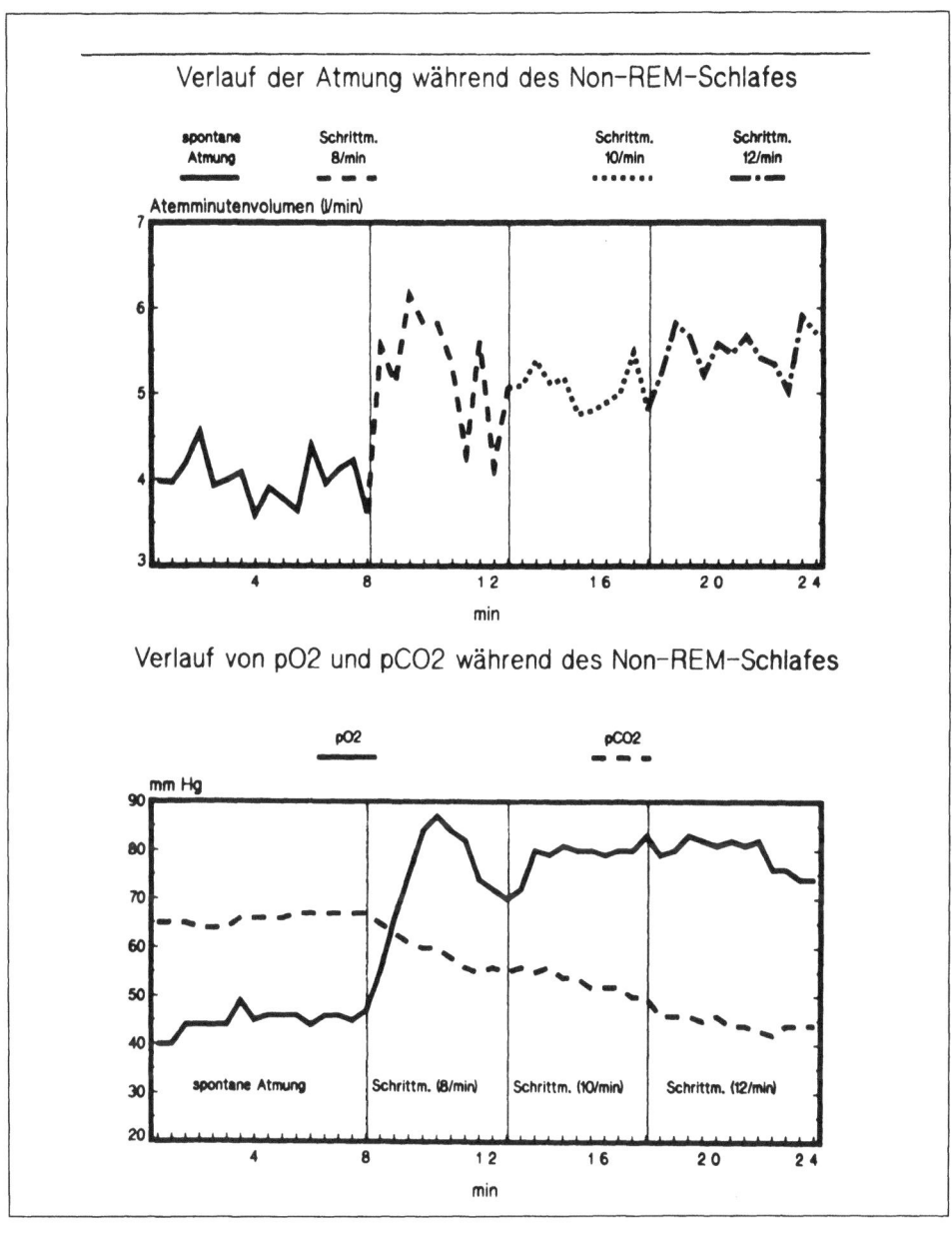

Abb. 6. Einfluß eines Zwerchfellschrittmachers auf Atmung und Blutgase beim Undine-Fluch-Syndrom (alveoläres Hypoventilationssyndrom). Das Atemminutenvolumen ist bei der geringen spontanen Atmung (1 Abschnitt der Kurve) sehr gering. Erst bei einer Schrittmacherfrequenz mit 8, 10 bzw. 12 Reizungen (= Atemzügen) pro Minute steigt es erheblich an. Gleichzeitig erhöht sich damit die Sauerstoffkonzentration im Blut (–).

praktisch überhaupt nicht reagiert und auf Sauerstoffkonzentrationsänderungen nur in sehr abgeschwächter Form. Das bedeutet, daß bei diesem Mädchen die automatische Regulation der Atmung im Schlaf gar nicht funktionieren konnte. Ebenso kam es bei dem Mädchen nicht zum Erwachen durch Sauerstoffmangel, wie dies normalerweise stattfindet (verzögerte Weckreaktion).

Aus diesen Befunden ergibt sich nun die Indikation zur lebenslangen Schlaf-Respirator-Therapie, da mit einer spontanen Heilung nicht zu rechnen ist. Medikamentöse Therapien wurden zwar vielfach versucht, blieben aber auch bei dieser Atemstörung ohne durchschlagenden Erfolg.

Um nun eine Entlassung des Mädchens nach Hause zu ermöglichen, entschloß man sich zu einer bislang nur sehr selten durchgeführten Behandlung: der Einpflanzung eines Schrittmachers für den Nervus phrenicus. Der Nervus phrenicus leitet die Atemimpulse vom Atemzentrum im verlängerten Mark zum Zwerchfell und bringt die Zwerchfellmuskulatur zum Zusammenziehen. Dadurch senkt sich das Zwerchfell, das den Brustvom Bauchraum trennt, nach unten. Es kommt zum Einatemvorgang (Inspiration), Luft strömt in die Lungen. Durch den Phrenicus-Schrittmacher wird das Zwerchfell durch von außen kommende elektrische Impulse zur Kontraktion gebracht. Dadurch werden künstlich regelmäßige Atembewegungen bewirkt.

Abbildung 6 zeigt den Verlauf der Atmung zuerst mit ausgeschaltetem Schrittmacher (spontane Atmung) und dann mit einer Schrittmacherfrequenz von 8, 10 und 12 Atemzügen pro Minute, die am Steuergerät vorgewählt werden kann. Deutlich sichtbar wird mit Zunahme der Atemzüge die signifikante Zunahme der Sauerstoffkonzentration (pO_2) und Abnahme der Kohlendioxidkonzentration (pCO_2) im Blut durch den Einfluß des Phrenicus-Schrittmachers.

Der große Vorteil der künstlichen Reizung des Nervus phrenicus durch einen Schrittmacher gegenüber der Behandlung mit einem Beatmungsgerät ist die relativ einfache Handhabung auch durch medizinisch ungeschulte Betreuer des Kindes, so daß einer Entlassung nach Hause nichts entgegenstand.

Das Schlafapnoesyndrom beim Säugling: Seine Beziehung zum plötzlichen Kindstod und die Überwachung durch Heimmonitore

Bei unreifen Frühgeburten ist eine instabile und zum Teil unzureichende Atemregulation eine bekannte Tatsache. Die Unreife des Atemzentrums mit zu geringem Atemantrieb führt häufig zu lebensbedrohenden Situationen ("Apnoesyndrom des Frühgeborenen"). Dies erfordert eine ständige klinische Überwachung und fallweise auch eine Beatmung.

Bei reifen Neugeborenen sind Apnoen von über 15 Sekunden Dauer im Schlaf sehr selten zu beobachten und sollen im Normalfall nach dem 3. Lebenstag überhaupt nicht mehr vorkommen. Nach der Neugeborenenperiode nimmt die Zahl der Apnoen deutlich ab, jedoch treten im Alter von 3 Monaten während einer Schlafdauer von 100 min noch immer ca. 80 Atempausen von weniger als 10 Sekunden Dauer auf (Gould und Mitarbeiter, 1977). Es gibt Übereinstimmung, daß beim Säugling eine kurzfristige periodische Atmung und Apnoen bis zu 10 Sekunden in jedem Fall als physiologisch anzusehen sind. Als "periodische Atmung" bezeichnet man einen Zustand wiederholt auftretender Apnoen, die jeweils durch einige wenige Atemzüge voneinander getrennt sind.

Von einem Schlafapnoesyndrom des Säuglings spricht man dann, wenn ein häufiges Auftreten von Apnoen über 15 Sekunden vorliegt und/oder periodische Atemepisoden auftreten, deren Dauer 5% der Gesamtschlafdauer im Non-REM-Schlaf überschreitet (Haidmayer und Kenner, 1988).

Vom Schlafapnoesyndrom gibt es anscheinend fließende Übergänge zum Phänomen des plötzlichen Säuglingstodes oder Krippentodes. Der plötzliche Säuglingstod (sudden infant death syndrome = SIDS) ist die häufigste Todesursache von Säuglingen im Alter von einem Monat bis zu einem Jahr. Bei einer Häufigkeit von 2 bis 3 Todesfällen auf tausend Geburten bedeutet das, daß allein in der Bundesrepublik Deutschland, der Schweiz und Österreich jährlich ca. 2000 Fälle von SIDS zu beklagen sind. SIDS wird dann diagnostiziert, wenn bei einer nach dem Tod durchgeführten Autopsie keinerlei Anhaltspunkte für die Todesursache gefunden werden können.

Da SIDS in den meisten Fällen anscheinend während des Schlafes auftritt, schreibt man diese Todesfälle überwiegend einer Atemregulationsstörung im Schlaf zu. Es existieren auch Hinweise aus pathologisch-anatomischen Befunden, daß ein Großteil der verstorbenen Säuglinge schon einige Zeit vor dem Tod an einem chronischen Sauerstoffmangel (Hypoxämie) durch unzureichende Sauerstoffversorgung gelitten hat (Literaturübersicht bei Wilske, 1984). Ein weiterer Hinweis auf eine gestörte Atemfunktion als Ursache für SIDS ist die Beobachtung, daß Säuglinge, die zufällig durch eine rechtzeitige Reanimation vor dem Tod bewahrt werden konnten, in vielen Fällen ein ausgeprägtes Schlafapnoesyndrom zeigen. Solche Säuglinge werden in der Fachliteratur als „near miss for SIDS infants" oder auch als „ALTE Infants" (ALTE = **A**pparent **L**ife **T**hreatening **E**vent = offensichtlich lebensbedrohendes Ereignis) bezeichnet und können uns durch intensive Untersuchungen Hinweise auf mögliche Risikozeichen für die frühzeitige Entdeckung gefährdeter Säuglinge liefern.

Für die Beurteilung des Risikos für SIDS werden sowohl anamnestische als auch klinische Kriterien herangezogen. Als erhöhtes Risiko gilt:
– familiäres Risiko (ein oder mehrere Geschwister an SIDS verstorben)
– der Säugling hatte bereits einen Sterbeanfall (near miss for SIDS infant bzw. ALTE infant)
– Schlafapnoesyndrom, Cyanoseanfälle
Zusätzliche Risikofaktoren sind:
– Unreife nach Frühgeburt
– Trinkschwierigkeiten
– Zurückfließen von Speisebrei aus dem Magen, häufiges Speien

Polysomnographische Untersuchungen lassen nun durch Analyse des Atemmusters auf das Vorhandensein etwaiger Atemregulationsstörungen schließen. Abbildung 7 zeigt ein Beispiel, wo es während der Registrierung eines schlafenden Säuglings zu einem „ALTE"-Ereignis kam. Die Atmung kommt zum Stillstand, es kommt zum Absinken der Herzfrequenz und der Sauerstoffwerte im Blut. Erst durch Reanimationsmaßnahmen beginnt der Säugling wieder zu atmen. Man darf annehmen, daß es ohne diese Maßnahmen zum Tod gekommen wäre.

Durch Behandlung des Schlafapnoesyndroms mit Aminophyllin (z. B. Euphyllin, Fa. Byk Gulden) oder Theophyllin kann eine deutliche Verbesserung des Atemverhaltens im Schlaf erreicht werden, ein Effekt, der auch nach Absetzen einer mehrwöchigen Behandlung anhält. Aminophyllin ist eine äußerst wirksame, das Zentralnervensystem stimulierende Substanz. Eine Therapie mit Aminophyllin wird daher wie bei allen

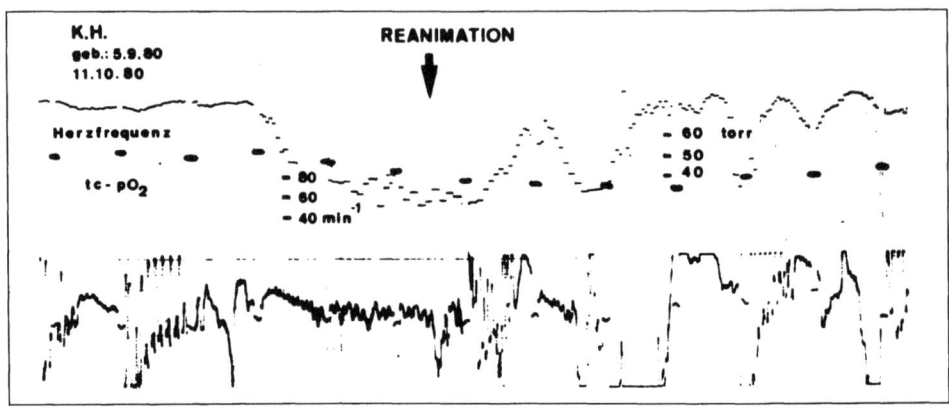

Abb. 7. Polysomnographie bei einem vermuteten Risikosäugling für SIDS. Sterbeanfall („near-miss-event") während der Registrierung mit Atemstillstand sowie Absinken der Herzfrequenz und der Sauerstoffkonzentration im Blut. Erfolgreiche Reanimation mit Wiederanstieg der Herzfrequenz und der Sauerstoffkonzentration.

hochwirksamen Medikamenten nur in jenen Fällen angezeigt sein, wo es durch immer wiederkehrende, verlängerte Apnoen zu einem deutlichen Sauerstoffmangel des Blutes im Schlaf kommt.

Bei weniger stark ausgeprägten Formen des Schlafapnoesyndroms wird bevorzugt eine Überwachung des betroffenen Säuglings durch einen Heimmonitor eingesetzt. Bevorzugt sollten Monitore verwendet werden, die sowohl die Atmung als auch die Herztätigkeit überwachen (z. B. Das Gerät Vitalmon, Fa. Kontron Instruments, München). Im Falle eines Atem- oder Herzstillstands verständigt der Heimmonitor durch Alarm die Eltern, die dann durch Schütteln oder Stimulation des Säuglings die Atmung wieder in Gang bringen können. Die Krankenkassen sind in den meisten Fällen bereit, die Kosten des Heimmonitorings bis zum Ende des ersten Lebensjahres zu übernehmen.

Wenn man von der Überlegung ausgeht, daß das Schlafapnoesyndrom des Säuglings Ausdruck einer generellen Unreife des vegetativen Nervensystems ist, sollten auch andere autonome Funktionen betroffen sein, die in Zusammenhang mit der Atemregulation stehen. Die Regelzentren für Saugen und Schlucken sind in unmittelbarer Nachbarschaft des Atemzentrums im verlängerten Mark gelegen. Untersuchungen der Fähigkeit von Säuglingen, verschiedene Funktionen wie Saugen, Schlucken und Atmen beim Trinken aus der Flasche zu koordinieren, wurden auch durch die Beobachtung von Eltern und Pflegepersonal initiiert, wonach es beim Säugling mit Schlafapnoesyndrom gehäuft zu Trinkschwierigkeiten mit Sauerstoffmangelerscheinungen wie z. B. blaurote Färbung der Lippen (cyanotischen Attacken) kommt.

Abbildung 8a zeigt, wie man über gleichzeitige Aufzeichnung des Atemsignals, des Schluckvorganges (durch Dehnungsaufnehmer über dem Kehlkopf) und des Saugvorganges (Messung des Saugdruckes im Schnuller) eine sehr gute Koordinationsfähigkeit beim gesunden Säugling nachweisen kann. In diesem Abschnitt des Lebens kann also gleichzeitig gesaugt, geschluckt und geatmet werden. In Abbildung 8b ist das Beispiel eines Risikosäuglings mit Schlafapnoesyndrom dargestellt, der offensichtlich über keine

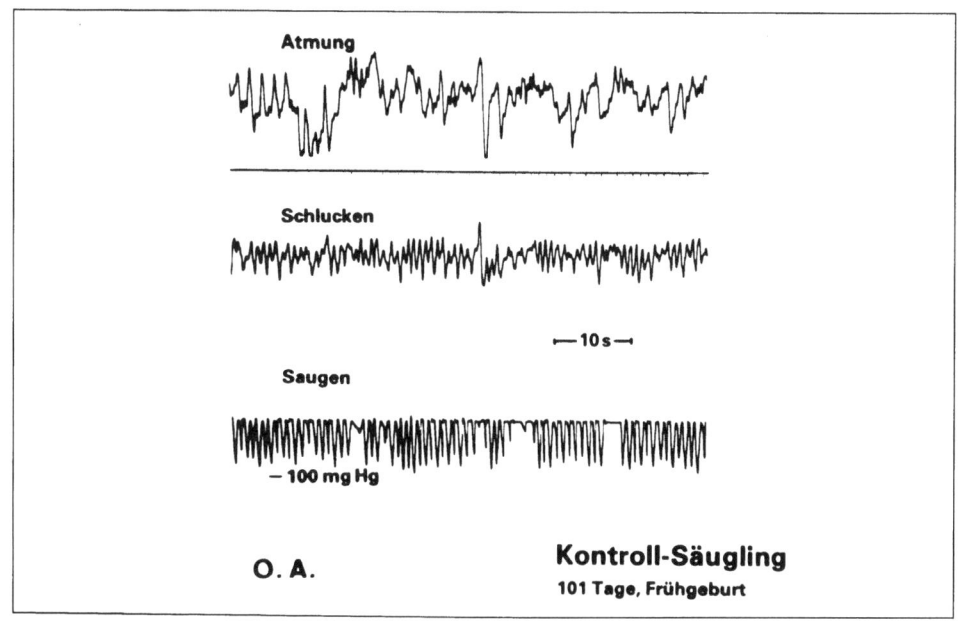

Abb. 8a. Beispiel einer guten Koordination von Atmung, Schlucken und Saugen (Messung des Saugdrucks im Schnuller) bei einem normalen Kontrollsäugling während des Trinkens aus der Flasche.

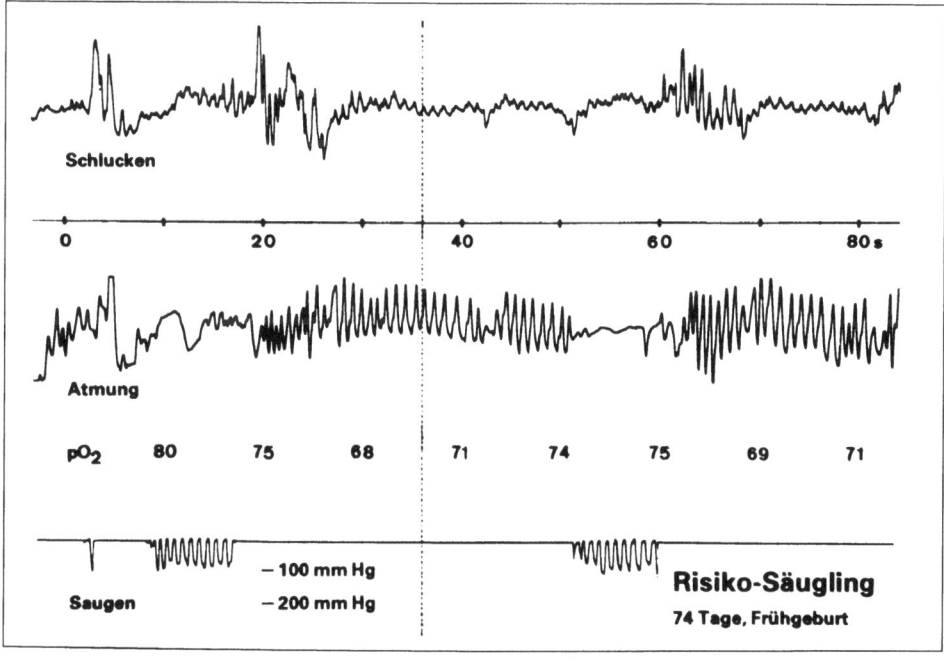

Abb. 8b. Beispiel für eine gestörte Koordination von Schlucken, Atmung und Saugen bei einem Risikosäugling mit Schlafapnoesyndrom während des Trinkens aus der Flasche. Während des Saugens kommt es zum Atemstillstand und zum Absinken der Blutsauerstoffwerte, der Schluckvorgang findet erst nach Beendigung des Saugens statt.

guten Koordinationsfähigkeiten verfügt. Beim Saugen kommt es zum Atemstillstand, und auch das Schlucken ist erst nach Beendigung des Saugens möglich. Diese Koordinationsstörung von Saugen, Schlucken und Atmen tritt bei einem Großteil der Säuglinge mit Schlafapnoesyndrom mehr oder weniger stark ausgeprägt auf.

Durch die derzeit eingesetzten Testverfahren ist es also möglich, Gruppenunterschiede zwischen normalen gesunden und solchen Säuglingen zu finden, die vermutlich ein erhöhtes Risiko für Atemstörungen im Schlaf und damit für SIDS haben. Die verwendeten Methoden sind allerdings nicht spezifisch und empfindlich genug, um im voraus in einer Risikogruppe diejenigen Säuglinge zu identifizieren, die das höchste Risiko haben, an SIDS zu versterben. Abnormale Ergebnisse einer Polysomnographie müssen nicht immer zwingend mit der Schwere nachfolgender Atemstörungen oder sonstiger Folgeerscheinungen in Zusammenhang stehen. Bisher einzige Möglichkeiten zur Verhinderung des plötzlichen Säuglingstodes sind eine Therapie mit Aminophyllin bei Säuglingen mit klinisch manifestem Schlafapnoesyndrom bzw. eine Überwachung der Atem- und Herzfunktion zu Hause durch den Einsatz entsprechender Heimmonitore.

Resümee

Durch den Einsatz eines modernen Schlaflabors können während des Schlafs zahlreiche Körperfunktionen registriert und überprüft werden. Die Meßdaten erleichtern die Diagnose und sind oft Voraussetzung für eine adäquate Therapie. Insbesondere bei Atemregulationsstörungen können moderne Geräte wie die nächtliche Atemmaske, der Zwerchfellschrittmacher und Heimmonitore die Leiden erheblich lindern oder tödliche Gefahren ausschalten.

Literatur

1. Aserinsky E, Kleitman N (1953) Regularly occuring periods of eye motility and concomitant phenomena during sleep. Science 118: 273
2. Berger H (1929) Über das Elektroenkephalogramm des Menschen. Arch Psychiatr Nervenkr 87: 527
3. Burwell CS, Robin ED, Whaley RD, Bickelmann AG (1956) Extreme obesity associated with alveolar hypoventilation – A Pickwickian syndrome. Amer J Med 21: 811
4. Gould J, Lee AFS, James O, Sander L, Teager H, Fineberg N (1977) The sleep state characteristics of apnea during infancy. Pediatrics 59: 182
5. Guilleminault C, Tilkian A, Dement WC (1976) The sleep apnea syndromes. Ann Rev Med 27: 465
6. Haidmayer R, Pfeiffer KP, Kenner T, Kurz R (1982) Statistical evaluation of respiratory control in infants to assess possible risk for the sudden infant death syndrome (SIDS). Eur J Pediatrics 138: 145
7. Haidmayer R, Kurz R, Kenner T, Wurm H, Pfeiffer KP (1982) Physiological and clinical aspects of respiration control in infants with relation to the sudden infant death syndrome. Klin Wochenschr 60: 9
8. Haidmayer R, Kenner T (1988) Physiological approaches to respiratory control mechanisms in infants: assessing the risk for SIDS. Ann NY Acad Sciences 533: 376
9. Koelle GB (1986) Otto Loewi 1873–1961. Trends Pharmacol Sci 7: 290
10. Kummer F (1981) Die zentrale Atemregulationsstörung. Pathophysiologie – Diagnostik – Klinik. Prax Pneumol 35: 203
11. Loomis AL, Harvey EN, Hobart GA (1938) Distribution of disturbance-patterns in the human EEG with special reference to sleep. J Neurophysiol 1: 413
12. Phillipson EA (1978) Control of breathing during sleep. Amer Rev Respir Dis 118: 909

13. Rechtschaffen A, Kales A (1968) A manual of standardized terminology, techniques, and scoring system for sleep stages of human subjects. National Institutes of Health Publication 204, US Government Printing Office, Washington DC
14. Russi E, Bezel R (1987) Schlaf-Apnoe-Syndrom. Schweiz med Wschr 117: 551
15. Severinghaus JW, Mitchell RA (1962) Ondine's curse: Failure of respiratory center automaticity while awake. Clin Res 10: 122
16. Sugar O (1978) In search of Ondine's curse. JAMA 240: 236
17. Sullivan CE, Issa RQ, Berthon-Jones M, Eves I (1981) Reversal of obstructive sleep apnea by continuous positive airway pressure applied through the nares. Lancet 1981/I: 862
18. Wilske J (1984) Der plötzliche Säuglingstod. Morphologische Abgrenzung, Pathomechanismus und Folgerung für die Praxis. Springer Verlag Berlin-Heidelberg-New York-Tokyo

Anschrift des Verfassers:
Univ.-Dozent Dr. Reinhard Haidmayer, Assistenzprofessor
am Physiologischen Institut der
Karl-Franzens-Universität Graz
Harrachgasse 21/5
A-8010 Graz, Österreich

Stichwortverzeichnis

Abstoßungsreaktion
–, homologe und heterologe Haut 180, 182
–, Herz 20, 24, 26, 27
Achalasie 44
Adenom 96
Akustikusneurinom 194
Allergie 124
ALTE-infants 223 ff.
Aminophyllin 223
Aneurysma 91, 100, 195
Angiographie 89 ff., 91, 100
–, Koronar- 23
–, Serien- 89 ff.
–, Subtraktions- 90
Angiom 89, 90, 91, 100, 195
Antibiotika 72, 27, 123
Antikörper 122
–, Auto- 122
Antithymozytenglobulin 27
Antivirale Therapie 123
Apnoe 213 ff., 222 ff.
Apnoesyndrom 216 ff., 222 ff.
Arrhythmie 212
Arteriographie 89
Ästhetische Gesichtschirurgie 130 ff.
Atem
– bewegungen 213
– pausen 213 ff.
– regulation 215
– strommessungen 213
– wegsdruck 219
– zeitvolumen 215
– zugvolumen 215
Atemstörungen 209 ff.
–, Therapie 216 ff.
Atmung 212 ff.
–, Meßmethoden 213 ff.
Atresie 52 ff.
Audiometrie
–, Hirnstamm 120
–, Tonschwellen 120
Azathioprin 26
Azidose, respiratorische 220

Babyskop 51 ff.
Bandscheiben 87
– vorfall 100, 104, 203 ff.
Beatmungsgerät 220
Bildgebende Verfahren 85 ff., 121 ff.
Computertomographie 121
–, Kernspintomographie 121
–, Nativradiologie 121
–, Sonographie 122

Biofacelifting 141 ff.
Bioimplantate 134 ff.
Bioptom 19, 26
Blutdruck 212
Blutgaskonzentration 214 ff.
Blutstillung
–, endoskopische 44
–, mit Fibrinkleber 25, 68 ff., 73, 78, 81
–, mit Laser 127
Bronchialtoilette 39, 47, 48
Bronchoskop 37, 38, 54
Bronchoskopie 41, 54
Bypass 22

Chemabrasion 150 ff.
Chemonukleolyse 204 ff.
Chemotherapie 195
China-Methode 177 ff., 179 ff.
Cholesteatom 126
Chordotomie 201
–, perkutane 201
Chymopapain 205
Computer 108 ff.
Computertomogramm (CT) 97 ff., 109 ff., 121
Computertomographie (CT) 62, 92, 94 ff., 121
–, konstrastmittelunterstützte 99 ff.
CUSA 195, 205
Cyclosporin A 20, 26

Dehnungsaufnehmer 213
Dermabrasion 150 ff.
Dermatom 181
Detektor 95
Diagnostik 36 ff., 58, 62, 86, 87, 89, 91, 93, 99,
    119 ff., 120 ff., 209 ff.
Diathermieschlinge 42
Digitale Subtraktionsangiographie (DSA) 90
Doppelgewindeschrauben 206
Doppler-Sonographie 73
Dreidimensionale Abbildungen 99, 100
DSA 90
Duct-System 112
Duploject-System 79, 143, 154, 155
Dura 89, 99, 192, 196

Eigenhautinseln 181 ff., 183
Elektrode 201, 202, 209, 214
–, Reiz- 203
Elektrodenstrahlen 86
Elektroenzephalogramm (EEG) 209 ff.
–, Wellenarten 210

Elektrokardiogramm (EKG) 212
Elektromyogramm (EMG) 210
Elektrookulogramm (EOG) 210
Endokardfibrose 21
Endoskop 33 ff.
–, Babyskop 51 ff.
–, Endosonographie 52
–, flexibles 35
–, Miniendoskop 52
–, Reinigung 36
–, Teachingskop 51
–, Videoendoskop 51 ff.
–, Zusatzgeräte 36, 45, 48, 49, 68, 72
Endoskopie 33 ff.
–, Bauchspeicheldrüse 37
–, Bildübertragung 35 ff.
–, Blutstillung 44
–, Bronchialsystem 37
–, Bronchialtoilette 39, 47, 48
–, Darmdehnung mit Magneten 52
–, Diagnostik 36 ff.
–, Fibrinklebung 55 ff.
–, Fremdkörperentfernung 41
–, Früherkennung von Karzinomen 36 ff.
–, Gallengang 37
–, Gallensteinentfernung 45, 52
–, Inhalationsmasken 54
–, Intubationshilfe 38, 43
–, Nachsorge 50
–, Nierensteinentfernung 67 ff.
–, Oesophagusvarizen 44
–, Operationsplanung 38
–, Operationshilfe 38
–, Papillotomie 45
–, Polypen 44
–, Polypenentfernung 44, 45 ff.
–, Stenosen 42 ff.
–, therapeutische Möglichkeiten 39 ff.
–, Tubusimplantation 42 ff.
–, Ultraschall-Lithotripsie 70
–, Verätzungen 37
–, Videodokumentation 51
Endosonographie 52
Epithelisation 183, 188
Escharektomie 177, 179, 182 ff., 189
ESWL-Therapie 64 ff.
Eurotransplantzentrale 23

Facelifting 141 ff.
Feinnadelpunktion 122
Fettabsaugung 139 ff.
Fiberskop 35, 70
Fibrinkleber 75 ff., 127, 133, 135, 142, 143 ff.,
    146, 148, 153 ff., 157 ff., 165, 166, 170, 173,
    174, 175, 186, 198
–, Applikationstechniken 79 ff.

–, Duploject 79
–, Sprühgerät 7, 14, 155
–, Sprühkatheter 81
–, Sprühkopf 144, 153, 154, 155
Fibrinklebung 55 ff., 68, 75 ff., 80, 127 ff.,
    153 ff., 159 ff., 165, 183 ff., 196 ff.
–, Anastomoseninsuffizienz 55
–, Antibiotikumverbund 196 ff., 198
–, Biofacelifting 143 ff.
–, Blutstillung 25, 55, 78, 81, 127, 157
–, Blutvolumen bei Verbrennungen 186 ff.
–, Bronchusstumpfinsuffizienz 56
–, Dermabrasion 153 ff.
–, Eiweißbilanz 186 ff.
–, endoskopische 55 ff.
–, Feuchtigkeitsverlust 155, 187
–, Fibroblasten 77, 179
–, Fibrinknochenmehlverbund 196 ff.
–, Gewebeklebung 77, 127
–, Haartransplantation 157 ff.
–, Hals-Wangen-Straffung 142
–, Harnblasenschleimhaut 81
–, Haut 127, 165, 183 ff.
–, Hämangiome 159 ff.
–, Herzchirurgie 80
–, Hirnhautdefekte 196
–, Kostensenkung 80 ff.
–, Leber 78, 79, 82
–, Lidumschlagfalte 147, 148
–, Lignorfistel 82
–, Luftröhre 127
–, Nasenhöcker 133
–, Nasenimplantat 135
–, Nerven 195
–, Nierenruptur 81
–, Nierenparenchym 68, 73
–, Nutzen- 80 ff.
–, Ohrmuschel 173 ff.
–, physiologisches Prinzip 75
–, Schleimhaut 127
–, Speiseröhre 127
–, Spongiosa 205
–, therapeutische Möglichkeiten 77
–, Ulcustherapie 56
Underlidkorrektur 148
–, Verbrennungsbehandlung 183 ff.
–, Verdauungstrakt 82
–, Versiegelung 77, 127, 153 ff., 186 ff., 196
–, Wundheilung 56, 77, 153 ff., 157, 185 ff.
–, Wundschmerzreduktion 155
–, Zahnextraktion 81
–, Zellverträglichkeit 77
Fibroblasten 77, 134, 179

Gallensteinentfernung 45, 52
Gefäße, Veränderungen 195

Gehirn
–, Anatomie 192, 194
Gehörknöchelchen 120, 125, 128
Gehörprüfungen 120 ff.
Gewebeexpander 5
Glioblastoma multiferme 195

Haartransplantation 157 ff.
Hals-Nasen-Ohrenheilkunde 119 ff.
–, diagnostische Methoden 120 ff.
–, therapeutische Methoden 119 ff.
–, bildgebende Verfahren 121 ff.
–, nicht operative Behandlungsverfahren 123
–, operativ-technische Verfahren 124
Hals-Wangen-Straffung 142 ff.
Hämatom 99, 143, 192, 196
Harnleiterkolik 61
Harnsteine 58 ff.
–, bakteriologische Untersuchungen 62
–, Blutbild 62
–, Computertomographie 62
–, diagnostische Untersuchungen 62
–, Entstehung 58, 59
–, harnsteinbildende Stoffwechselerkrankungen 60
–, Häufigkeit 58 ff.
–, Lokalisation 59, 61
–, Röntgenuntersuchung 62, 66
–, Symptome 59, 61 ff.
–, Ultraschalluntersuchung 62
–, Zusammensetzung 59
Haut
–, Aufgaben 178
–, autologe 179
–, heterologe 179, 180
–, homologe 179, 180, 189
–, Spalt- 179
–, Voll- 179
Hautabschliefung 151 ff.
Hautersatz 178 ff., 188 ff.
–, Materialien 179
–, Zellkulturen 188 ff.
Hauttransplantate 177
–, Fibrinklebung 183 ff.
–, homolog-autologe 179 ff.
Heimmonitore 222, 224
Herz
–, Abstoßung 20, 24, 26, 27
–, Abstoßungsdiagnostik 26 ff.
–, Empfänger 20 ff.
–, Empfängerauswahl 20
–, Spender 23 ff.
Herzbiopsie 20, 26
–, perkutane 20
Herz-Lungenmaschine 25
Herztransplantation 18 ff., 30 ff.

–, Altersgrenze 21
–, Gegenanzeigen 22 ff.
–, Herz-Lungenblocktransplantation 20
–, heterotope 20, 25
–, Huckepack-Herz 20, 25
–, Infektionen 27
–, Komplikationen 27
–, Nachbehandlung 26 ff.
–, Operation 25 ff.
–, orthotope 19
–, Voruntersuchungen 22
–, Überlebensraten 27 ff.
Hirn
– anatomie 192
– tumor 193, 194 ff.
– hautdefekte 196
– kammern 87, 89, 192
– wasserräume 87, 192
Hörgeräte 128
Hörhilfen 128
Hörnerv 120, 128
Hormon
–, Cortisol 212
–, Schwankungen 212
–, Streß- 212
–, Wachstums- 212
Hydrozephalus 195

Ilizarov 2 ff.
–, Methode 7 ff.
Immunologische Untersuchungsverfahren 122
Immunsuppression 20, 22, 26 ff.
–, Steroidtherapie 22
Implantate
–, Bio- 128, 134 ff.
–, Fett- 139 ff.
–, Kollagen- 134
–, metallische 109, 204
Infusaid-Pumpe 202
Infusomat 90
Innenohr 125
– Anatomie 119
–, künstliches 128
–, Mikrochirurgie 124 ff.
Interferon 124
Intermingled Transplantation 179 ff.

Jod-Polyvinylpyrrolidon (Jod-PVP) 178

Kallus 6, 109
Kardiomyopathie 21
–, hypertrophe 21
–, idiopathische 21
–, ischämische 21

Katheter 22, 37, 40, 196, 201
- Angiographie 89
-, Ballonkatheter 44, 72
-, Harnleiterkatheter 67
-, Herz- 196
-, Pig-tail-Katheter 70
-, Sprühkatheter 56
- techniken 89
-, Verweil- 89
Keramik 134 ff.
Kernspintomogramm 88, 101 ff.
Kernspintomographie (KST) 92, 101 ff., 121
Kindstod, plötzlicher SIDS 222 ff.
Knochenbrüche 108 ff.
Knochenleitungshörgerät 171
Knochenmodell 108 ff.
-, dreidimensionales 111 ff.
Knochenverlängerung 1 ff.
-, Prinzip 6 ff.
Körpertemperatur 212
Koagulation, bipolare 195
Kochlear Implant 128
Kollagen 134
- applikation 137, 142
- fasern 145
- fibrinklebesystem 69
- präparate 136 ff.
- resorption 137
- schwamm 68, 136
- vlies 80
Kontrastmittel 37, 43, 46, 67, 89 ff., 91 ff., 121
-, Ausscheidungsurogramm 62
-, unterstützte Computertomographie 99 ff.
- untersuchung 50
Koronarangiographie 23
Kortikoide 124
-, Kortison 123, 124
Krebs
-, Früherkennung 36 ff., 52
-, Nachsorge 50, 52
-, Prophylaxe 36, 45
Kunstherz 28
Kunststoff, selbsthärtender 204, 205
Kunststoffplastik 196 ff.

Laser 42, 44, 52, 127, 194
-, Schneidmaschine 112
Lidkorrektur 146 ff.
Liquor 87
- fistel 197 ff.
- raum 100
- szintigraphie 93
Lithostar 66
Lithotripsie, Ultraschall- 70
Lithotriptor, piezo-elektrischer 66
Lumbal

-, Anästhesie 2
-, Punktion 87, 91

Marknagelung 108
Ménière-Erkrankung 126
Meningeom 85, 93, 94, 193, 194, 205
-, Olfaktorius- 91
Mesh-graft-Plastik 179
Metallimplantate 204
Mikrochirurgie 124, 194, 195, 206, 207
-, Aneurysma 195
-, Bandscheibenvorfall 203
-, Druckentlastung des Nervus trigeminus 200
-, Hirnhaut 196
-, Innenohr 125
-, Mittelohr 125
-, otogener Schwindel 126
Mikrolaryngoskopie 123
Mikrotie 171
Miniendoskop 52
Mittelohr 125
-, Anatomie 119
- entzündung 125 ff.
-, Implantate 127
-, Mikrochirurgie 124 ff.
Morphin 201 ff.
Myelographie 91 ff.
-, computerassistierte 100 ff.

Nachbrennvorgang 182 ff.
Narben
-, Bildung 179, 182
- hypertrophie 179
Nasenatmung 132
Nasenkorrektur 131 ff.
Nasenmaske 216
Nativradiologie 121
Nekrosen 179
Nephrolitholapaxie 66 ff.
-, perkutane 66 ff.
Nephroskop 65, 70
Nervus facialis 194 ff.
Neuralgie 200 ff.
Neurinom 99, 205
Neurochirurgie 191 ff.
-, therapeutische Möglichkeiten 194 ff.
-, Historie 191 ff.
Nierenkolik 61
Nierensteine 58 ff.
-, Entstehung 58
-, Lokalisation 59, 61
Non-REM-Schlaf 210 ff.
Nuklearmedizinische Verfahren 93 ff.
Nukleotomie 204 ff.

Ohr, Anatomie 119
Ohrmuschel 163 ff.
– abrisse 165 ff.
– anatomie 164 ff.
– anlegeplastik 156 ff., 171, 172
– mißbildungen 168 ff.
– rekonstruktion 163 ff.
– replantation 165 ff.
– trauma 165 ff.
– tumorchirurgie 174 ff.
Ösophagusvarizen 44
Osteomyelitis 86, 108
Otogener Schwindel 126
Otosklerose 125, 126

Papilla Vateri 45
Papillotomie 45
Partialdruck 213 ff., 222
–, Kohlendioxid 213 ff.
–, Sauerstoff 213 ff.
Pickwick-Syndrom 216 ff.
Pilzinfektionen 27
Plattenepithel 126
Pneumenzephalographie 87 ff.
Pneumotachograph 215
PNL (perkutane Nephrolitholapaxie) 66 ff.
Polypen 44 ff.
Polysomnogramm 211 ff., 213
Positronen-Emissions-Tomographie 93
Postgastrektomiesyndrom 50
Pseudarthrose 109
Pulsgenerator-Reizelektrodensystem 202
Pumpen 196

REM-Schlaf 209 ff., 213 ff.
Respirator 220
Rhinoplastik 131 ff.
Rhythmusstörungen 21
Ringfixateur 2 ff., 9 ff.
Röntgen
– diagnostik 85
– film 86, 95
– leerdiagnostik 86 ff.
– nativdiagnostik 86
– röhre 86, 90
– schichtaufnahmen 87
– strahlen 86, 95
– tomographieverfahren 95
– untersuchung 62
Röntgenbild 121, 109 ff.
Rückenmark
–, Chirurgie 203 ff.
–, Darstellung 91 ff.
– gliom 205
–, Schmerzbehandlung 201

–, Tumor 205 ff.
–, Verletzungen 206 ff.

Schädelbasisbruch 196
Schlaf 209 ff.
–, Apnoesyndrom 216 ff., 222 ff.
–, K-Komplexe 210
–, Labor 211
–, Non-REM- 210 ff.
– phasen 210
– profil 211
–, REM- 209 ff.
–, Respirator-Therapie 222
– spindeln 210 ff.
– stadien 210 ff.
Schmerz
– behandlung 200 ff.
–, radikulärer 203
– syndrom 200 ff.
Schnarchen 217
Schock 183, 187
Schwerhörigkeit 125, 128
–, Innenohr- 126
–, Mittelohr- 125, 126
–, Schalleitungs- 125
Serombildung 183 ff.
Sexualorgane 213
SIDS 223 ff.
Sklerosierungsmittel 44
Sonographie 122
Steigbügel 125, 126
Steinzertrümmerer 66
Stenosen 42 ff., 91, 127
Stimmband 127
Stoffwechsel 101, 212
Stoßwellenlithotripsie 64 ff.
–, extrakorporale 64 ff.
Subtraktionsaufnahmen 90
Szintigraphie 93 ff.

Tannin 178
Tassenohr 171
Teachingskop 51
Tissomal 142, 144, 153
Tissucol 76, 79, 133, 143, 144, 146, 154, 155, 165,
     186, 198
Topogramm 96
Trepanation 191
Trommelfell 125
Tubusimplantation 42 ff.

Ultraschalluntersuchung 62
Ultraschallverflüssigung 194, 195, 205
Undine-Fluch-Syndrom 219 ff.
Ureterorenoskopie (URS) 65, 70 ff.

Ventriculographie 87 ff.
Verbrennung 177 ff.
–, Historie 177 ff.
–, Infektionen 185
–, Therapie 177 ff.
–, Toxine 182
Videoendoskop 51 ff.

Wachstumsfugen 9
Wasserkopf 195 ff.
–, Ventilimplantation 195
Wirbelkörperprothese 204, 205

Wirbelsäule 193
–, Chirurgie 203 ff
–, Tumor 205 ff.
–, Verletzungen 206 ff.
World Transplant Registry 28

Zellkultur 188 ff.
Zwerchfellschrittmacher 219 ff.
Zwiebelschalengeschwulst 126
Zyderm-Kollagen-Implant 136 ff., 139, 145, 152
Zyplast-Implant 138

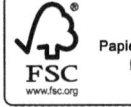

If you have any concerns about our products,
you can contact us on
ProductSafety@springernature.com

In case Publisher is established outside the EU,
the EU authorized representative is:
Springer Nature Customer Service Center GmbH
Europaplatz 3, 69115 Heidelberg, Germany

Printed by Libri Plureos GmbH
in Hamburg, Germany